高血圧に効く おいしいレシピ 200

医学監修 猿田享男（慶應義塾大学名誉教授）

**料理研究家20人による
厳選レシピ一挙200点!!**

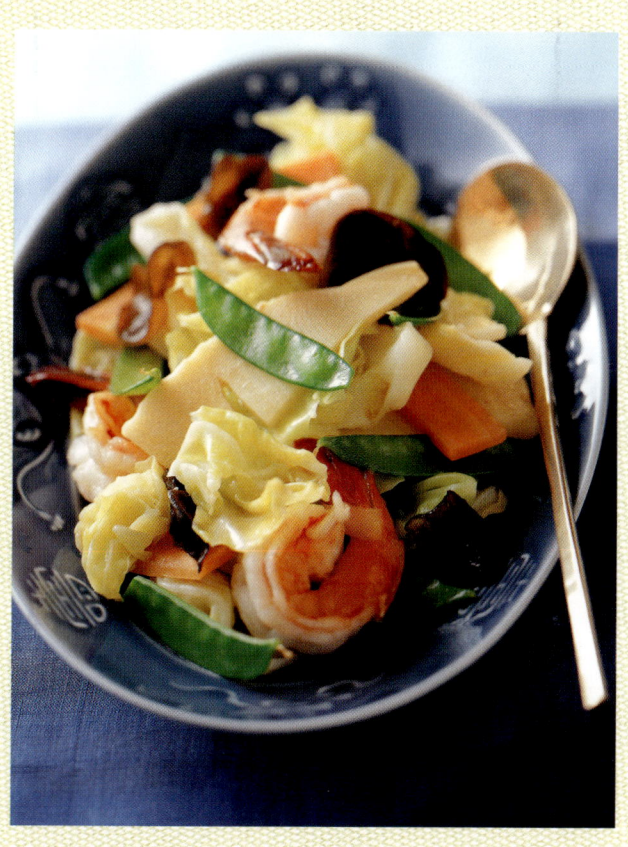

はじめに
おいしく、楽しく食べて、血圧コントロールを

現在、日本の高血圧人口は4000万人に及び、その予備群は1500万人といわれています。高血圧が問題なのは、自覚症状がないまま悪化して動脈硬化を進め、やがて脳卒中や心筋梗塞といった大きな病気を招いてしまうことです。血圧を適切にコントロールするには、ライフスタイルの見直しが必要ですが、その中心となるのが、毎日の食事です。

本書では、血圧が高めの方や、血圧が気になり始めた方に向けたレシピを200品紹介しています。食事はどんなに体によいものでも、がまんして食べるようでは長続きしません。この本のレシピは、20人の料理研究家が「おいしく、楽しく」にこだわって、工夫をこらしたものばかり。血圧コントロールが必要な人だけでなく、子どもも含めた家族が一緒に楽しめる内容となっています。ぜひ活用して、毎日の献立作りに役立ててください。

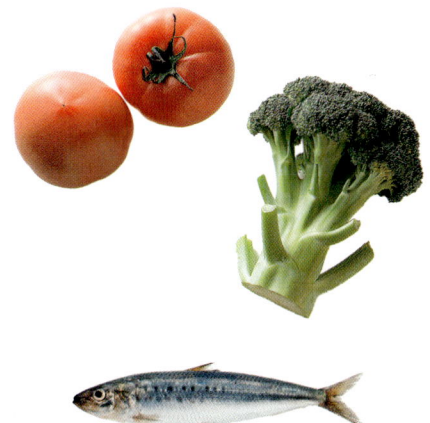

もくじ

はじめに ……… 3
この本の使い方 ……… 7
写真入りインデックス ……… 8
食材別インデックス ……… 135

自由に選べる高血圧対策レシピ
主菜、副菜からセットメニューまで

主菜になるおかず

魚
あじのマスタードパン粉焼き ……… 24
あじのヨーグルトマリネ焼き ……… 25
あじのから揚げ ねぎごまだれ ……… 25
手作りオイルサーディン ……… 26
いわしのさつま揚げ ……… 26
いわしとトマト、なすの煮込み ……… 27
かじきソテーの 5色ドレッシングサラダ ……… 27
かつおのお手軽たたき ……… 28
かじきのあられ揚げ ごぼうあんかけ ……… 29
かつおののり包みフライ ……… 29
さけのぴり辛野菜ソース ……… 30
さけとせん切り野菜のホイル焼き ……… 30
さばのハーブ焼き ……… 31
さわらと春キャベツのアクアパッツァ ……… 32
さわらのソテー カレーソース ……… 33
さんまのにんにくオイル煮 ……… 33
ゆでさんまのおろしポン酢 ……… 34
さんまの南欧風 ……… 34
たいの若菜焼き ……… 35
たいのソテー バルサミコソース ……… 35
たいの中華風姿蒸し ……… 36
たらとカリフラワーの蒸し煮 ……… 37
ぶりのオレンジ焼き ……… 37
ぶりの塩昆布カルパッチョ ……… 38
ぶりのかぶおろし煮 ……… 38
まぐろのたたき アボカドソース ……… 39

いか・えび・たこ・貝
えびと夏野菜のトマト煮 ……… 40
えびの黄身煮 ……… 40
あさり、いか、えびのブイヤベース風 ……… 41
ほたてのねぎにらピカタ ……… 42
かきとほうれんそうのグラタン ……… 43
かきときのこのガーリックソテー ……… 42
シーフードのハーブマリネ ……… 44
いかとナッツと青菜のチーズ炒め ……… 44
ジンジャーいかバーグ ……… 45
いかのハーブフリッター ……… 45

牛肉
ポトフ ……… 46
牛肉の春野菜巻き ……… 47
牛肉とスナップえんどうの炒め物 ……… 47
牛肉とごぼうの中国風炒め煮 ……… 48

鶏肉
鶏肉のマリネ焼き ……… 48
チキンとかぼちゃのグリル ……… 49
パリパリチキンの おろし野菜ドレッシングかけ ……… 50
鶏肉と新じゃがのしょうゆ煮 ……… 50
鶏肉と冬野菜の豆乳煮 ……… 51
簡単マヨグラタン ……… 52
手羽中とかぶの中華風煮物 ……… 52

豚肉・ラム肉
豚肉とキャベツのトマトおろしだれ ……… 53
ホワイトシチュー ……… 54
みそ野菜巻きとんかつ ……… 55
蒸し豚とキャベツのキムチあえ ……… 55
豚肉とくたくたブロッコリーの煮込み ……… 56
タンドリーポーク ……… 57

ラムチョップのフルーツソース ……57

ひき肉
お豆ハンバーグのマスタードソース ……58
小松菜シュウマイ ……59
ひよこ豆とコーン入りつくね ……59
牛肉と春菊の春巻き ……60
れんこんのひき肉はさみ揚げ甘酢野菜添え ……61
ひき肉とキャベツの卵の重ね煮 ……61
ロール白菜の豆乳仕立て ……62
ブロッコリーとかぼちゃのコロッケ ……63
ごろりんミートボールのスープ煮 ……63
手作りがんもといんげんの煮物 ……64
大豆の和風コロッケ ……64
豆腐とほうれんそうのキッシュ風 ……65
ハーブ入りオムレツ ……65

卵・豆腐・大豆加工品

副菜になるおかず

果菜
なすとトマトのサラダ ……66
焼きなすとえびのサラダ ……66
ピーマンと鶏ひき肉の卵とじ ……67
ピーマンのチーズテリーヌ ……67
和風ラタトゥイユ ……67
トマトカップグラタン ……68
夏野菜と豚肉のノンオイル炒め ……68
かぼちゃのサラダ ……69

かぼちゃの酢じょうゆあえ ……69
かぼちゃのサニーレタス巻き ……69
ゴーヤのひんやり煮びたし ……70
アボカドとカッテージチーズのサラダ ……70

葉菜
キャベツとゆでたけのこの和風サラダ ……70
キャベツのトマト煮 ……71
キャベツの八宝菜風 ……71
あっさりコールスロー ……72
春菊とかつおの韓国風辛みあえ ……73
小松菜とさけの中骨サラダ ……73
青菜とじゃこの香味あえ ……73
白菜と桜えびの煮びたし ……74
水菜とオレンジのサラダ ……74
モロヘイヤのカレー納豆あえ ……74

根菜
玉ねぎとたこのマリネサラダ ……75
かぶのアンチョビ炒め ……75
かぶとみかんのサラダ ……76
簡単大根もち ……76
かわり七福レンジなます ……76
にんじんとポテトのスフレ ……77
にんじんとひじきのきんぴら ……77
れんこんとトマトの蒸し煮 ……77

花菜・茎菜
アスパラガスとほたての炒め物 ……78
うどと豚肉のたっぷりサラダ ……78

たけのこの照り焼き ……78
三つ葉の卵とじ ……79
カリフラワーのマスタードドレッシング ……79
花野菜のバーニャカウダ ……79
菜の花とそら豆のからしマヨあえ ……80
ブロッコリーとかぼちゃのサラダ ……80
温野菜のヨーグルトドレッシング ……81

豆・いも・きのこ
枝豆ポテトサラダ ……81
スナップえんどうのスープ煮 ……81
さつまいもとじゃこのサラダ ……82
さつまいものごまあえ ……82
里いものクリームチーズあえ ……82
里いもと小松菜のピリッとサラダ ……83
じゃがいものたらこ炒め ……83
長いもとイクラのゆずこしょう風味 ……83
小松菜のえのきほたてあん ……84
きのことうずら卵のうま煮 ……84
しめじとほうれんそうのおろしあえ ……85
えのきとすき昆布のサラダ ……85

野菜加工品
切り干し大根のナムル風 ……85
豆とりんごのサラダ ……86
こんにゃくとセロリのみそ漬け焼き ……86

魚介・肉・加工品
まぐろのタルタルわさび風味 ……86

卵・豆腐・大豆加工品

- かつおのワイン風味ムニエル … 87
- たことセロリのアンチョビ炒め … 87
- 赤貝ときゅうりの酢の物 … 88
- かにときゅうりのみかんあえ … 88
- ひき肉のり巻き … 88
- レバーとひじきのカレー炒め … 89
- 3色野菜のツナサラダ … 89
- ハムのお好み巻き … 89
- 納豆とモロヘイヤの春巻き … 90
- 高野豆腐入り煮なます … 90
- 木綿豆腐のオイスターソースがけ … 91
- 豆腐の田楽 … 91
- 豆腐のえのきあんかけ … 91
- キムチ冷ややっこ … 92
- 納豆入り香り卵焼き … 92
- らっきょうマヨサラダ … 92
- 卵とカリフラワーの

あと一品の小さなおかず

- 菜の花とめかぶのポン酢あえ … 93
- きのこのナムル … 93
- 塩もみなすのほたてマヨあえ … 93
- かぶとりんごのサラダ … 93
- さつまいものたらこあえ … 94
- れんこんといんげんのごまあえ … 94
- 春菊の甘酢おろしあえ … 94
- ミニトマトのバルサミコ酢漬け … 94

主菜もかねたごはん・めん・パスタ

- カリフラワーのアンチョビ焼き … 95
- ヨーグルトサラダ … 95
- ピーマンのみそ炒め … 95
- グレープフルーツとかにのマヨサラダ … 95
- 発芽玄米の野菜丼 … 96
- シーフードのトマトパエリア … 96
- 骨つき鶏肉のおかゆ … 97
- ヘルシー八宝菜の中華丼 … 97
- 漬物の発芽玄米チャーハン … 98
- しめさばの一口ずし … 98
- ゴーヤ豚そぼろごはん … 98
- 3色お豆のキーマカレー … 99
- いかわた入りカレー … 99
- 白身魚のごまじょうゆずし … 100
- しょうが卵そぼろおにぎり … 100
- ひじきごはん … 100
- トマトの冷製パスタ … 101
- きのこのミートソース・スパゲッティ … 101
- カレー風味ボンゴレ … 102
- 豆腐の梅しそあえそうめん … 102
- ブロッコリーの10分パスタ … 102
- 汁ビーフン … 103
- 汁焼き肉そば … 103

具だくさんの汁・スープ・鍋

- 丸ごと玉ねぎスープ … 104
- プロバンス風野菜スープ … 104
- 豆とハムの田舎風スープ … 105
- もやしと大根のスープ … 105
- あさりと春キャベツのスープ … 105
- たらとじゃがいものスープ … 106
- アスパラとわかめの卵スープ … 106
- 変わりクラムチャウダー … 106
- 豆乳みそ汁 … 107
- トマトとオクラの冷製スープ … 107
- コロコロ野菜のコーンクリームスープ … 107
- とろろ昆布とねぎの即席スープ … 108
- エスニック鍋 … 108
- 魚介の雪鍋 … 108
- はまぐり豚しゃぶ鍋 … 109

体にやさしいデザート

- りんごゼリー … 110
- アンニン豆腐 … 110
- チョコレートケーキ … 111
- かぼちゃ水ようかん … 111

もてなし上手のパーティーメニュー

- 変わりしゃぶしゃぶパーティー … 112
  野菜とサーモンのしゃぶしゃぶ／長いものかにあんかけ／フルーツと生ハムのハニービネガー／ほうれんそうまんじゅう
- 春のごちそうパーティー … 114
  まぐろとアボカドのちらしずし／たけの

この本の使い方

●本書にはエネルギー量、塩分量が控えめで、カリウムが豊富な主菜、副菜を中心に、野菜がもう1品ほしいときの小さなおかず、栄養バランスの補充に便利な汁・スープ、主食と主菜をかねたごはんやめん料理などを、多数掲載しています。

それぞれの料理について、血圧にかかわるエネルギー量、健康な食事の基本となる塩分量、体内の塩分の排出を促すカリウム量を表示しています。

食べたい料理をピックアップし、1日の適正エネルギー量を考慮しながら上手に組み合わせて、献立を立ててください。

●本書の表記について
*材料は4人分を目安に表記していますが、料理によっては作りやすい分量となっています。
*材料表の量の単位は、小さじ＝5mℓ、大さじ＝15mℓ、1カップ＝200mℓです。ただし米には1カップ＝180mℓ＝1合の炊飯器用カップを用いています。
*電子レンジの加熱時間は、とくに表記のない場合500Wを目安としています。400Wの場合は1.2倍、600Wの場合は0.8倍にしてください。
*揚げ油の温度の目安は低温150～160℃、中温170℃前後、高温180～190℃です。
*だしは昆布、削り節などでとったものを使用しています。市販の和風だしの素を用いる場合は、塩分量に注意してください。
*スープは市販のコンソメやブイヨンなどの固形、または顆粒スープを利用しています。原則としてパッケージの表記に従って溶かしますが、濃さは好みで調節してください。
*中華スープは市販の鶏がらスープの素、中華スープの素を利用しています。

〈協力者一覧〉
ブックデザイン／山口秀樹（SunWood）
本文イラスト／なかいえひろこ
編集協力／簑口季代子　渡辺百合
DTP／D.Free

バランスよく食べて血圧コントロール
高血圧を改善する食生活のポイント

●血圧高めは命にかかわる病気の引き金に
●高血圧対策は減塩がポイント
●塩分を排出するカリウムを十分にとる
●高血圧を招く生活習慣を改善しよう

おもな主食のエネルギー量・塩分量の目安 …… 122
よく用いる加工食品のエネルギー量・塩分量の目安 …… 124
おもな調味料の重量・エネルギー量・塩分量の目安 …… 127
おもな主食のエネルギー量・塩分量の目安 …… 129

…… 22
…… 120
…… 120

ことセロリのスープ／いちごのグラニテ
●ヘルシーおせちパーティー …… 116
こんがり海の幸の盛り合わせ　2種のたれ添え／一口ステーキと野菜の酢炒め

ワンプレートレシピ

●ビーフと野菜のグリルプレート …… 118
グリルビーフと夏野菜のトマトソース／レタスとカリカリ油揚げのサラダ／ペッパーライス

●かじきのハーブ焼きプレート …… 119
かじきとピーマンのハーブ焼き／グリーンサラダ／ごまスープ

写真入りインデックス

一目で食べたい料理が選べるように、すべての料理をジャンル別に並べました。主菜は食材別に、副菜や汁、ごはんなどはそれぞれまとめてあります。献立作りの参考にしてください。

●料理はジャンル別・エネルギー順に並んでいます。(1人分)　　エネルギー(kcal)　塩　分(g)　カリウム(mg)

主菜 — 魚介

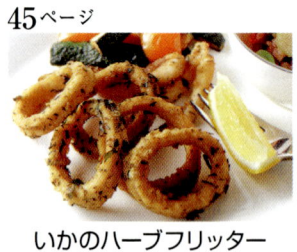
45ページ
いかのハーブフリッター
172 / 0.4 / 309

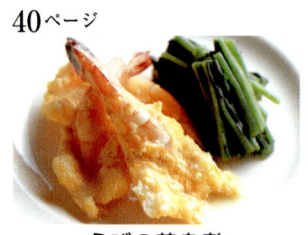
40ページ
えびの黄身煮
145 / 0.9 / 742

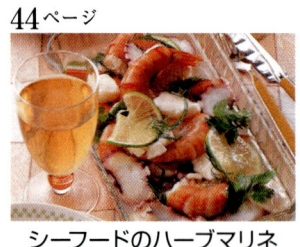
44ページ
シーフードのハーブマリネ
184 / 1.6 / 420

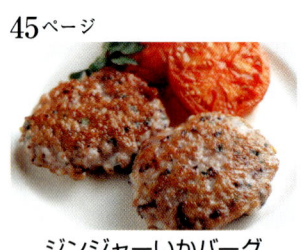
45ページ
ジンジャーいかバーグ
151 / 1.0 / 624

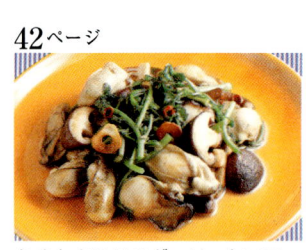
42ページ
かきときのこのガーリックソテー
89 / 1.2 / 271

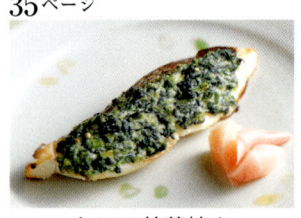
35ページ
たいの若菜焼き
196 / 0.3 / 522

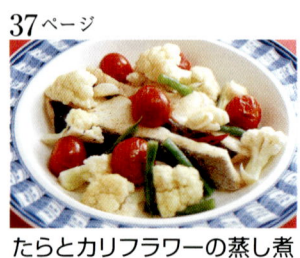
37ページ
たらとカリフラワーの蒸し煮
161 / 0.6 / 762

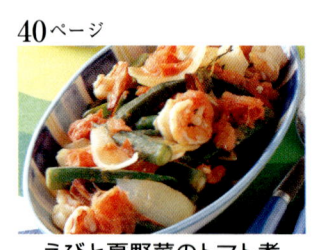
40ページ
えびと夏野菜のトマト煮
135 / 0.9 / 720

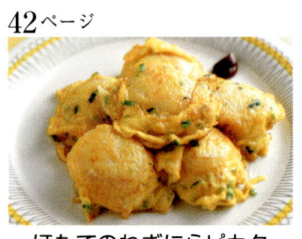
42ページ
ほたてのねぎにらピカタ
202 / 1.1 / 450

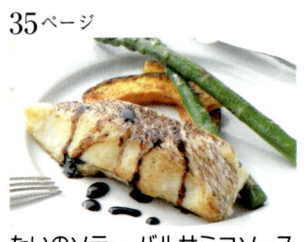
35ページ
たいのソテー バルサミコソース
168 / 0.4 / 516

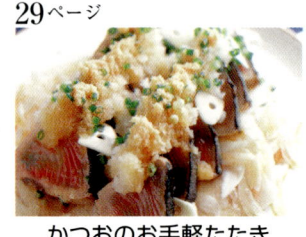
29ページ
かつおのお手軽たたき
136 / 1.5 / 469

| エネルギー(kcal) | 塩分(g) | カリウム(mg) |

24ページ
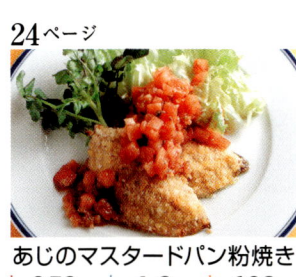
あじのマスタードパン粉焼き
252 / 1.2 / 683

27ページ
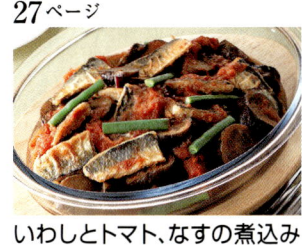
いわしとトマト、なすの煮込み
233 / 0.8 / 766

27ページ
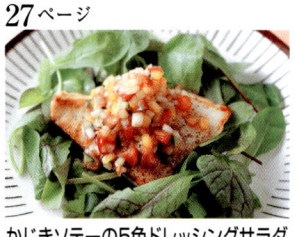
かじきソテーの5色ドレッシングサラダ
213 / 0.7 / 677

43ページ
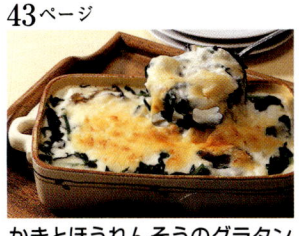
かきとほうれんそうのグラタン
266 / 1.3 / 790

36ページ
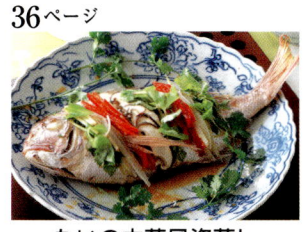
たいの中華風姿蒸し
233 / 0.8 / 815

25ページ
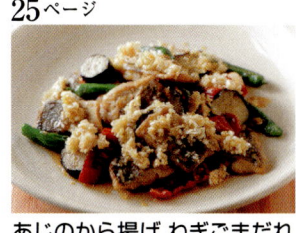
あじのから揚げ ねぎごまだれ
214 / 1.0 / 319

38ページ
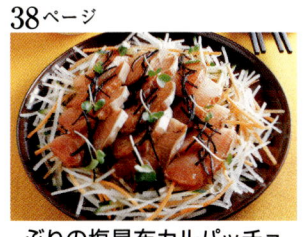
ぶりの塩昆布カルパッチョ
267 / 1.5 / 451

29ページ
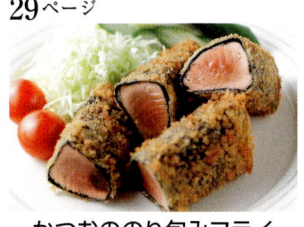
かつおののり包みフライ
245 / 0.6 / 704

30ページ
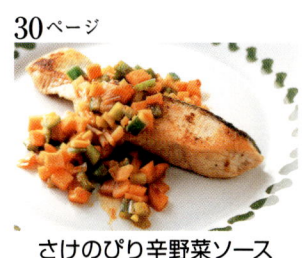
さけのぴり辛野菜ソース
221 / 0.6 / 509

31ページ
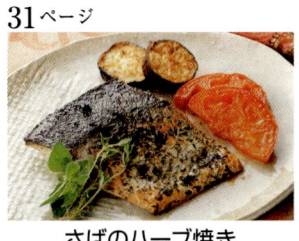
さばのハーブ焼き
272 / 1.2 / 531

39ページ
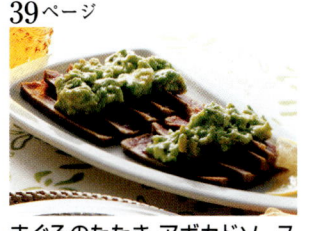
まぐろのたたき アボカドソース
247 / 1.4 / 572

44ページ
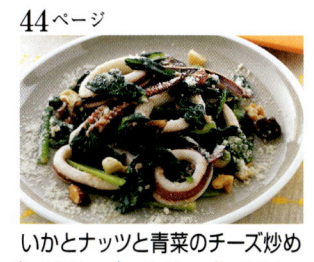
いかとナッツと青菜のチーズ炒め
221 / 1.3 / 442

37ページ
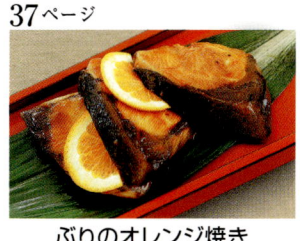
ぶりのオレンジ焼き
272 / 0.8 / 458

25ページ
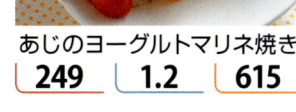
あじのヨーグルトマリネ焼き
249 / 1.2 / 615

38ページ
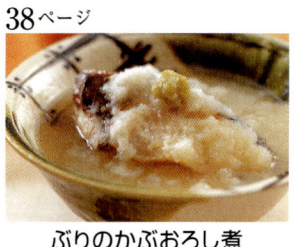
ぶりのかぶおろし煮
223 / 0.9 / 594

| エネルギー(kcal) | 塩分(g) | カリウム(mg) |

主菜 — 肉

34ページ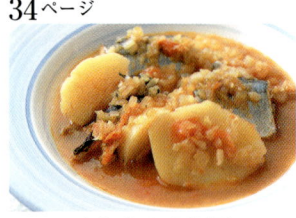
さんまの南欧風
314 / 0.8 / 597

32ページ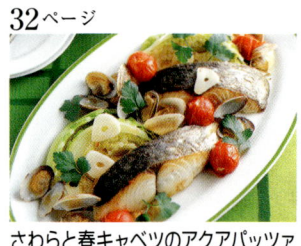
さわらと春キャベツのアクアパッツァ
274 / 1.3 / 757

55ページ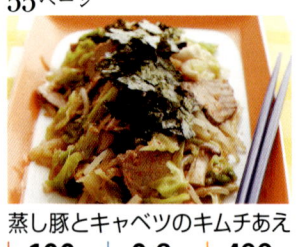
蒸し豚とキャベツのキムチあえ
100 / 0.8 / 499

41ページ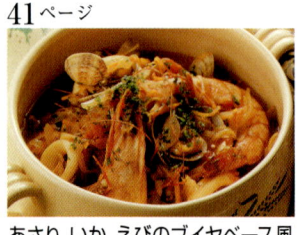
あさり、いか、えびのブイヤベース風
314 / 2.7 / 884

34ページ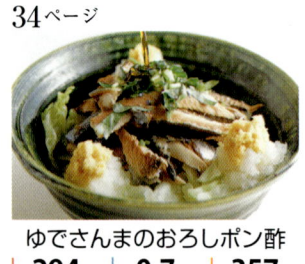
ゆでさんまのおろしポン酢
294 / 0.7 / 357

50ページ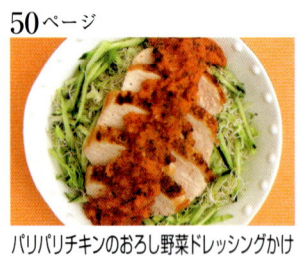
パリパリチキンのおろし野菜ドレッシングかけ
136 / 0.7 / 492

26ページ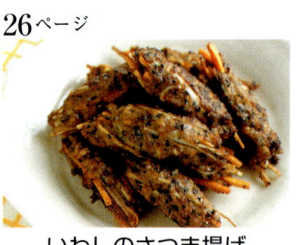
いわしのさつま揚げ
319 / 1.0 / 433

26ページ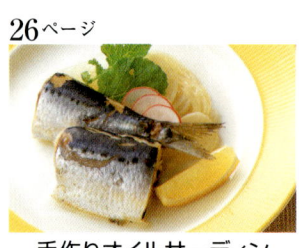
手作りオイルサーディン
296 / 1.1 / 417

59ページ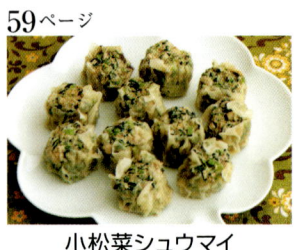
小松菜シュウマイ
136 / 0.6 / 542

28ページ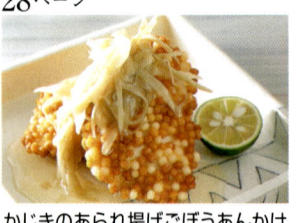
かじきのあられ揚げごぼうあんかけ
363 / 0.9 / 607

33ページ
さんまのにんにくオイル煮
308 / 1.4 / 252

61ページ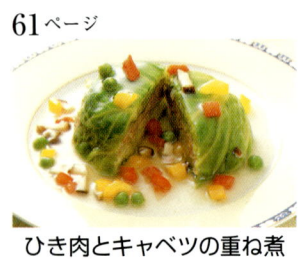
ひき肉とキャベツの重ね煮
138 / 1.0 / 353

33ページ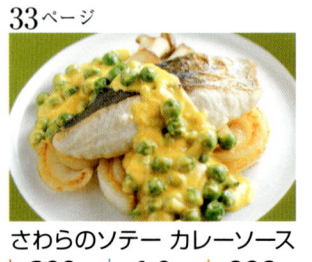
さわらのソテー カレーソース
399 / 1.0 / 898

30ページ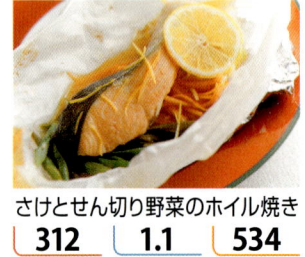
さけとせん切り野菜のホイル焼き
312 / 1.1 / 534

| エネルギー(kcal) | 塩　分(g) | カリウム(mg) |

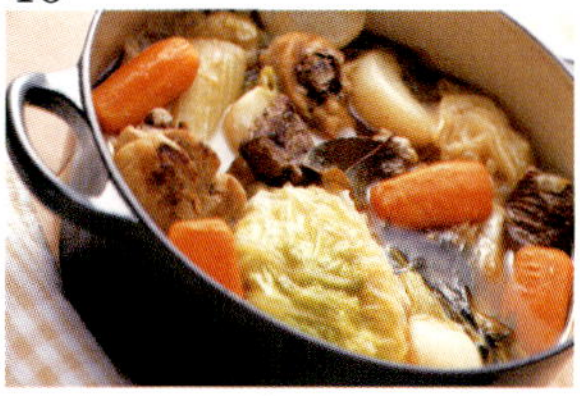

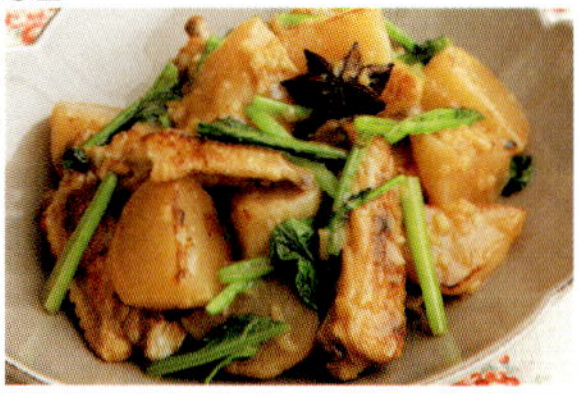

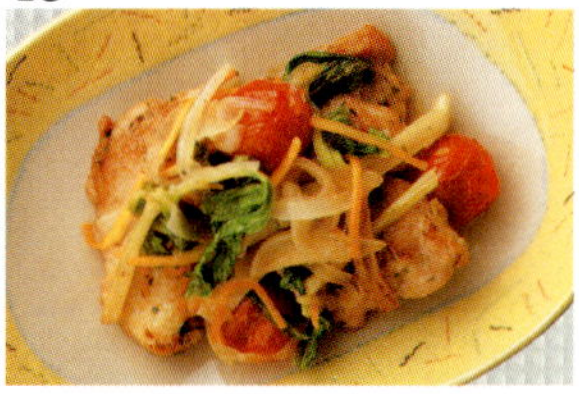

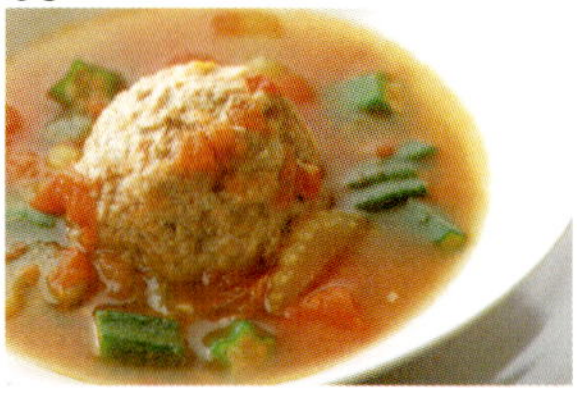

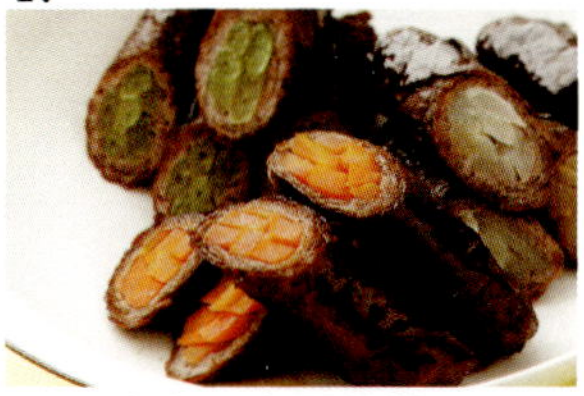

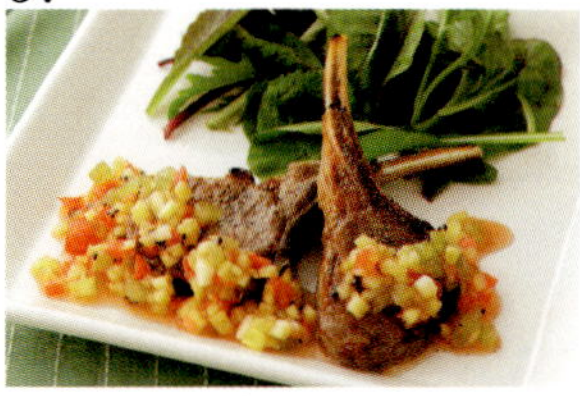

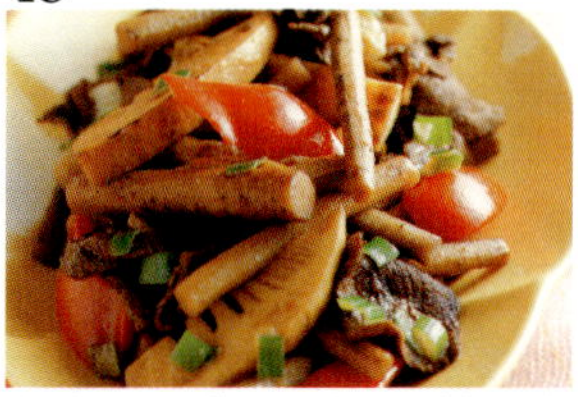

52ページ	50ページ	46ページ
簡単マヨグラタン	鶏肉と新じゃがのしょうゆ煮	ポトフ
269 / 1.4 / 374	245 / 0.6 / 1029	178 / 1.1 / 943
57ページ	53ページ	52ページ
タンドリーポーク	豚肉とキャベツのトマトおろしだれ	手羽中とかぶの中華風煮物
272 / 1.4 / 620	246 / 1.3 / 502	206 / 1.1 / 582
56ページ	59ページ	48ページ
豚肉とくたくたブロッコリーの煮込み	ひよこ豆とコーン入りつくね	鶏肉のマリネ焼き
287 / 1.1 / 506	250 / 1.5 / 474	213 / 1.5 / 618
60ページ	47ページ	63ページ
れんこんのひき肉はさみ揚げ甘酢野菜添え	牛肉とスナップえんどうの炒め物	ごろりんミートボールのスープ煮
304 / 1.0 / 828	254 / 1.2 / 352	215 / 1.7 / 576
47ページ	57ページ	48ページ
牛肉の春野菜巻き	ラムチョップのフルーツソース	牛肉とごぼうの中国風炒め煮
327 / 1.2 / 590	266 / 0.4 / 485	238 / 1.1 / 680

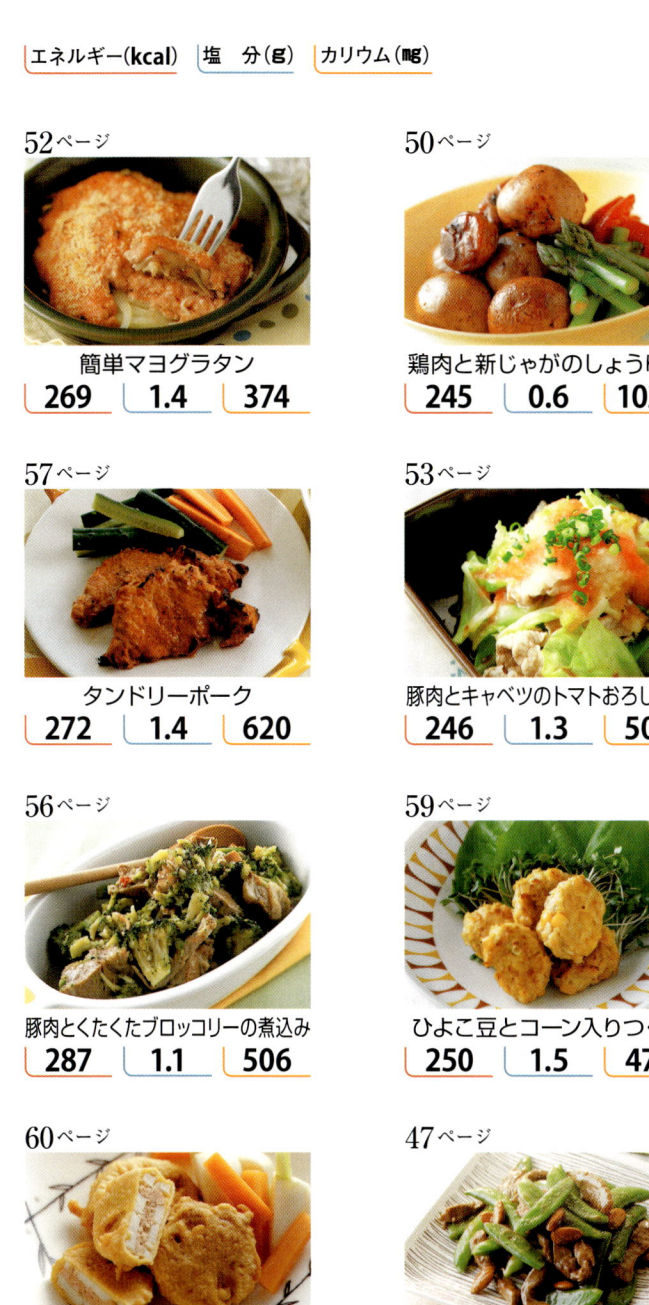

| エネルギー(kcal) | 塩分(g) | カリウム(㎎) |

64ページ
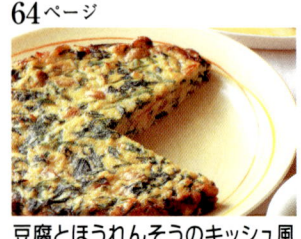
豆腐とほうれんそうのキッシュ風
220 | 1.1 | 713

58ページ
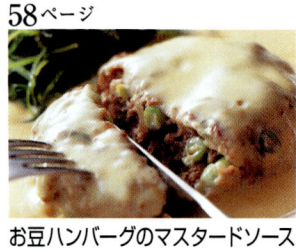
お豆ハンバーグのマスタードソース
400 | 0.8 | 665

61ページ
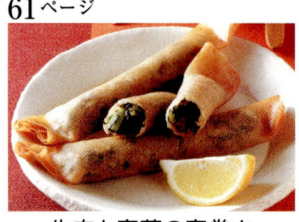
牛肉と春菊の春巻き
327 | 1.2 | 799

65ページ
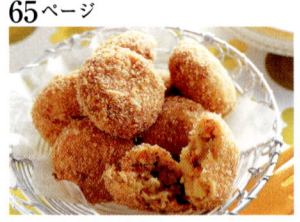
大豆の和風コロッケ
355 | 0.8 | 332

49ページ
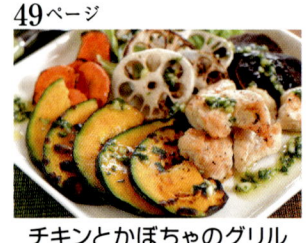
チキンとかぼちゃのグリル
438 | 0.5 | 1131

51ページ
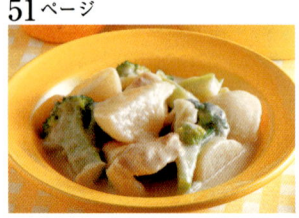
鶏肉と冬野菜の豆乳煮
333 | 1.0 | 910

65ページ
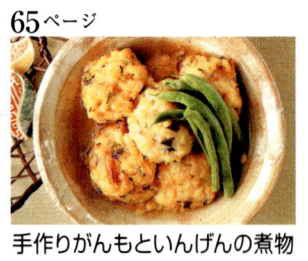
手作りがんもといんげんの煮物
388 | 1.4 | 875

54ページ
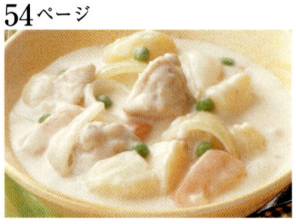
ホワイトシチュー
466 | 2.2 | 870

62ページ
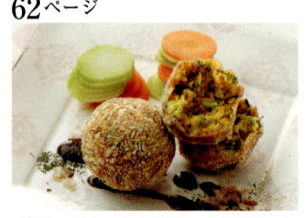
ブロッコリーとかぼちゃのコロッケ
334 | 1.5 | 712

○ 副菜

主菜
卵・豆腐・大豆加工品

62ページ
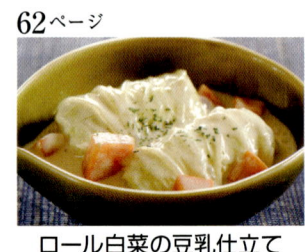
ロール白菜の豆乳仕立て
342 | 1.8 | 1431

70ページ
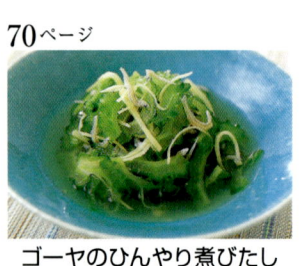
ゴーヤのひんやり煮びたし
14 | 0.8 | 171

63ページ
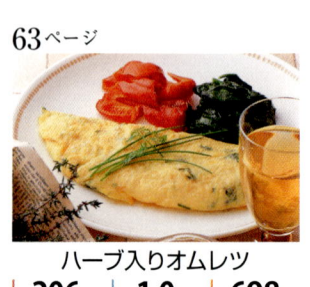
ハーブ入りオムレツ
206 | 1.0 | 698

55ページ
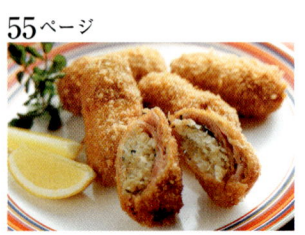
みそ野菜巻きとんかつ
369 | 0.7 | 431

| エネルギー(kcal) | 塩　分(g) | カリウム(㎎) |

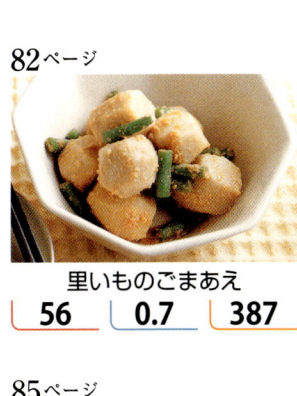
82ページ
里いものごまあえ
56 / 0.7 / 387

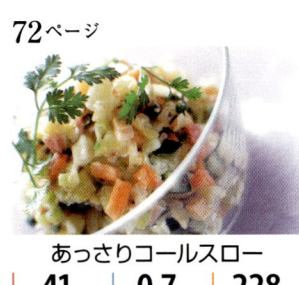
72ページ
あっさりコールスロー
41 / 0.7 / 228

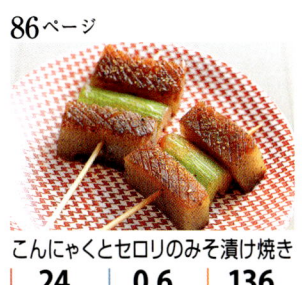
86ページ
こんにゃくとセロリのみそ漬け焼き
24 / 0.6 / 136

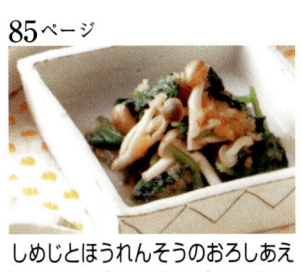
85ページ
しめじとほうれんそうのおろしあえ
58 / 0.5 / 639

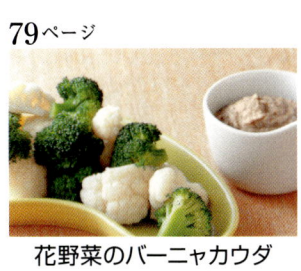
79ページ
花野菜のバーニャカウダ
49 / 1.1 / 224

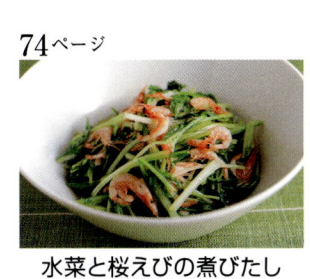
74ページ
水菜と桜えびの煮びたし
30 / 0.8 / 294

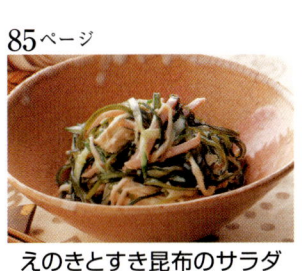
85ページ
えのきとすき昆布のサラダ
64 / 0.7 / 293

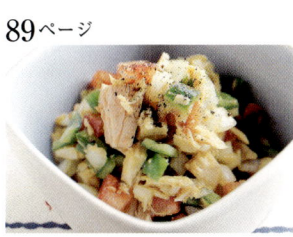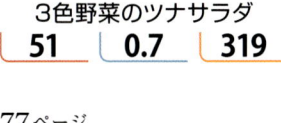
89ページ
3色野菜のツナサラダ
51 / 0.7 / 319

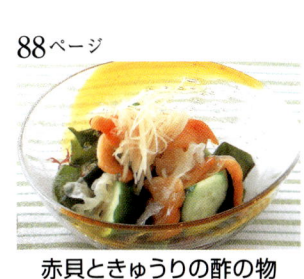
88ページ
赤貝ときゅうりの酢の物
32 / 0.4 / 188

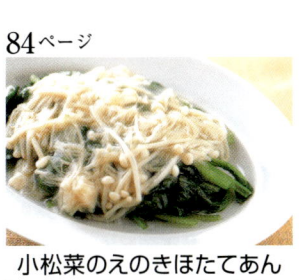
84ページ
小松菜のえのきほたてあん
64 / 0.4 / 473

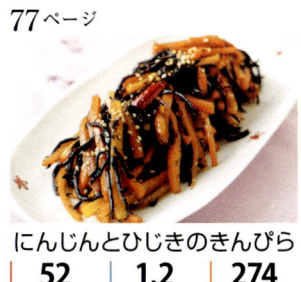
77ページ
にんじんとひじきのきんぴら
52 / 1.2 / 274

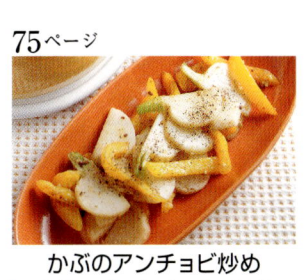
75ページ
かぶのアンチョビ炒め
35 / 0.6 / 169

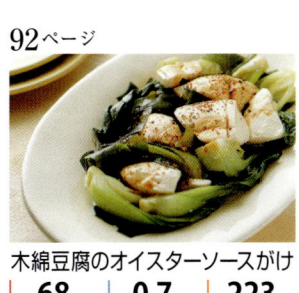
92ページ
木綿豆腐のオイスターソースがけ
68 / 0.7 / 223

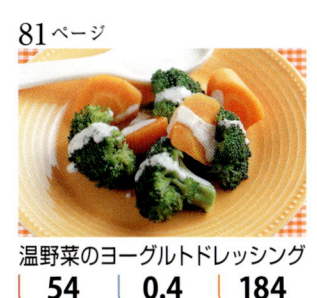
81ページ
温野菜のヨーグルトドレッシング
54 / 0.4 / 184

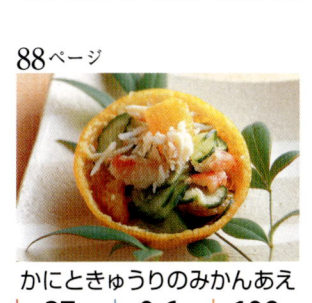
88ページ
かにときゅうりのみかんあえ
37 / 0.6 / 109

| エネルギー(kcal) | 塩分(g) | カリウム(mg) |

91ページ
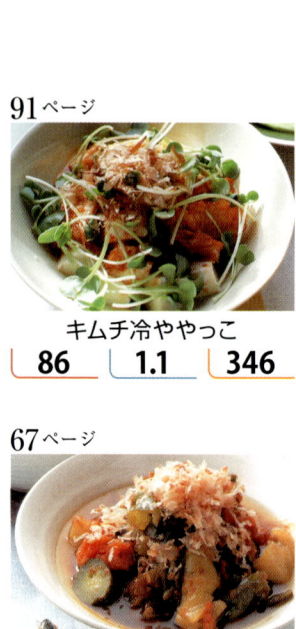
キムチ冷ややっこ
86 / 1.1 / 346

73ページ
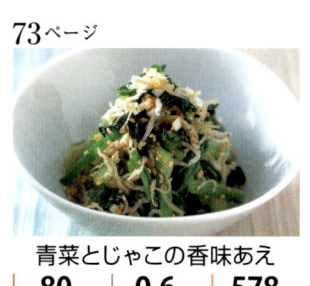
青菜とじゃこの香味あえ
80 / 0.6 / 578

83ページ
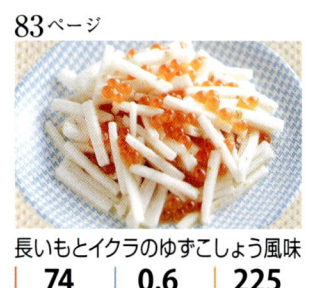
長いもとイクラのゆずこしょう風味
74 / 0.6 / 225

67ページ
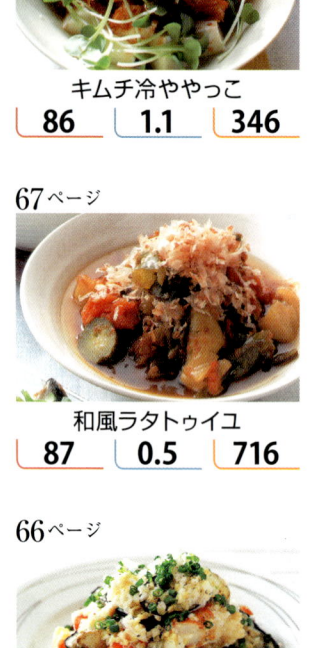
和風ラタトゥイユ
87 / 0.5 / 716

79ページ
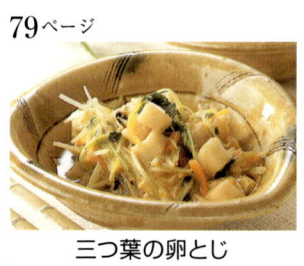
三つ葉の卵とじ
83 / 0.7 / 442

73ページ
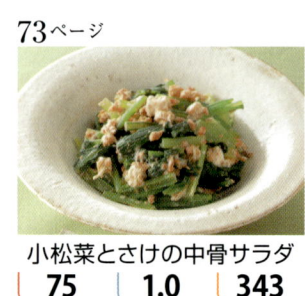
小松菜とさけの中骨サラダ
75 / 1.0 / 343

66ページ
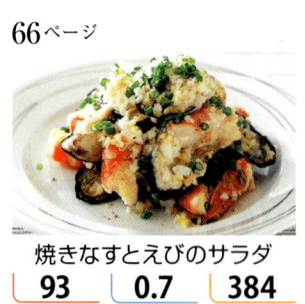
焼きなすとえびのサラダ
93 / 0.7 / 384

81ページ
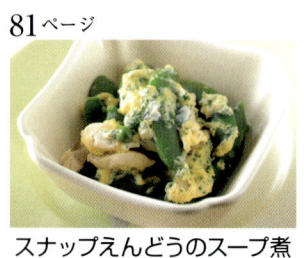
スナップえんどうのスープ煮
83 / 0.7 / 260

78ページ
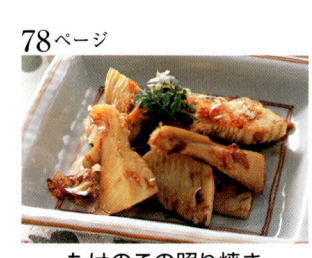
たけのこの照り焼き
76 / 1.3 / 371

91ページ
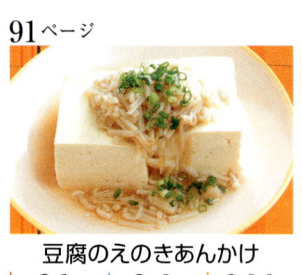
豆腐のえのきあんかけ
96 / 0.4 / 346

74ページ
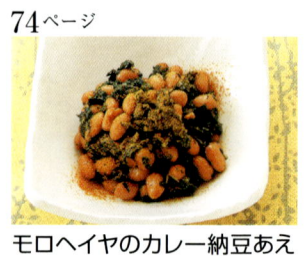
モロヘイヤのカレー納豆あえ
85 / 0.5 / 375

79ページ
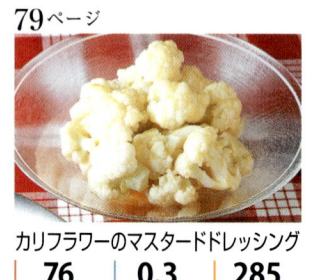
カリフラワーのマスタードドレッシング
76 / 0.3 / 285

88ページ
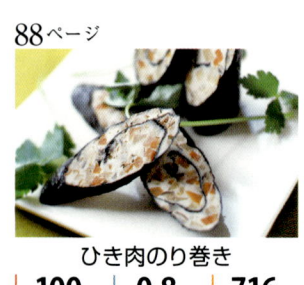
ひき肉のり巻き
100 / 0.8 / 716

85ページ
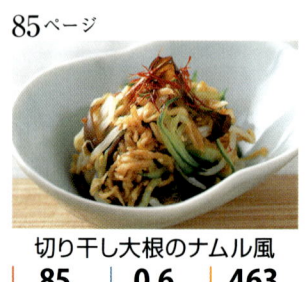
切り干し大根のナムル風
85 / 0.6 / 463

73ページ
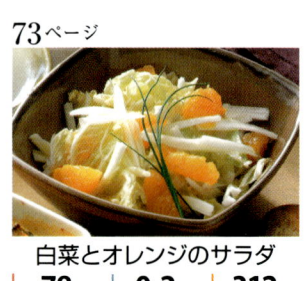
白菜とオレンジのサラダ
78 / 0.2 / 312

| エネルギー(kcal) | 塩　分(g) | カリウム(mg) |

89ページ
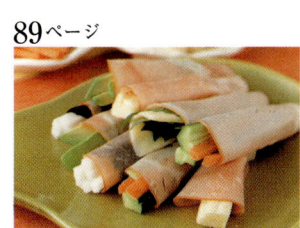
ハムのお好み巻き
130 / 1.0 / 314

69ページ
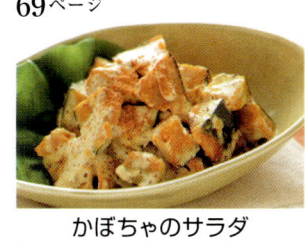
かぼちゃのサラダ
109 / 0.1 / 346

75ページ
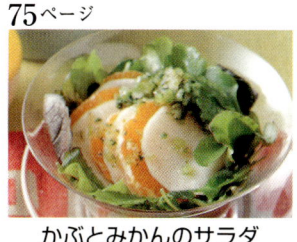
かぶとみかんのサラダ
104 / 0.7 / 241

69ページ
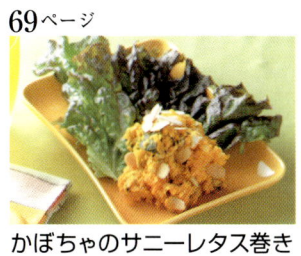
かぼちゃのサニーレタス巻き
131 / 0.6 / 513

87ページ
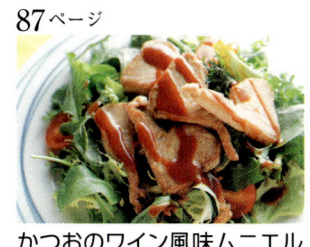
かつおのワイン風味ムニエル
110 / 0.4 / 577

72ページ
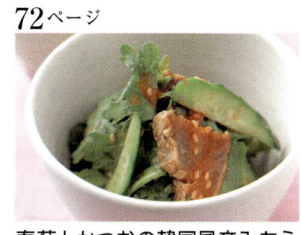
春菊とかつおの韓国風辛みあえ
105 / 0.2 / 373

90ページ
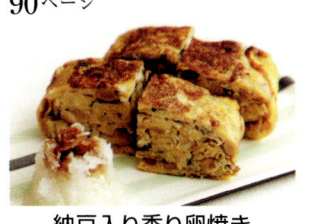
納豆入り香り卵焼き
132 / 0.9 / 233

74ページ
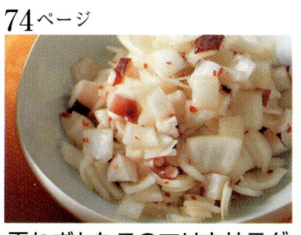
玉ねぎとたこのマリネサラダ
113 / 0.6 / 188

89ページ
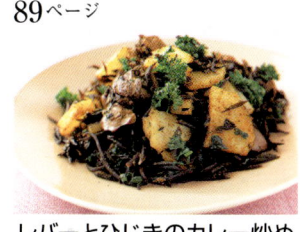
レバーとひじきのカレー炒め
105 / 0.5 / 580

92ページ
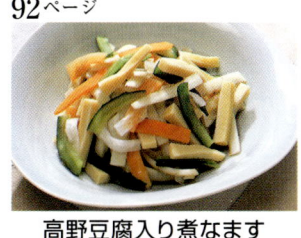
高野豆腐入り煮なます
132 / 0.8 / 246

76ページ
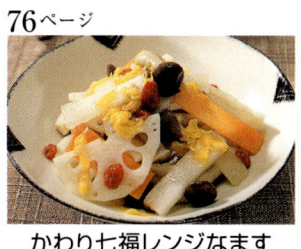
かわり七福レンジなます
115 / 0.2 / 306

80ページ
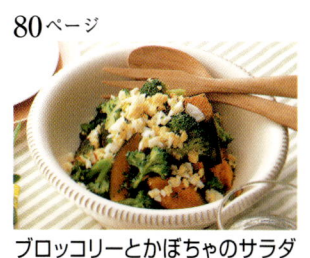
ブロッコリーとかぼちゃのサラダ
106 / 0.5 / 283

71ページ
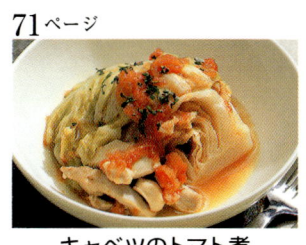
キャベツのトマト煮
133 / 0.8 / 662

66ページ
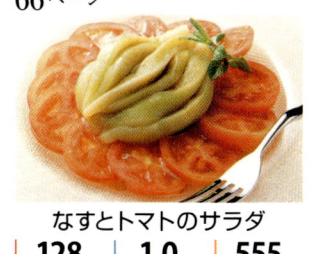
なすとトマトのサラダ
128 / 1.0 / 555

83ページ
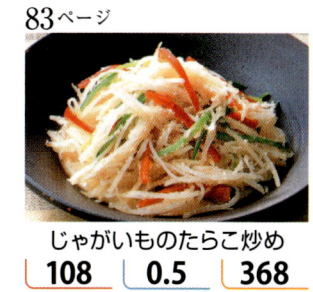
じゃがいものたらこ炒め
108 / 0.5 / 368

| エネルギー(kcal) | 塩　分(g) | カリウム(mg) |

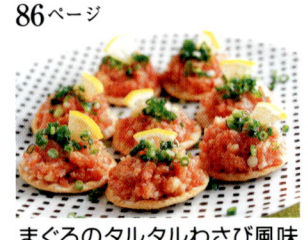
86ページ
まぐろのタルタルわさび風味
155　0.6　238

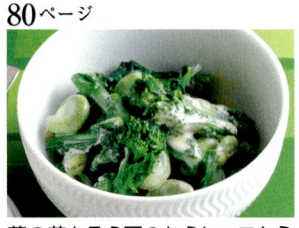
80ページ
菜の花とそら豆のからしマヨあえ
139　0.2　282

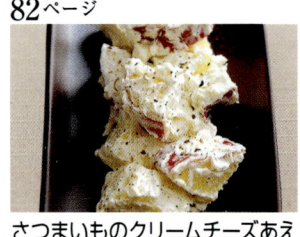
82ページ
さつまいものクリームチーズあえ
135　0.1　244

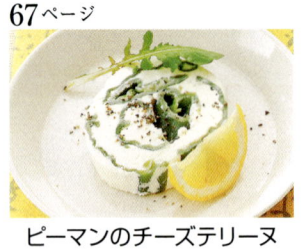
67ページ
ピーマンのチーズテリーヌ
156　0.3　124

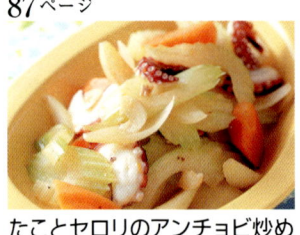
87ページ
たことセロリのアンチョビ炒め
142　1.0　572

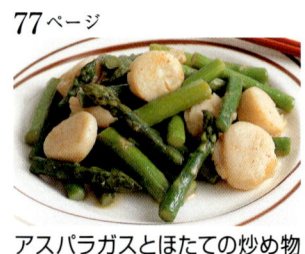
77ページ
アスパラガスとほたての炒め物
136　0.5　478

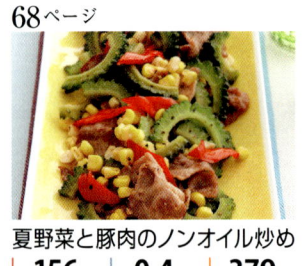
68ページ
夏野菜と豚肉のノンオイル炒め
156　0.4　379

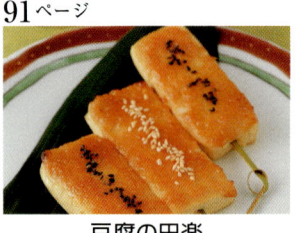
91ページ
豆腐の田楽
144　0.7　236

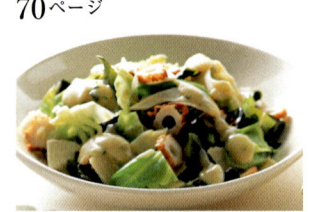
70ページ
キャベツとゆでたけのこの和風サラダ
137　0.8　318

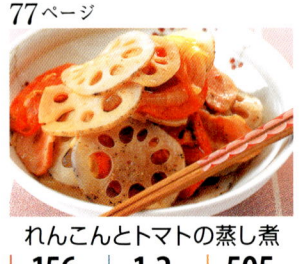
77ページ
れんこんとトマトの蒸し煮
156　1.2　505

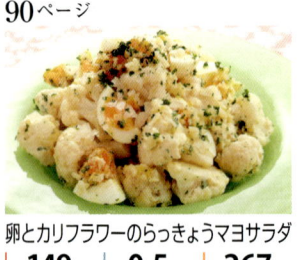
90ページ
卵とカリフラワーのらっきょうマヨサラダ
149　0.5　267

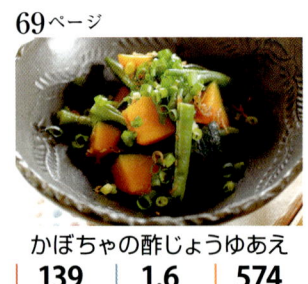
69ページ
かぼちゃの酢じょうゆあえ
139　1.6　574

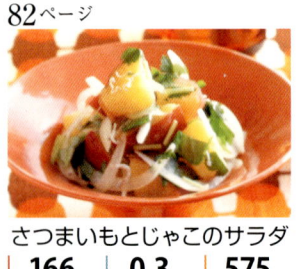
82ページ
さつまいもとじゃこのサラダ
166　0.3　575

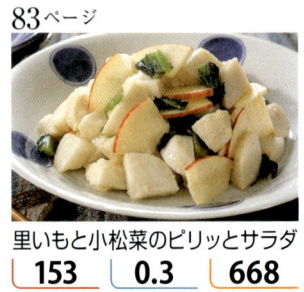
83ページ
里いもと小松菜のピリッとサラダ
153　0.3　668

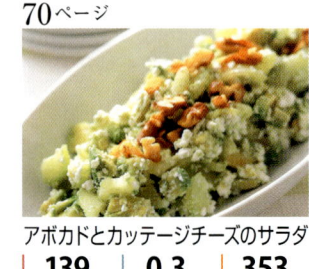
70ページ
アボカドとカッテージチーズのサラダ
139　0.3　353

エネルギー(kcal) 塩 分(g) カリウム(mg)

小さなおかず

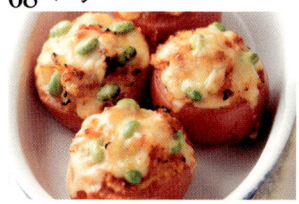
68ページ
トマトカップグラタン
198 | 0.8 | 769

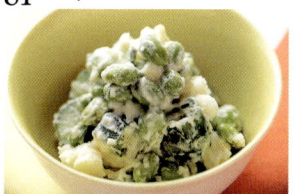
81ページ
枝豆ポテトサラダ
172 | 0.4 | 596

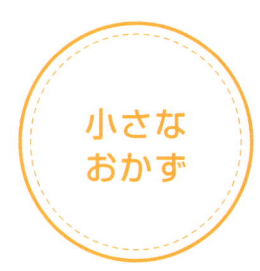
93ページ
菜の花とめかぶのポン酢あえ
31 | 1.1 | 218

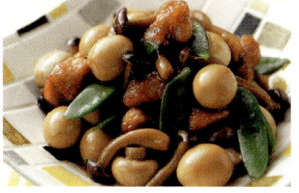
84ページ
きのことうずら卵のうま煮
205 | 0.7 | 379

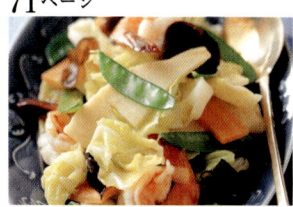
71ページ
キャベツの八宝菜風
181 | 0.6 | 728

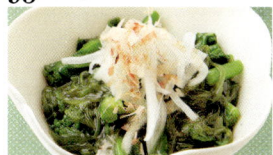
94ページ
春菊の甘酢おろしあえ
32 | 0.6 | 389

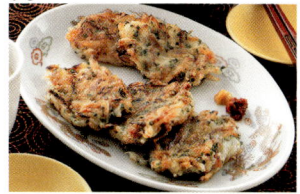
75ページ
簡単大根もち
225 | 1.0 | 274

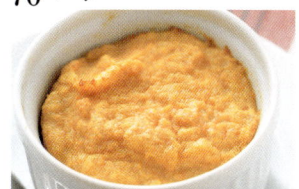
76ページ
にんじんとポテトのスフレ
187 | 0.8 | 448

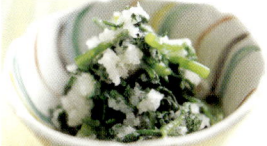
93ページ
きのこのナムル
40 | 0.3 | 338

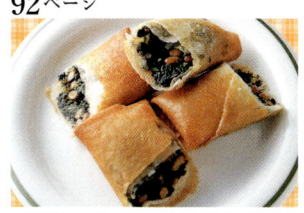
92ページ
納豆とモロヘイヤの春巻き
273 | 0.3 | 171

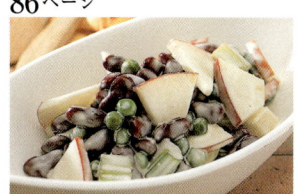
86ページ
豆とりんごのサラダ
189 | 0.5 | 459

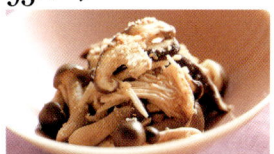
94ページ
ミニトマトのバルサミコ酢漬け
41 | 0 | 137

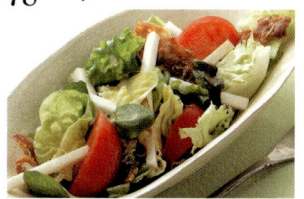
78ページ
うどと豚肉のたっぷりサラダ
310 | 0.7 | 807

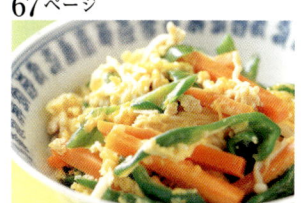
67ページ
ピーマンと鶏ひき肉の卵とじ
190 | 0.7 | 629

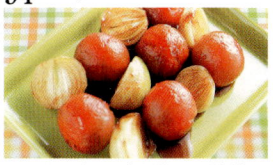
95ページ
カリフラワーのアンチョビ焼き
44 | 0.3 | 262

| エネルギー(kcal) | 塩分(g) | カリウム(mg) |

ごはん・めん・パスタ

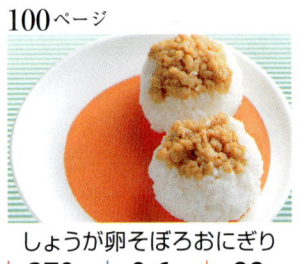
100ページ
しょうが卵そぼろおにぎり
270 / 0.6 / 88

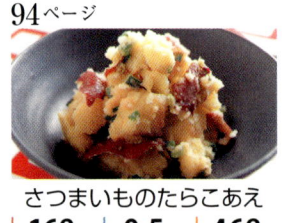
94ページ
さつまいものたらこあえ
168 / 0.5 / 468

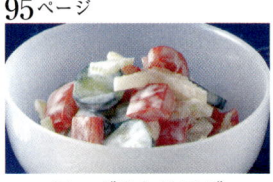
95ページ
ヨーグルトサラダ
46 / 0.6 / 347

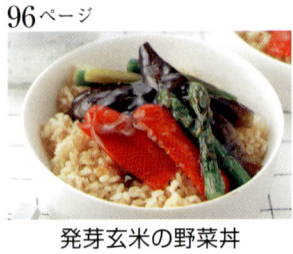
96ページ
発芽玄米の野菜丼
338 / 0.9 / 535

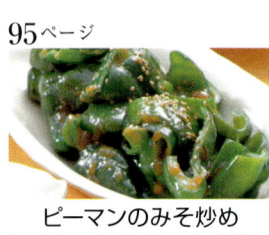
93ページ 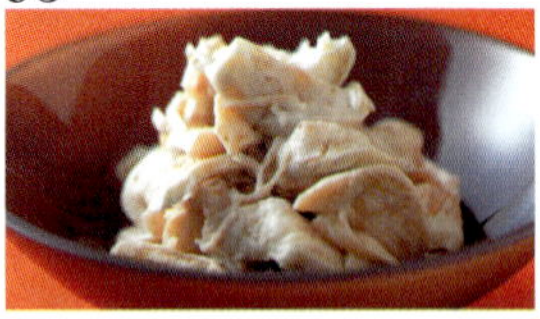
塩もみなすのほたてマヨあえ
73 / 0.4 / 277

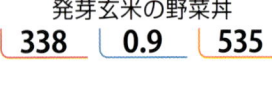
103ページ
汁ビーフン
354 / 1.9 / 587

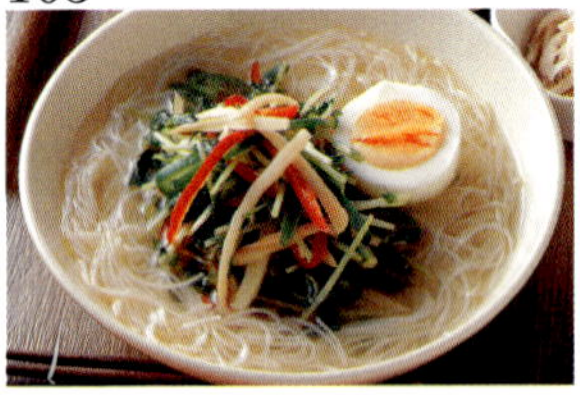

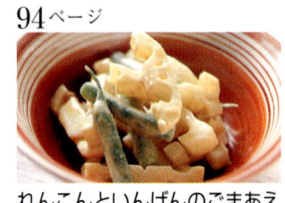
95ページ
ピーマンのみそ炒め
74 / 0.8 / 125

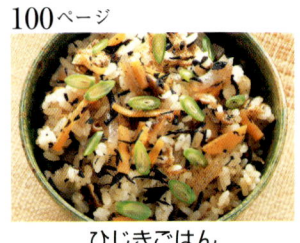
100ページ
ひじきごはん
360 / 0.9 / 232

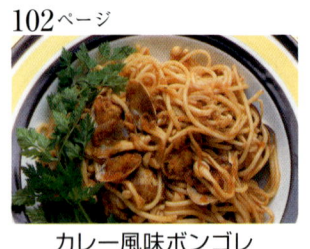
102ページ
カレー風味ボンゴレ
172 / 1.3 / 728

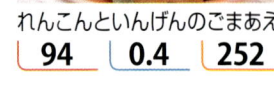
94ページ
れんこんといんげんのごまあえ
94 / 0.4 / 252

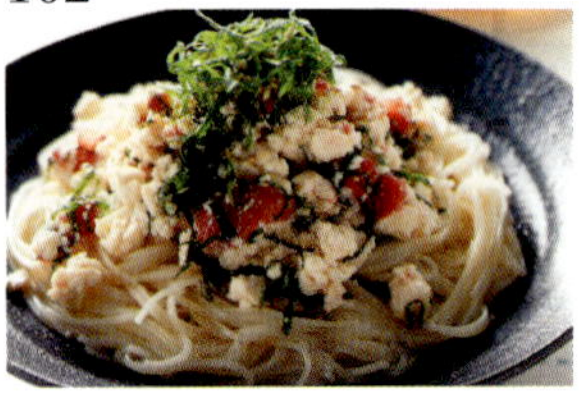

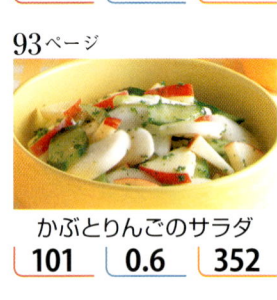
93ページ
かぶとりんごのサラダ
101 / 0.6 / 352

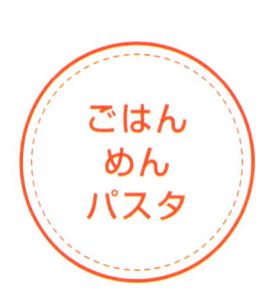
102ページ
豆腐の梅しそあえそうめん
366 / 2.3 / 165

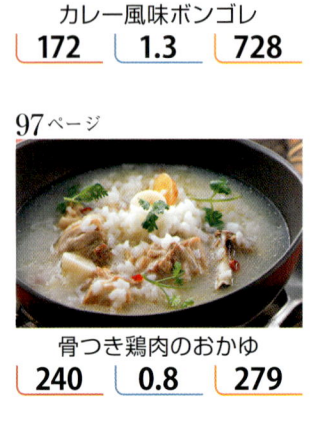
97ページ
骨つき鶏肉のおかゆ
240 / 0.8 / 279

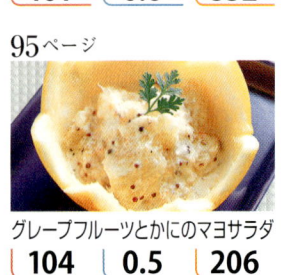
95ページ
グレープフルーツとかにのマヨサラダ
104 / 0.5 / 206

エネルギー（kcal） 塩　分（g） カリウム（mg）

99ページ
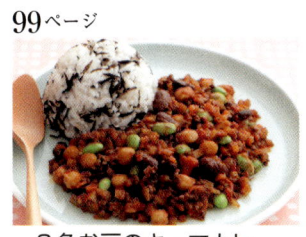
3色お豆のキーマカレー
552 ／ 0.6 ／ 1118

97ページ
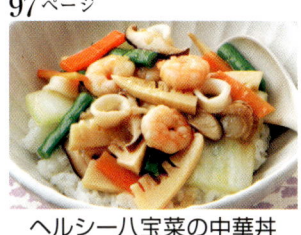
ヘルシー八宝菜の中華丼
450 ／ 1.8 ／ 805

98ページ
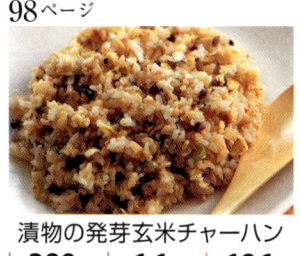
漬物の発芽玄米チャーハン
389 ／ 1.1 ／ 196

103ページ
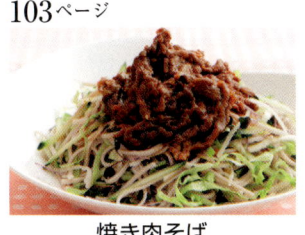
焼き肉そば
558 ／ 1.8 ／ 727

98ページ
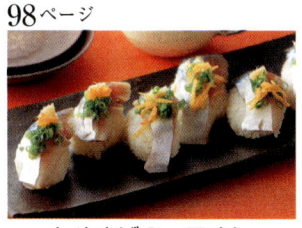
しめさばの一口ずし
472 ／ 1.1 ／ 251

96ページ
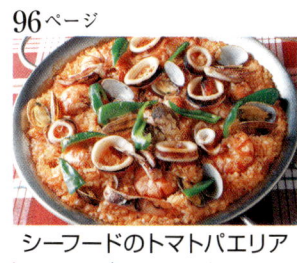
シーフードのトマトパエリア
427 ／ 1.5 ／ 468

101ページ
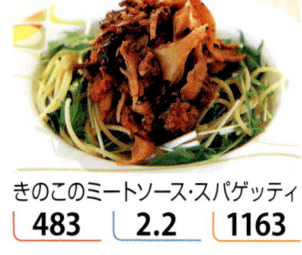
きのこのミートソース・スパゲッティ
483 ／ 2.2 ／ 1163

100ページ
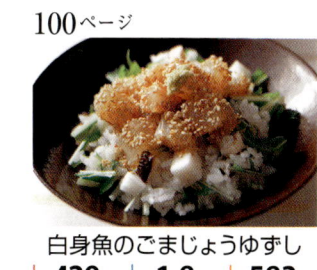
白身魚のごまじょうゆずし
429 ／ 1.8 ／ 583

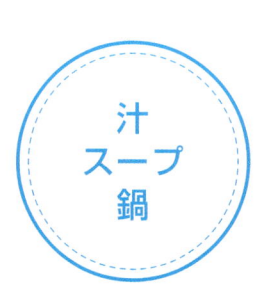
汁
スープ
鍋

102ページ
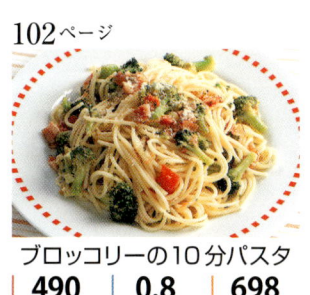
ブロッコリーの10分パスタ
490 ／ 0.8 ／ 698

98ページ
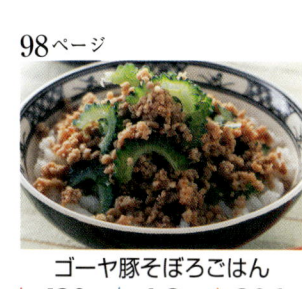
ゴーヤ豚そぼろごはん
430 ／ 1.3 ／ 306

107ページ
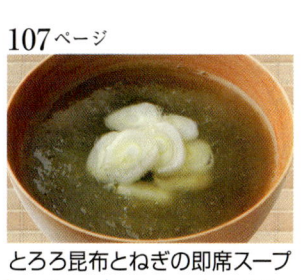
とろろ昆布とねぎの即席スープ
9 ／ 0.6 ／ 169

99ページ
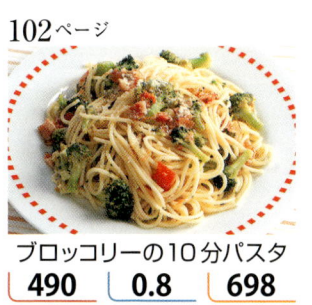
いかわた入りカレー
546 ／ 3.1 ／ 852

101ページ
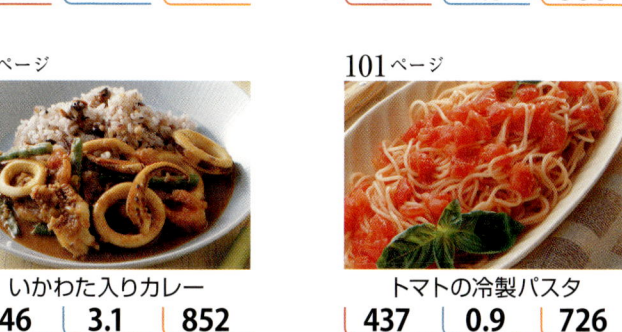
トマトの冷製パスタ
437 ／ 0.9 ／ 726

19

エネルギー(kcal) 塩分(g) カリウム(mg)

105ページ
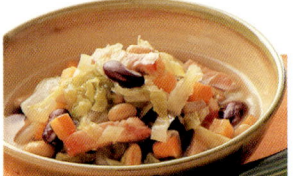
豆とハムの田舎風スープ
212 | 1.7 | 527

104ページ
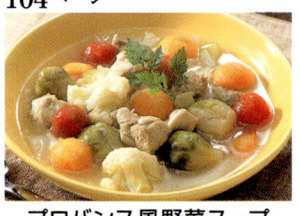
プロバンス風野菜スープ
115 | 0.7 | 813

105ページ
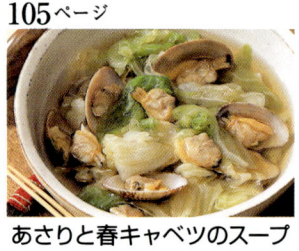
あさりと春キャベツのスープ
40 | 1.2 | 299

108ページ
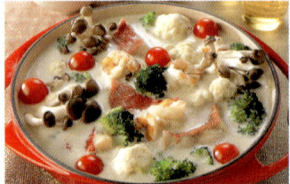
エスニック鍋
295 | 1.1 | 1261

104ページ
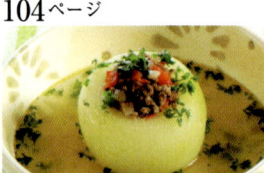
丸ごと玉ねぎスープ
150 | 1.4 | 314

107ページ
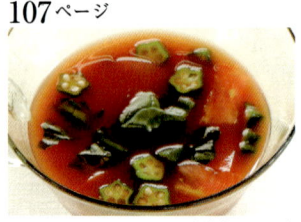
トマトとオクラの冷製スープ
46 | 0 | 561

109ページ
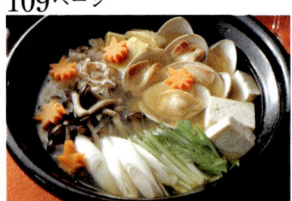
はまぐり豚しゃぶ鍋
333 | 2.9 | 1013

106ページ
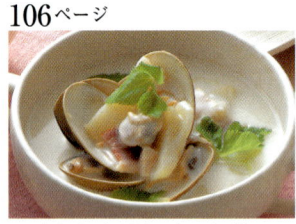
変わりクラムチャウダー
153 | 1.3 | 297

107ページ
豆乳みそ汁
48 | 1.2 | 361

108ページ
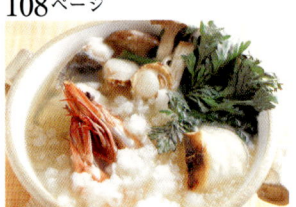
魚介の雪鍋
385 | 1.6 | 1009

106ページ
たらとじゃがいものスープ
161 | 1.3 | 749

105ページ
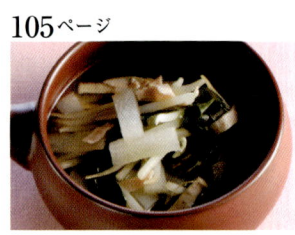
もやしと大根のスープ
53 | 1.7 | 245

107ページ
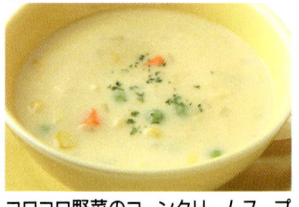
コロコロ野菜のコーンクリームスープ
189 | 1.4 | 406

106ページ
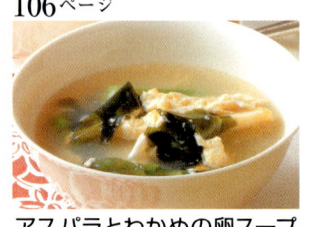
アスパラとわかめの卵スープ
67 | 1.3 | 196

エネルギー(kcal) 塩 分(g) カリウム(mg)

ワンプレートレシピ

パーティーメニュー

デザート

119ページ

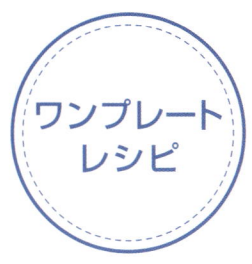

かじきのハーブ焼きプレート
(かじきとピーマンのハーブ焼き・グリーンサラダ・ごまスープ)

| 291 | 1.8 | 931 |

(パンは含まず)

118ページ

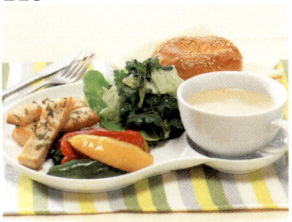

ビーフと野菜のグリルプレート
(グリルビーフと夏野菜のトマトソース・レタスとカリカリ油揚げのサラダ・ペッパーライス)

| 576 | 2.2 | 976 |

116ページ

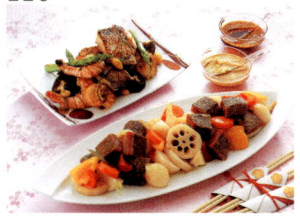

ヘルシーおせちパーティー
(こんがり海の幸の盛り合わせ2種のたれ添え・一口ステーキと野菜の酢炒め)

| 449 | 2.0 | 1371 |

112ページ

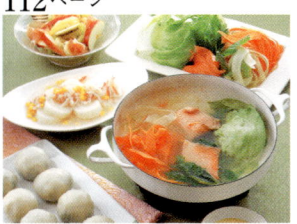

変わりしゃぶしゃぶパーティー
(野菜とサーモンのしゃぶしゃぶ・長いものかにあんかけ・フルーツと生ハムのハニービネガー・ほうれんそうまんじゅう)

| 560 | 1.4 | 2013 |

114ページ

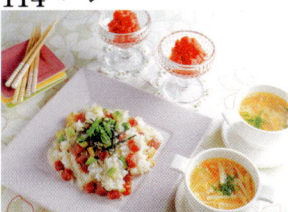

春のごちそうパーティー
(まぐろとアボカドのちらしずし・たけのことセロリのスープ・いちごのグラニテ)

| 576 | 2.2 | 908 |

111ページ

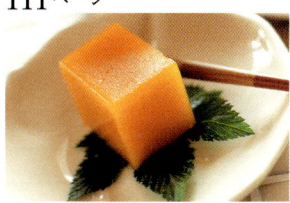

かぼちゃ水ようかん

| 29 | 0.1 | 57 |

111ページ

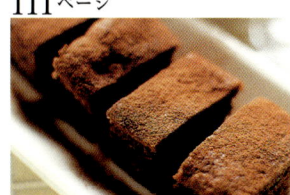

チョコレートケーキ

| 55 | 0.2 | 119 |

110ページ

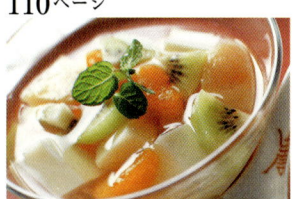

アンニン豆腐

| 66 | 0 | 154 |

110ページ

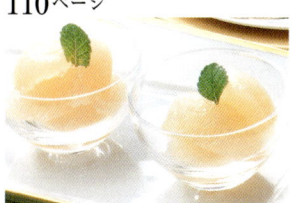

りんごゼリー

| 89 | 0 | 48 |

おもな調味料の重量・エネルギー量・塩分量の目安

	小さじ (5ml)			大さじ (15ml)		
	重量 (g)	エネルギー (kcal)	塩分 (g)	重量 (g)	エネルギー (kcal)	塩分 (g)
精製塩	6	0	5.9	18	0	17.7
天然塩	5	0	4.6	15	0	13.8
砂糖	3	12	0	9	35	0
酢	5	1	0	15	4	0
酒	5	5	0	15	16	0
ワイン (赤・白)	5	4	0	15	11	0
みりん	6	14	0	18	43	0
しょうゆ (濃口)	6	4	0.9	18	13	2.6
しょうゆ (薄口)	6	3	1.0	18	10	2.9
しょうゆ (減塩)	6	4	0.5	18	12	1.4
白しょうゆ	6	5	0.9	18	16	2.6
ポン酢じょうゆ	6	4	0.5	17	11	1.5
めんつゆ (3倍濃縮)	5	5	0.5	16	16	1.6
みそ (淡色辛みそ)	6	12	0.7	18	35	2.2
みそ (西京みそ)	6	13	0.4	18	39	1.1
サラダ油	4	37	0	12	111	0
バター	4	30	0.1	12	89	0.3
マヨネーズ	4	27	0.1	12	80	0.3
フレンチドレッシング	5	20	0.2	15	61	0.5
こしょう	2	7	0	6	22	0
固形スープ	4 (1個)	9	1.7			
顆粒スープ	3	6	1.1	9	18	3.3
だしの素	4	9	1.6	12	27	4.9
鶏がらスープの素	2.5	5	1.2	7.5	14	3.6
中華だしの素	2.5	5	1.2	7.5	15	3.6
ウスターソース	6	7	0.5	18	21	1.5
中濃ソース	6	8	0.3	18	24	1.0
トマトケチャップ	5	6	0.2	15	18	0.5
トマトピューレ	5	2	微量	15	6	微量
オイスターソース	6	7	0.7	19	20	2.2
豆板醤	7	4	1.2	20	12	3.6
チリソース	7	8	0.2	20	23	0.6
小麦粉 (薄力粉)	3	11	0	9	33	0
小麦粉 (強力粉)	3	11	0	9	33	0
片栗粉	3	10	0	9	30	0
パン粉	1	4	微量	3	11	微量
上新粉	3	11	0	9	33	0
いりごま	2	12	0	6	36	0
練りごま	5	33	0	15	99	0
カレー粉	2	8	微量	6	25	微量

＊塩分微量は数値が0.1以下のもの
＊含まれるエネルギー量、塩分量は製品によって異なります

「五訂食品成分表」(女子栄養大学出版部)をもとに作成

主菜、副菜からセットメニューまで

自由に選べる高血圧対策レシピ

エネルギー量に注意しながら、できるだけ多種類の食品がとれるように献立を組んでください。がまん、がまんでは長続きしない日々の食事。おいしく、楽しく食べられるレシピ集です。

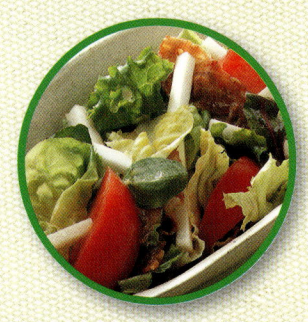
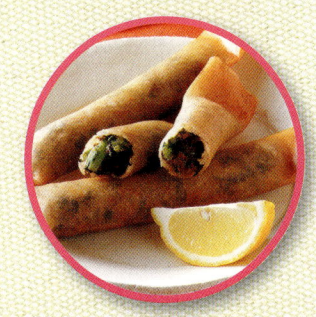
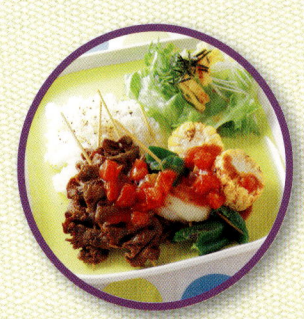

主菜になるおかず

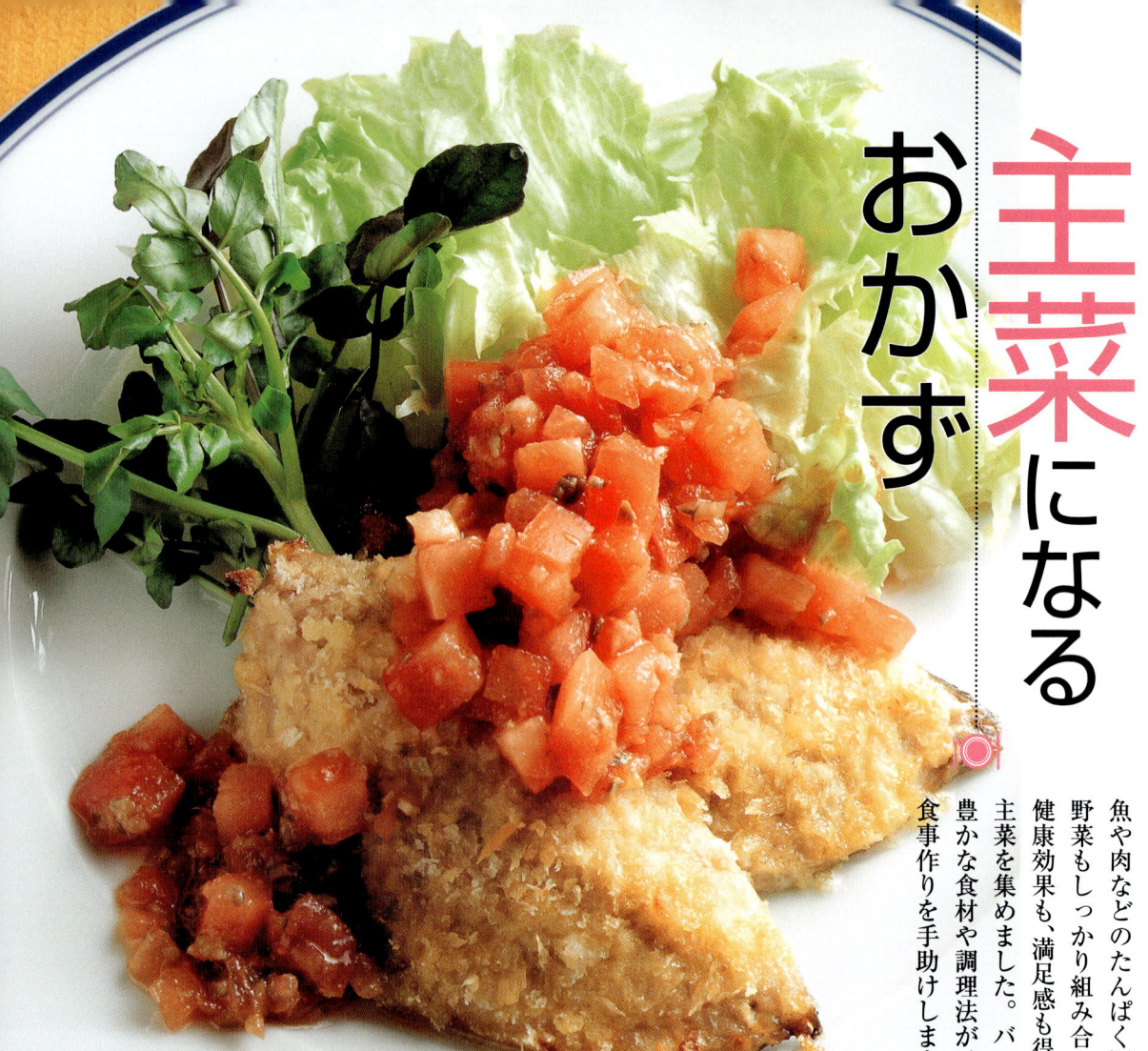

魚や肉などのたんぱく源を中心に野菜もしっかり組み合わせた、健康効果も、満足感も得られる主菜を集めました。バラエティー豊かな食材や調理法が、日々の食事作りを手助けします。

イタリア風フレッシュトマトソースでさわやか味に

あじのマスタードパン粉焼き

[1人分] エネルギー 252kcal　塩分 1.2g　カリウム 683mg

[材料] 4人分
- あじ（三枚おろし）……4尾分（約320g）
- マスタード……………………小さじ2
- マヨネーズ……………………小さじ4
- パン粉…………………………大さじ5
- オリーブ油……………………小さじ1
- A
  - トマト………………………大2個
  - にんにく……………………1/2かけ
  - ピクルス……………………1本
  - アンチョビ…………………3枚
  - ケッパー……………………15g
  - オリーブ油…………………大さじ1
  - 塩……………………………小さじ1/4
  - 砂糖、こしょう……………各少々
- 塩、こしょう…………………各少々
- レタス、クレソン……………各適量

[作り方]

1 トマトは角切りに、Aの残りの材料はみじん切りにし、すべてを混ぜ合わせる。

2 オーブントースターの受け皿にアルミホイルを敷いてサラダ油（分量外）を薄くぬり、パン粉大さじ1を散らす。

3 あじは全体に塩、こしょうを振り、皮を下にして**2**に並べる。

4 マスタードとマヨネーズを等分にあじにぬり、残りのパン粉を振って手で押さえる。オリーブ油を振り、焼き色がつくまでオーブントースターで5〜6分焼く。

5 ちぎったレタスとクレソンを器に盛り、あじを盛って**1**のソースをかける。（村田）

主菜 魚介／あじ

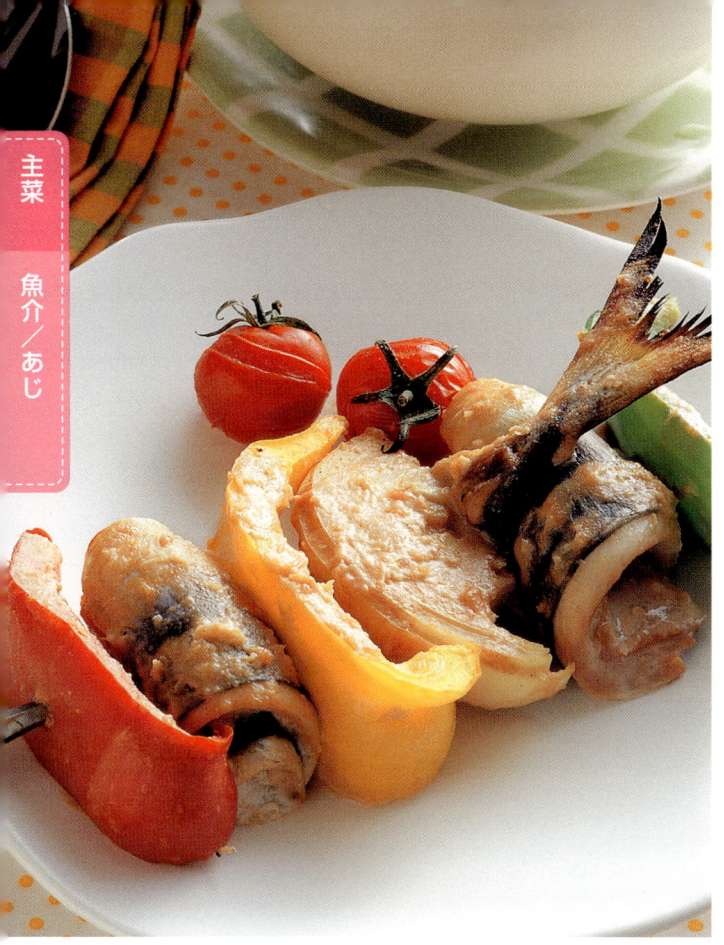

リッチなソースで香ばしく焼いた
あじのヨーグルトマリネ焼き

[1人分] エネルギー 249kcal ／ 塩分 1.2g ／ カリウム 615mg

[材料] 4人分

あじ……4尾	はちみつ、しょうゆ
玉ねぎ……1/2個	……各大さじ1
パプリカ(赤・黄・緑)……各1/2個	A レモン汁、ピーナッ
A おろししょうが……大さじ1	ツバター……各大さじ3
おろしにんにく、ラー油	酒……大さじ2
……各小さじ1	ミニトマト……8個
プレーンヨーグルト……1/2カップ	塩、こしょう……各少々

[作り方]
1 あじは三枚におろす。玉ねぎは根元をつけたまま4等分のくし形に、パプリカはへたと種を除いて4等分のくし形に切る。
2 Aを混ぜたソースに1を30分ほど漬ける。
3 巻いたあじ、玉ねぎ、パプリカを彩りよく金串に刺し、ミニトマトとともにオーブンの天板に並べる。串刺しに塩、こしょうを振り、2のソースを大さじ2ずつかける。
4 220℃に熱したオーブンに入れ、焦げ目がつくまで7～8分焼く。(村田)

カラリとした揚げたてを味わいたい
あじのから揚げ ねぎごまだれ

[1人分] エネルギー 214kcal ／ 塩分 1.0g ／ カリウム 319mg

[材料] 4人分

あじ……2尾	ごま油……大さじ4
A しょうが汁、酒、しょうゆ……各小さじ1	B ねぎのみじん切り……1/2本分
片栗粉……適量	白いりごま……大さじ1
ししとうがらし……8本	砂糖……小さじ1/2
なす……1本(100g)	しょうゆ……大さじ1
赤ピーマン……1個	酢……大さじ2

[作り方]
1 あじは三枚におろす。
2 1を3等分に切り、Aで下味をつけて10分おき、片栗粉をまぶす。
3 ししとうは縦に1本切り込みを入れ、なすは1cm幅の輪切り、ピーマンも1cm幅に切る。
4 フライパンにごま油を中温に熱し、ししとうをさっと揚げ、ピーマン、なすの順に揚げ、そのつど取り出す。最後にあじを入れカラリと揚げる。
5 Bを混ぜ、食べる直前に4とあえる。(小林)

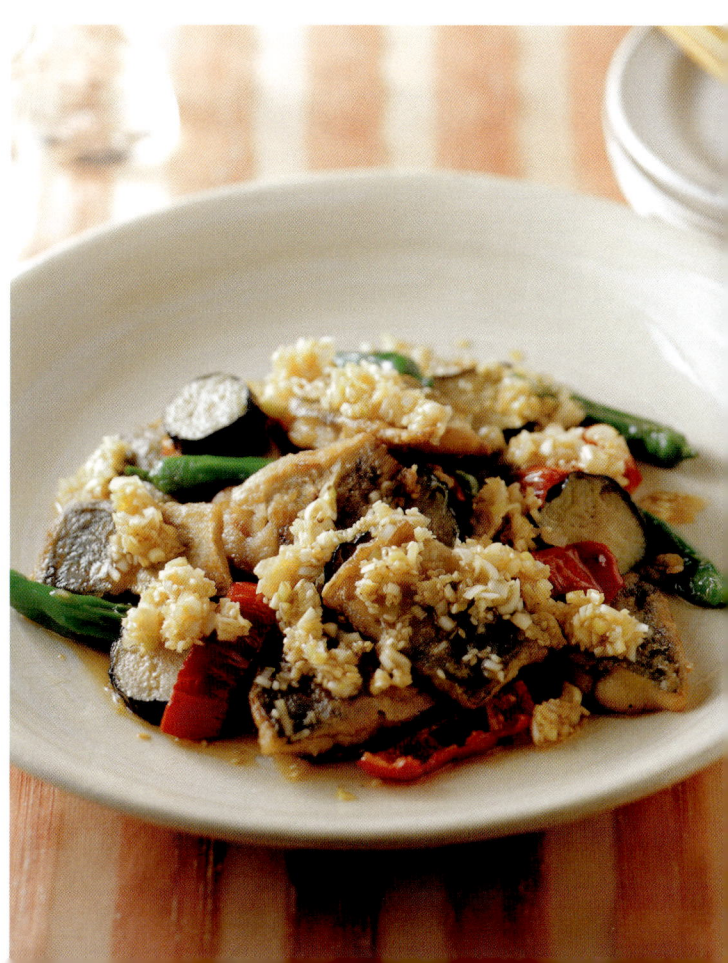

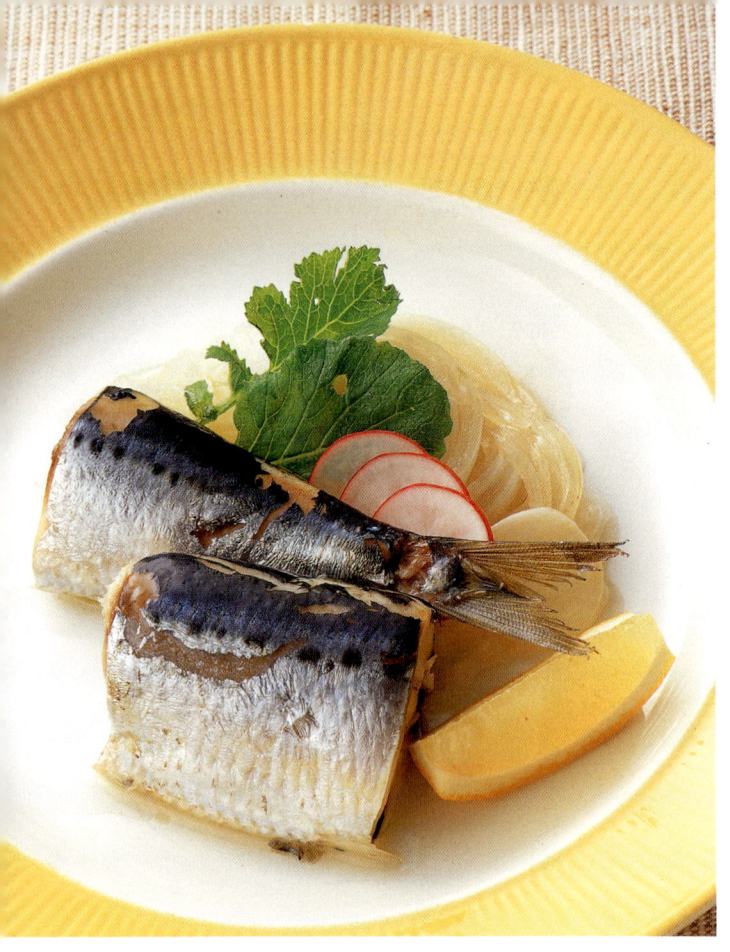

缶詰とはひと味違う
手作りオイルサーディン

[1人分] エネルギー 296kcal / 塩分 1.1g / カリウム 417mg

[材料] 4人分

いわし	中8尾	ローリエ	1枚
塩	大さじ3	サラダ油	適量
玉ねぎ	1個	ラディッシュ、レモン	
にんにく	1かけ		各適量

[作り方]

1　いわしはうろこを取って頭を落とし、内臓を出してよく洗う。
2　水4カップに塩を加えて溶かし、1を2〜3時間漬ける。
3　玉ねぎとにんにくは薄切りにする。
4　耐熱容器に3、ローリエを敷き、いわしを並べてラップをし、電子レンジの600Wで5分、300Wで3〜4分加熱する。
5　4の蒸し汁を捨て、かぶるくらいのサラダ油を注ぐ。あら熱がとれたら冷蔵庫で冷やし、味をなじませる。
6　器に盛り、ラディッシュ、レモンを添える。
（竹内）

ごぼう、にんじん、ごまで栄養価アップ
いわしのさつま揚げ

[材料] 4人分

いわし	大6尾	ごぼう	1/2本弱(80g)
A { おろししょうが	小さじ1	にんじん	1/2本
ねぎのみじん切り	大さじ3	小麦粉	大さじ1
卵	1個	黒ごま	大さじ2
みそ	大さじ1 1/2	揚げ油	適量
酒	大さじ3		
片栗粉	大さじ1		

[作り方]

1　いわしは手開きにして中骨を取り、腹骨をそぎ切り、皮をむく。
2　1を1cm幅くらいに切って包丁で細かくたたき、ボウルに入れてAを混ぜる。
3　ごぼうは皮をこそげて3〜4cm長さのせん切りにし、水に5分ほどさらし、水気をふく。にんじんは皮をむいてごぼうと同様に切る。合わせて小麦粉をまぶす。
4　2に3、ごまを加えて混ぜ、片手で握るようにして形作る。
5　揚げ油を中温に熱して4を5〜6個ずつ入れ、裏返しながら色よくカリッと揚げる。（大庭）

[1人分] エネルギー 319kcal / 塩分 1.0g / カリウム 433mg

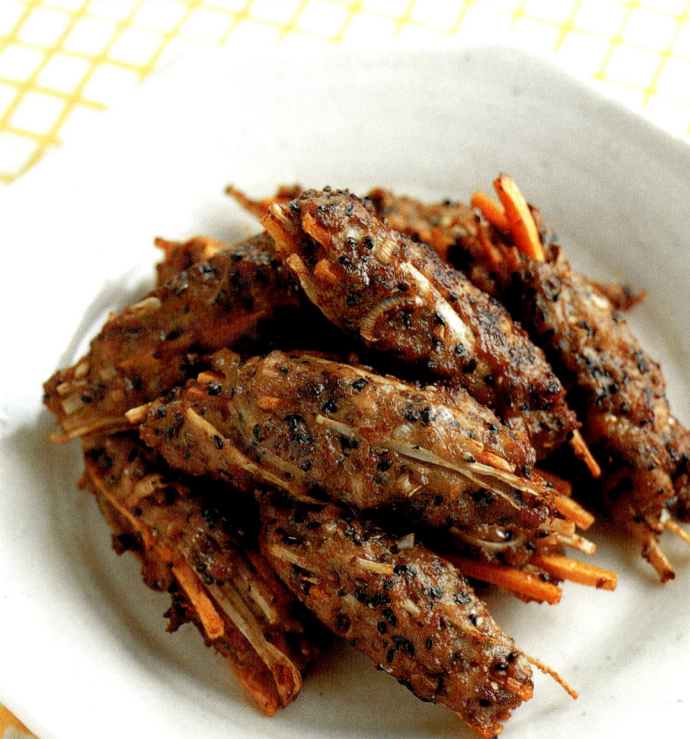

主菜 魚介/いわし・かじき

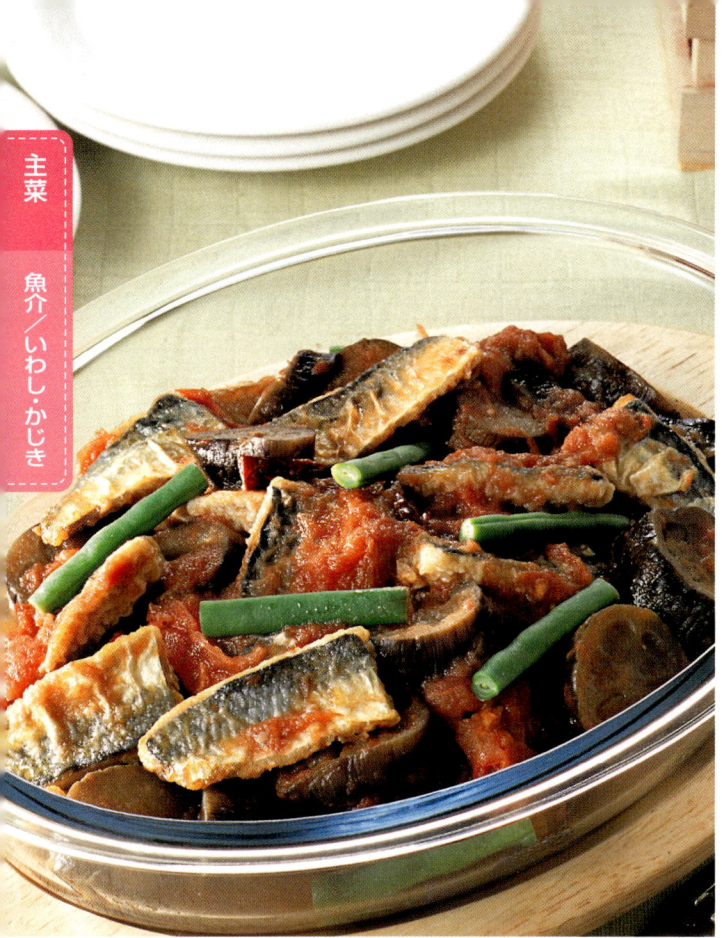

白ワインとにんにくがおいしさの決め手
いわしとトマト、なすの煮込み

[1人分] エネルギー 233kcal　塩分 0.8g　カリウム 766mg

[材料] 4人分
- いわし……………4尾
- 小麦粉……………適量
- トマト……………大3個
- なす………………4本
- さやいんげん……40g
- 赤とうがらし……2本
- にんにく…………1かけ
- オリーブ油………大さじ2
- A ┌ 固形スープ……1個
　　├ 塩、こしょう…各少々
　　└ 白ワイン……1/2カップ

[作り方]
1 いわしは手開きにして食べやすい大きさに切り、小麦粉をまぶす。
2 トマトは皮をむいてざく切りに、なすは1cmの輪切りにする。いんげんはゆでて3等分にする。
3 赤とうがらしは水でもどし、ちぎって種を出す。にんにくは半分に切って木べらなどでつぶす。
4 フライパンにオリーブ油大さじ1と3を熱し、1を焼いて取り出す。残りのオリーブ油を足し、なす、トマトを炒め、Aを加え、ふたをして煮込む。
5 なすがやわらかくなったら、いわしといんげんを加えて混ぜて、2〜3分煮る。（池上）

食べる感覚の具だくさんドレッシング
かじきソテーの5色ドレッシングサラダ

[1人分] エネルギー 213kcal　塩分 0.7g　カリウム 677mg

[材料] 4人分
- かじき……………4切れ
- 塩、こしょう……各少々
- セロリ……………50g
- トマト……………1個
- きゅうり…………1/2本
- 玉ねぎ……………1/4個
- パプリカ（黄）……1/2個
- くるみ……………3個
- A ┌ バルサミコ酢、オリーブ油……各大さじ1
　　├ 塩……………ふたつまみ
　　└ こしょう……少々
- オリーブ油………大さじ1
- ベビーリーフ…1パック(40g)

[作り方]
1 かじきは塩、こしょうを振る。
2 セロリ、トマトはさいの目に切り、きゅうり、玉ねぎ、パプリカはあらみじんに切る。くるみはフライパンで軽くいり、あらみじんに切る。
3 2をAと混ぜてドレッシングを作る。
4 フライパンにオリーブ油を熱し、かじきの両面をこんがりソテーする。
5 ベビーリーフと4を器に盛り合わせ、3をかける。（牧野）

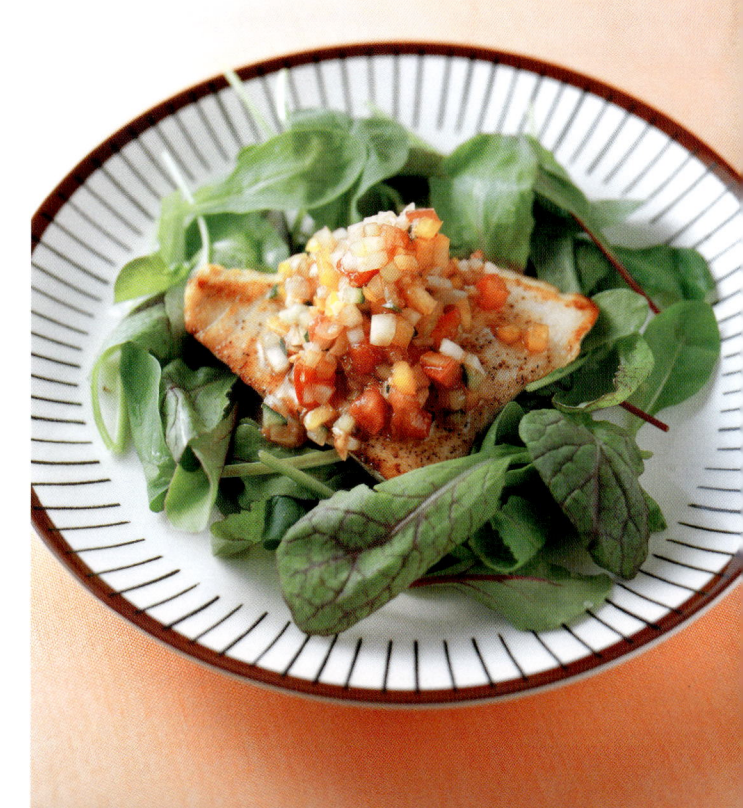

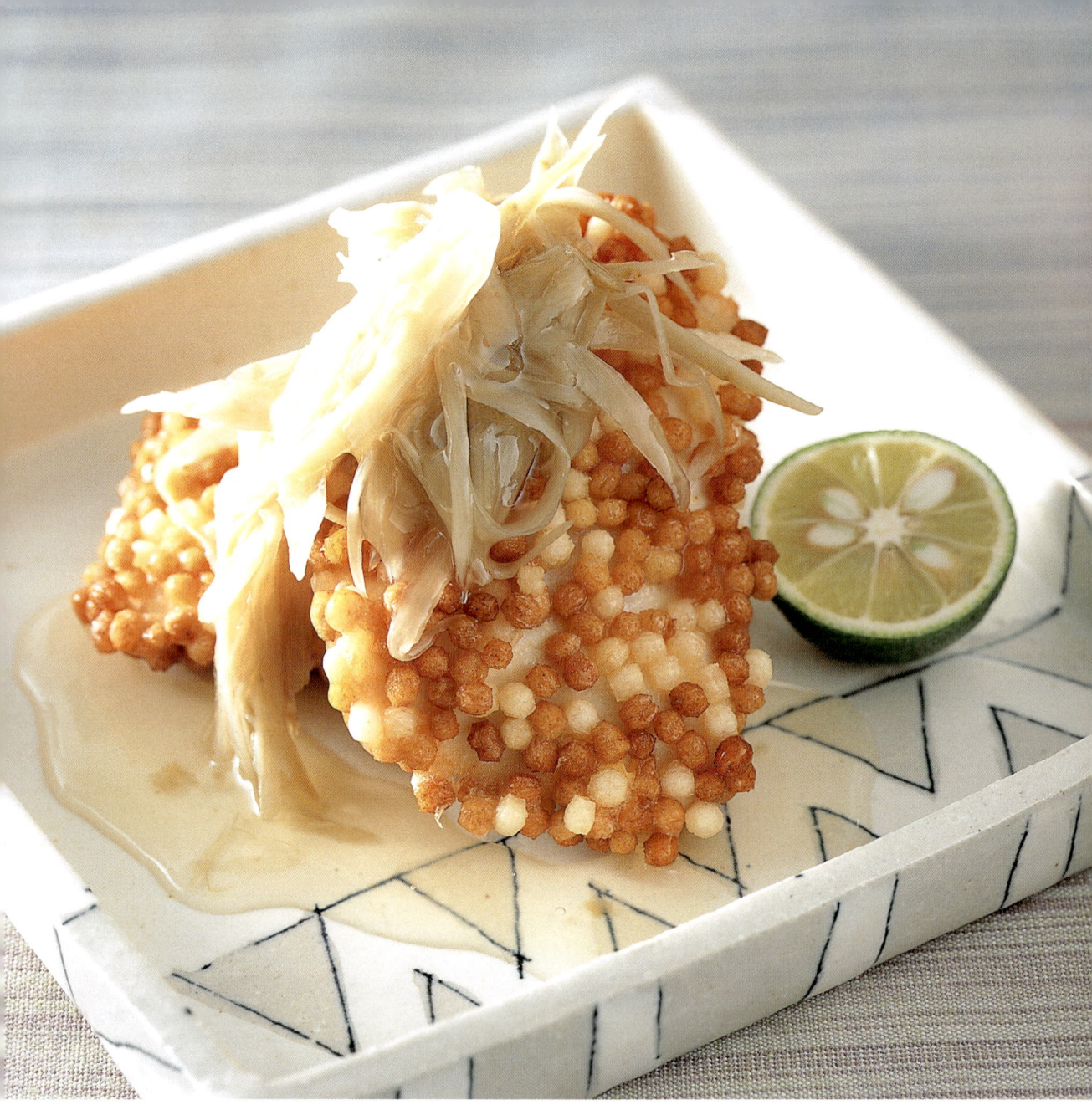

カリカリあられとシャキシャキごぼうが楽しい

かじきのあられ揚げごぼうあんかけ

[1人分] エネルギー 363kcal / 塩分 0.9g / カリウム 607mg

[材料] 4人分

- かじき……………………4切れ
- ごぼう……………………1/2本
- 塩、こしょう……………各少々
- 卵白………………………1個分
- 小麦粉、あられ…………各適量
- A ┌ だし……………1 1/2カップ
  │ 薄口しょうゆ………小さじ2
  └ 塩……………………少々
- 片栗粉……………………小さじ2
- すだち……………………2個
- 揚げ油……………………適量

[作り方]

1 ごぼうは皮をこそげ、細めのささがきにし、酢水（分量外）にさらす。

2 かじきは一口大のそぎ切りにし、塩、こしょうを振る。

3 小麦粉、溶きほぐした卵白、あられの順に2に衣をつけ、中温に熱した揚げ油できつね色に揚げる。

4 Aを鍋で煮立て、水気をきった1を加えて3〜4分煮、同量の水で溶いた片栗粉でとろみをつける。

5 3を器に盛って4をかけ、半割りにしたすだちを添える。（田沼）

＊あられはお茶漬け用のぶぶあられ（無塩）が向く。なければ、せんべいを砕いて使う。

主菜 魚介／かじき・かつお

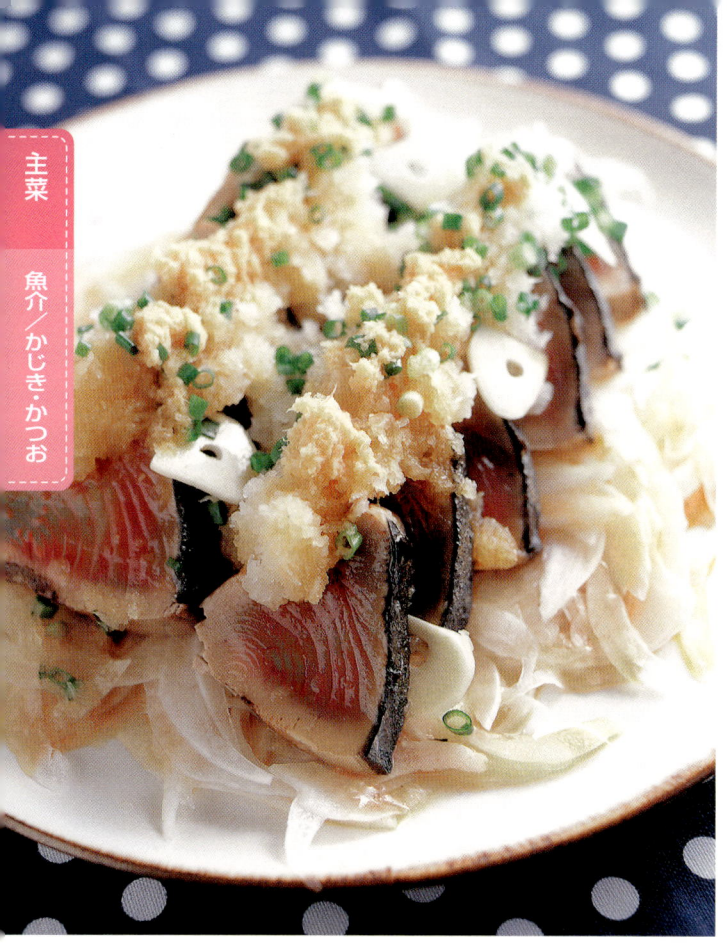

たっぷりの薬味が味を引きたてる
かつおのお手軽たたき

[1人分] エネルギー 136kcal 塩分 1.5g カリウム 469mg

[材料] 4人分
かつお（刺身用・皮つき）……1節（350g）
新玉ねぎ……………1個
万能ねぎ……………4本
にんにく……………1かけ
大根おろし…………250g
おろししょうが……適量
ポン酢じょうゆ……大さじ6
サラダ油……………少々

[作り方]
1 玉ねぎは薄切りにし、水にさらして水気をきる。万能ねぎは小口切りにし、にんにくは薄切りにする。
2 フライパンにサラダ油を薄くひいて強火で熱し、かつおを入れ、転がして各面を30〜40秒ずつ焼く。冷水に取って冷まし、水気をふいて7mm幅に切る。
3 器に玉ねぎを敷いて2を盛り、大根おろし、おろししょうがをのせ、万能ねぎとにんにくを散らして、ポン酢じょうゆをかける。（髙城）

中心をレアに仕上げると美味
かつおののり包みフライ

[1人分] エネルギー 245kcal 塩分 0.6g カリウム 704mg

[材料] 4人分
かつお（刺身用・節）…400g
A ┌ みそ………大さじ3/4
　│ 酒…………大さじ1/4
　└ 溶きがらし…小さじ1/2
キャベツ……………200g
きゅうり……………2本
ミニトマト…………8個
焼きのり（全型）……2枚
青じそ………………16枚
小麦粉、溶き卵、パン粉………各適量
揚げ油………………適量
ポン酢じょうゆまたはウスターソース………適量

[作り方]
1 かつおは長さを半分に切り、4つ割りにする。
2 Aは混ぜ合わせる。のりは1枚を4つに切る。
3 キャベツはせん切りにし、きゅうりは長めの乱切りにする。ミニトマトはへたを取る。
4 青じそ2枚にAを塗ってかつお1切れを巻き、さらにのりで巻く。残りも同様に巻く。
5 4に小麦粉、溶き卵、パン粉の順に衣をつけ、高温の油できつね色に揚げる。
6 5を食べやすく切って器に盛り、3を添え、ポン酢じょうゆかウスターソースをつけて食べる。（髙城）

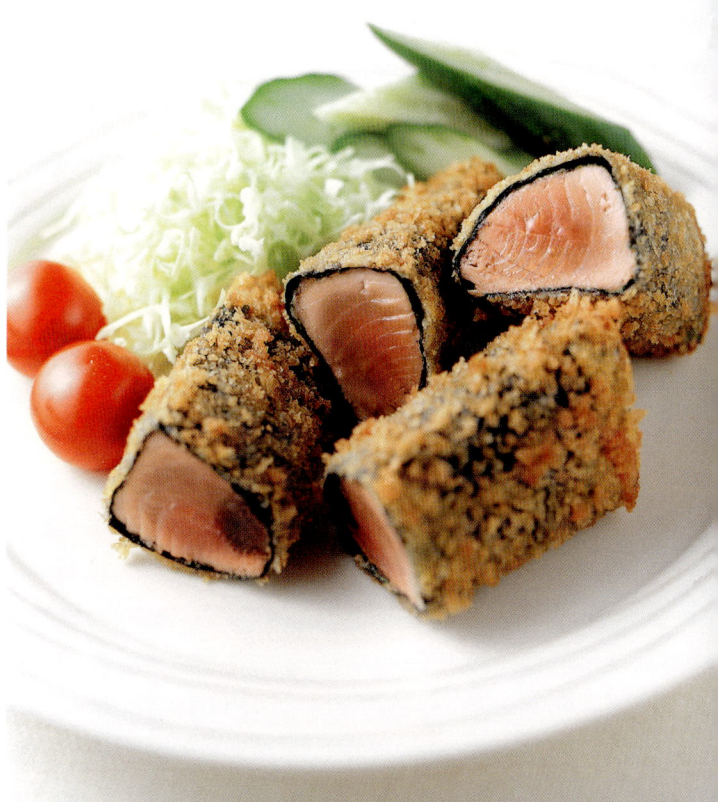

カリッと香ばしいソテーを中華風ソースで
さけのぴり辛野菜ソース

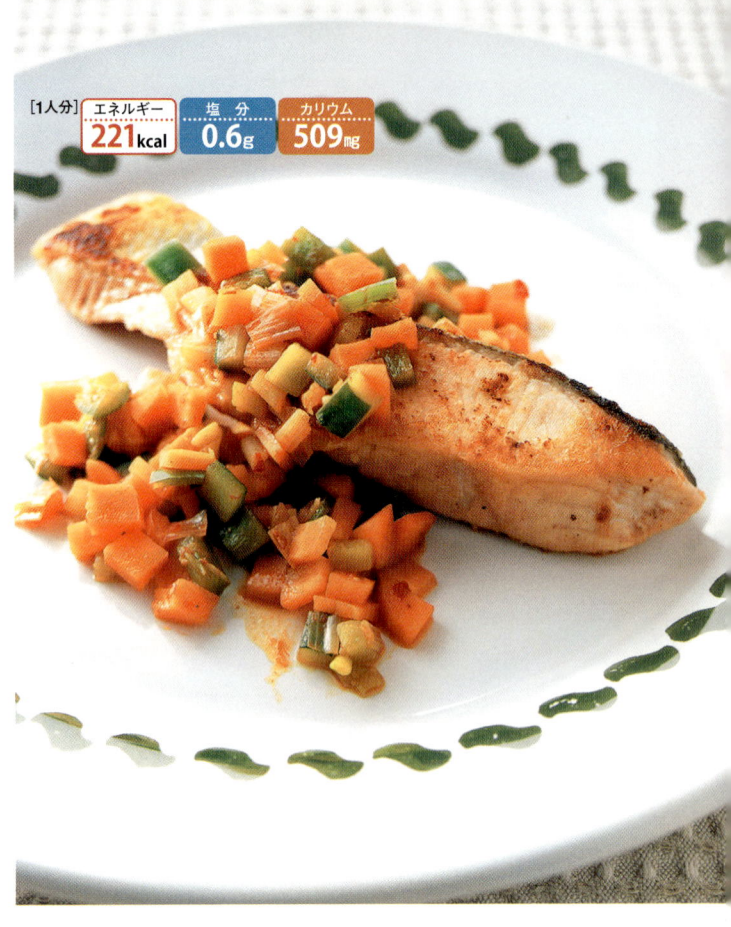

[1人分] エネルギー 221kcal／塩分 0.6g／カリウム 509mg

[材料] 4人分
- 生ざけ……4切れ
- A［塩、こしょう……各少々／白ワイン……大さじ1］
- B［にんじん70g　ねぎ1/2本　ピーマン2個／きゅうり1/2本］
- C［豆板醤、しょうゆ各小さじ1　酢大さじ1　鶏がらスープまたは水大さじ2］
- 小麦粉……適量
- サラダ油……大さじ1
- 白ワイン……大さじ4
- しょうが、にんにくのみじん切り……各1かけ分

[作り方]
1　さけは両面にAを振り、10分ほどおく。Bはすべて1mm厚さの7mm角に切る。
2　さけの汁気をふき、小麦粉を薄くまぶす。
3　フライパンにサラダ油大さじ1/2を熱し、2の皮を下にして並べ、強火で30秒、弱火にして1～2分焼く。裏返して同様に焼き、ワインを振り、ふたをして2～3分蒸し焼きにし、器に盛る。
4　フライパンをふいて残りのサラダ油を熱し、しょうが、にんにく、にんじん、ねぎ、ピーマン、きゅうりの順に加えて炒め、Cで調味し、3にかける。
（高城）

＊スープは固形または顆粒スープ利用でよい。

レモンバター風味が食欲をそそる
さけとせん切り野菜のホイル焼き

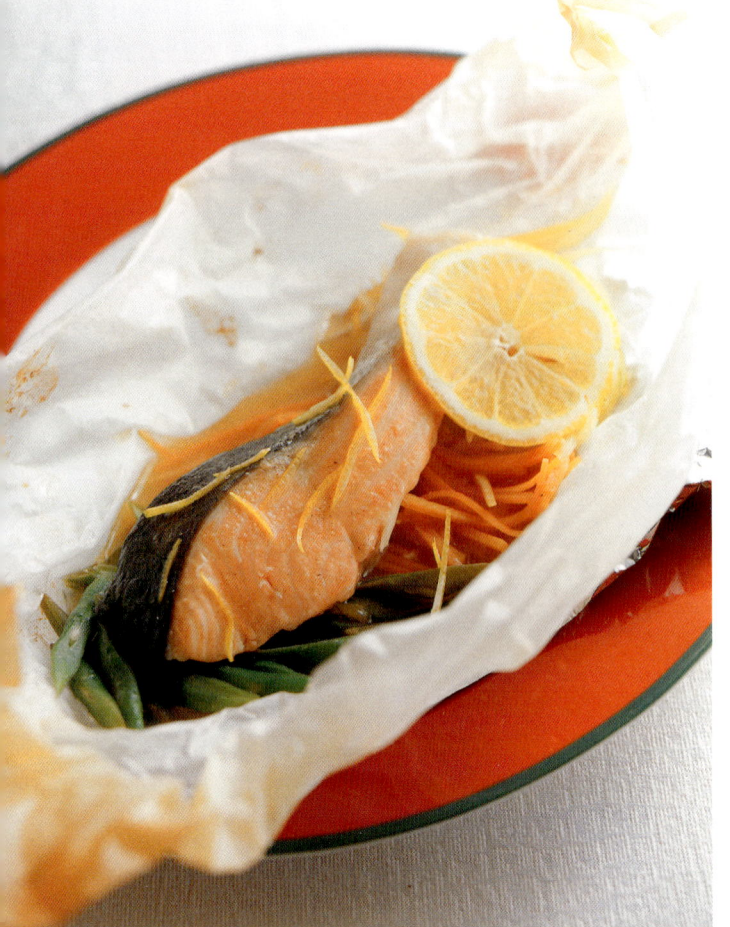

[1人分] エネルギー 312kcal／塩分 1.1g／カリウム 534mg

[材料] 4人分
- 生ざけ……4切れ
- 塩……小さじ1/5
- こしょう……少々
- 玉ねぎ……1/4個
- にんじん……1/5本
- セロリ……1/2本
- さやいんげん……8本
- バター……大さじ4
- A［レモン汁……大さじ2／しょうゆ……小さじ2］
- 白ワイン……大さじ4
- レモンの皮のせん切り……1/2個分
- レモンの薄切り……4枚

[作り方]
1　さけは塩、こしょうを振る。玉ねぎは薄切り、にんじん、セロリは5cm長さのせん切り、さやいんげんは5cm長さの斜め切りにする。
2　バターは室温にもどし、Aを混ぜる。
3　40cm長さのアルミホイルにオーブンシートを重ね、野菜の1/4量とさけを1切れのせる。2の1/4量を塗り、レモンの皮と白ワインの1/4量を振って包み口を閉じる。同様に4個を作る。
4　250℃に熱したオーブンで20分ほど焼く。食べる直前に薄切りのレモンを添える。（村田）

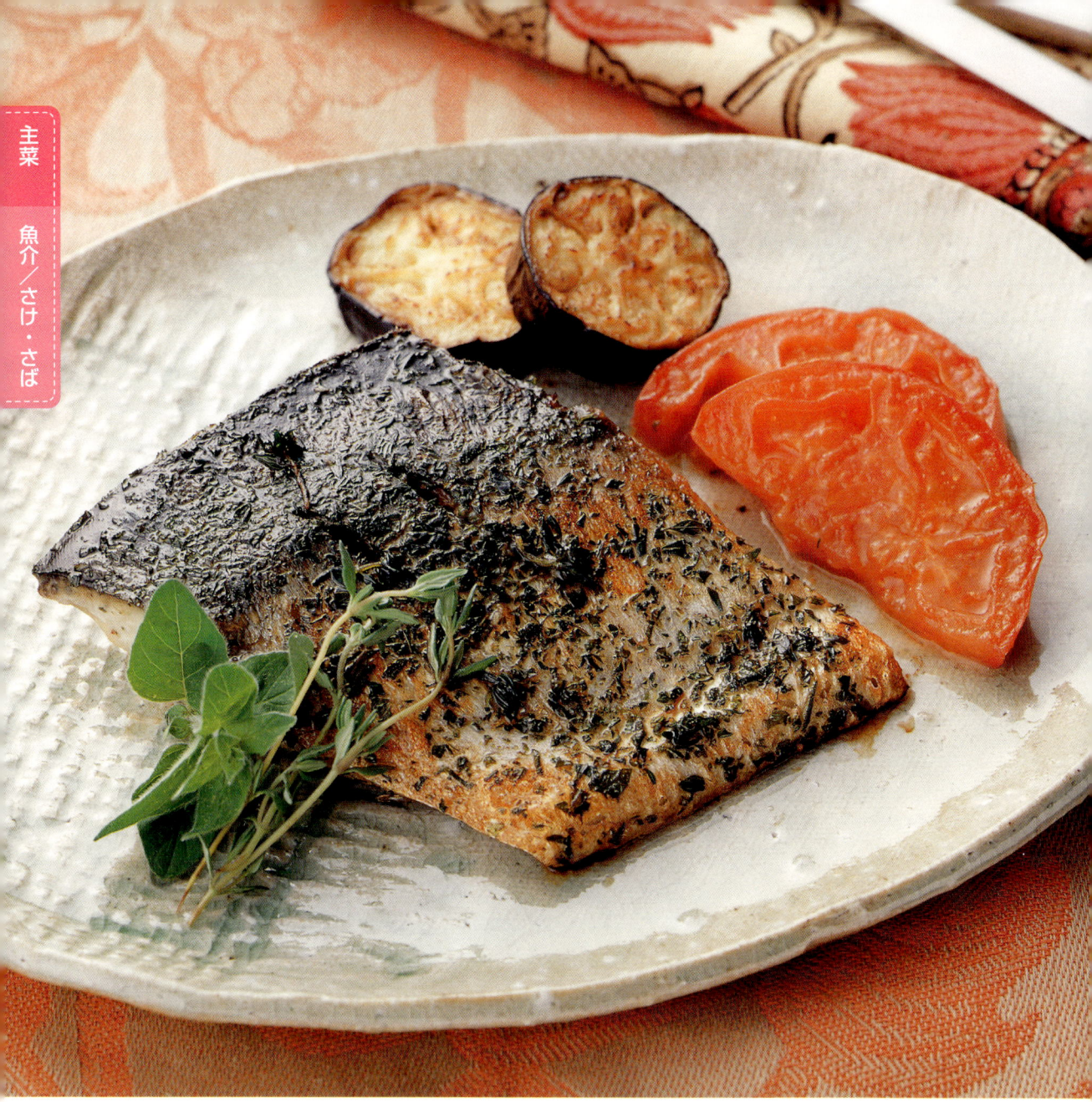

主菜 魚介／さけ・さば

フレッシュハーブをたっぷり使って

さばのハーブ焼き

[1人分] エネルギー **272**kcal　塩分 **1.2**g　カリウム **531**mg

[材料] 4人分

- さば（切り身）……………4切れ
- A ┌ 塩……………………小さじ1/2
  │ こしょう………………少々
  └ 白ワイン………………大さじ2
- B ┌ パセリ、オレガノ………各1枝
  └ タイム……………………2枝
- なす……………………………1個
- トマト…………………………2個
- オリーブ油…………………大さじ2
- 塩、こしょう………………各少々
- オレガノ、タイム（飾り用）……各適量

[作り方]

1　さばは皮に切り込みを入れ、Aで下味をつけておく。

2　Bはみじん切りにする。

3　なすは6〜7mm厚さの輪切りに、トマトは6〜7mm厚さの半月形に切る。

4　1に2をまぶす。

5　フライパンにオリーブ油大さじ1を熱して、トマトとなすを両面焼き、塩、こしょうを振って取り出す。

6　フライパンをふいて残りのオリーブ油を流し、4を皮を下にして入れる。フライパンをゆすりながら中火で2分ほど焼き、裏返して同様に焼く。

7　器にさばを盛り、トマトとなすを添え、オレガノ、タイムを飾る。（髙城）

イタリア風の魚介の蒸し煮

さわらと春キャベツのアクアパッツァ

[1人分] エネルギー 274kcal　塩分 1.3g　カリウム 757mg

[材料] 4人分
- さわら……………………4切れ
- キャベツ…………………1/4個
- あさり（砂出ししたもの）………200g
- にんにくの薄切り……………1かけ分
- ミニトマト……………………10個
- 白ワイン……………………1/2カップ
- 塩、こしょう………………各適量
- オリーブ油…………………大さじ2
- イタリアンパセリ（あれば）………適量

[作り方]

1　さわらは塩小さじ1/5、こしょう少々を振って4〜5分おき、水気をふき取る。

2　あさりは殻をこすり合わせて洗う。キャベツは芯を残して4等分のくし形に切る。

3　フライパンにオリーブ油大さじ1を強火で熱し、1の皮を下にして並べ、両面に焼き色をつけて取り出す。

4　フライパンをふき、残りのオリーブ油を入れて中火で熱し、にんにくを炒める。香りが立ったらキャベツを並べ、両面に焼き色をつける。

5　3を4に戻し入れ、あさり、へたを取ったミニトマト、白ワインを加え、沸とうさせてアルコール分を飛ばす。塩小さじ1/5、こしょう少々を振り、ふたをして弱火で7〜8分蒸し煮にする。

6　器に盛り、イタリアンパセリを飾る。（村田）

MEMO　調理のポイント

蒸し煮でうまみを閉じ込める

素材自身の水分を生かし、少ない水分で蒸すように加熱する「蒸し煮」は、栄養の流出が少ないだけでなく、うまみが逃げないため、味が凝縮されておいしく仕上がります。ぴったりふたのできる鍋やフライパンを用い、焦げつかないよう弱火で加熱するのがポイントです。

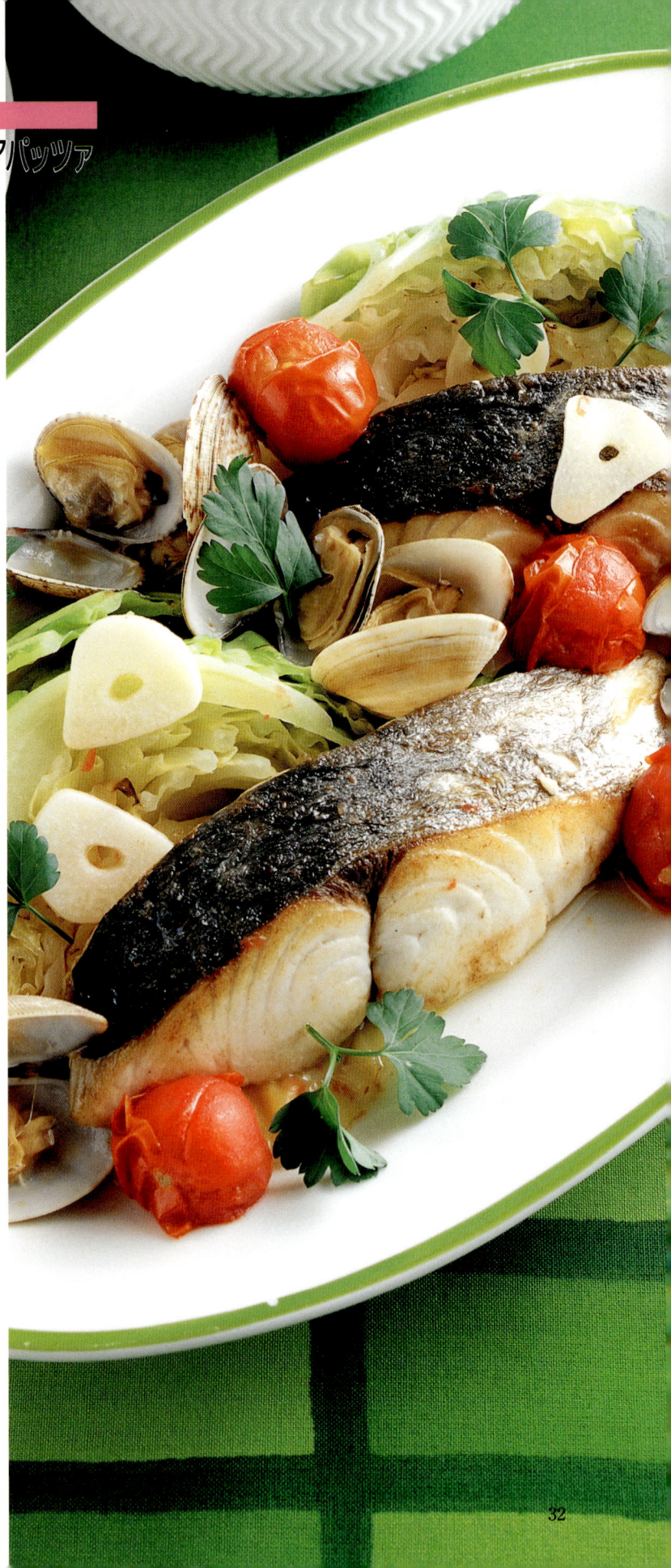

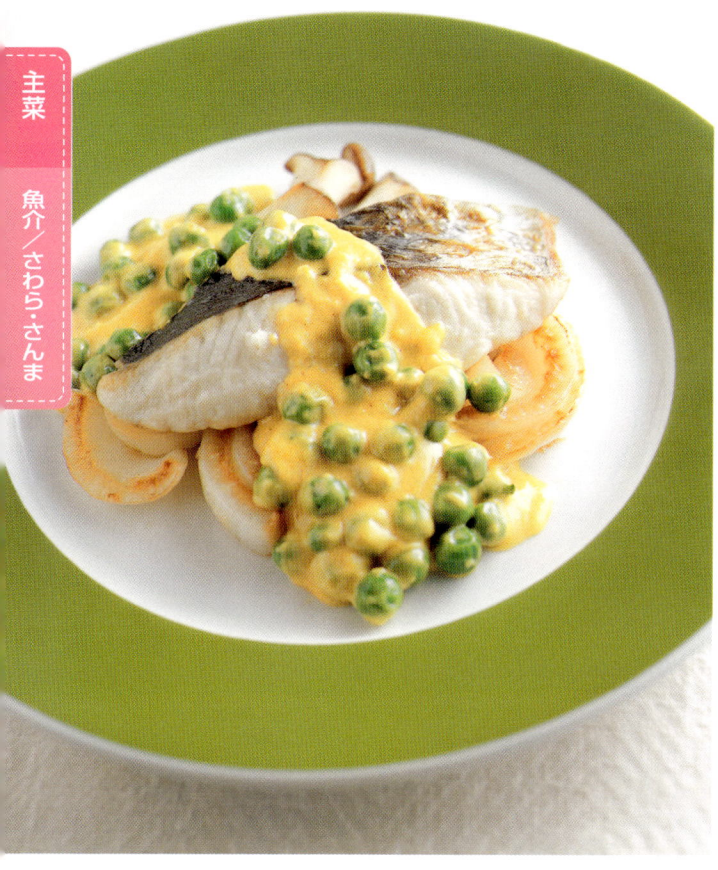

カレーの風味を生かして塩分を控えめに
さわらのソテー カレーソース

[1人分] エネルギー **399kcal** 塩分 **1.0g** カリウム **898mg**

[材料] 4人分

- さわら……4切れ
- 新玉ねぎ……2個
- エリンギ……4本
- A[バター、オリーブ油……各大さじ1
- B[グリンピース……80g
- おろしにんにく、おろししょうが……各1/2かけ分
- B[カレー粉……小さじ1/2
-   牛乳、生クリーム……各1/2カップ
- 塩、こしょう……各適量

[作り方]

1. 玉ねぎは縦半分に切って1cm幅に切る。エリンギは縦に4〜6等分に切る。
2. さわらは塩小さじ1/5、こしょう少々を振って4〜5分おき、水気をふき取る。
3. フライパンにAの1/2量を熱し、1の両面を焼き、塩小さじ1/5、こしょう少々で調味して器に盛る。
4. フライパンに残りのAを足して2を皮を下にして並べ、両面を4〜5分焼いて器に盛る。
5. フライパンをふき、Bを入れて強火にし、よく混ぜながら2〜3分煮たら、塩小さじ1/5、こしょう少々で調味して4にかける。（村田）

洋風のさんま料理をレパートリーに
さんまのにんにくオイル煮

[1人分] エネルギー **308kcal** 塩分 **1.4g** カリウム **252mg**

[材料] 4人分

- さんま……4尾
- にんにく……3かけ
- オリーブ油……1/2カップ
- A[赤とうがらし……2〜3本
-   ローリエ……2枚
- 白ワイン……1/3カップ
- B[塩……小さじ1
-   こしょう……少々
- パセリのみじん切り……大さじ3
- レモンの乱切り……1/2個分

[作り方]

1. さんまは頭を切り落としてわたを取り、半分に切る。水で洗って水気をふき、両面に浅い切り込みを入れる。
2. にんにくは縦半分に切る。
3. フライパンにオリーブ油、にんにく、Aを入れて弱火で熱し、さんまの両面に焼き色をつける。ワインを振ってBで調味し、ふたをして15分ほど蒸し焼きにする（途中で1回裏返す）。
4. 器に盛ってパセリを振り、レモンを添える。（大庭）

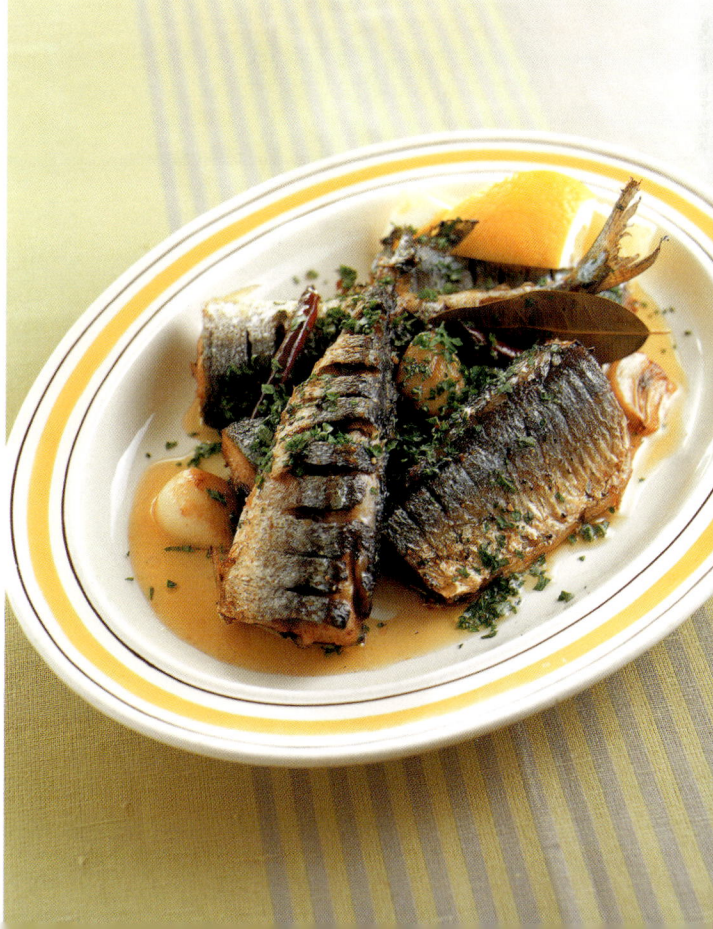

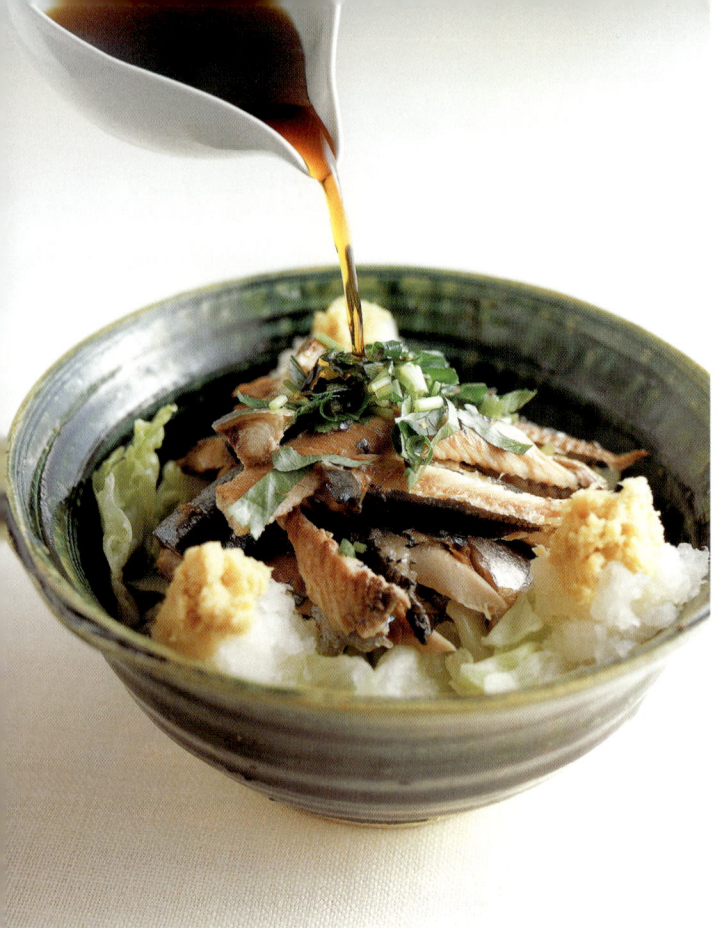

サラダ感覚のサッパリ味
ゆでさんまのおろしポン酢

[1人分] エネルギー **294**kcal ／ 塩分 **0.7**g ／ カリウム **357**mg

[材料] 4人分

さんま……………4尾	大根おろし………200g
しょうが…………1かけ	おろししょうが…大1かけ分
ねぎ（青い部分）…1本分	三つ葉のみじん切り…10g
酒………………大さじ4	ポン酢じょうゆ
レタス……………1/4個	………………大さじ1 1/2

[作り方]

1 さんまは頭を切り落としてわたを取り除き、2〜3つに切る。
2 しょうがは薄切りにし、ねぎはたたきつぶしてからぶつ切りにする。
3 鍋に湯をたっぷり沸かし、酒、**2**を入れてさんまをゆでる。火が通ったらざるに上げ、あら熱がとれたら骨から身をはずす。
4 ちぎったレタスを器に敷いて**3**を盛り、大根おろし、おろししょうが、三つ葉をのせてポン酢じょうゆをかける。（髙城）

ゴロゴロ入ったじゃがいもが豪快
さんまの南欧風

[1人分] エネルギー **314**kcal ／ 塩分 **0.8**g ／ カリウム **597**mg

[材料] 4人分

さんま……………4尾	B └ セロリのみじん切り…50g
A ┌ 塩………小さじ1/5	サラダ油………大さじ2
├ こしょう………少々	湯………………3カップ
└ 白ワイン…大さじ2	固形スープ………1個
トマト……………1個	C ┌ ローリエ………1枚
じゃがいも………2個	├ パプリカ…小さじ1
B ┌ にんにくのみじん切り	└ カイエンヌペッパー
│　…………1かけ分	………………小さじ1/4
├ 玉ねぎのみじん切り…1個分	塩………………小さじ1/5

[作り方]

1 さんまは頭を落としてわたを抜き、4〜5cmの筒切りにする。Aを振り、ざるに並べて汁気をきる。
2 トマトは皮と種を除いてざく切りに、じゃがいもは皮をむいて1cm厚さの輪切りにする。
3 鍋にサラダ油を熱し、Bを順に加えて炒める。薄く色づいたらトマトを加えてさらに炒める。
4 **3**にじゃがいも、Cを加え、煮立ったら中火にして5分ほど煮る。さんまを加え、再び煮立ったら弱火にし、アクをすくいながら10分ほど煮て、塩で味をととのえる。（髙城）

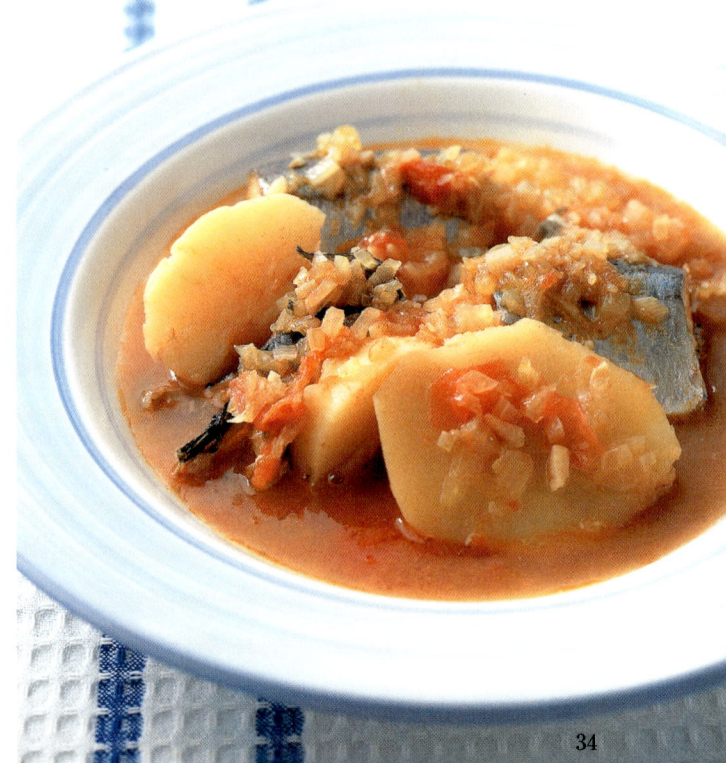

主菜　魚介／さんま・たい

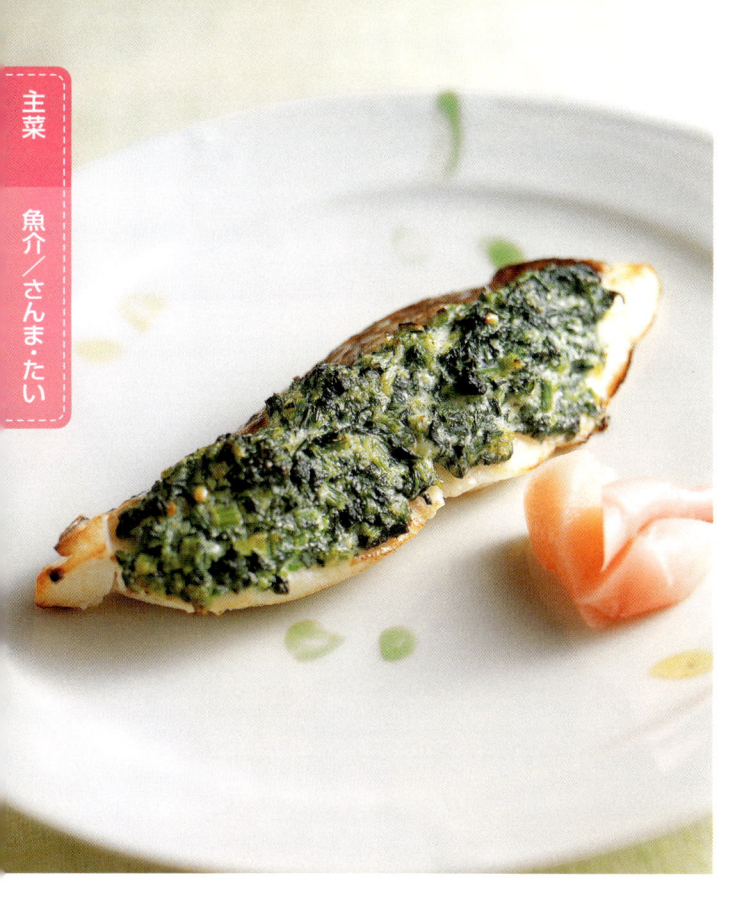

仕上げはトースターでカリッと香ばしく
たいの若菜焼き

[1人分] エネルギー 196kcal　塩分 0.3g　カリウム 522mg

[材料] 4人分
たい ……… 4切れ(360g)
塩、こしょう …… 各適量
ほうれんそう ……… 80g
A ┃ 白すりごま … 小さじ1
　 ┃ マヨネーズ … 大さじ2
　 ┃ ヨーグルト … 大さじ1
サラダ油 …… 大さじ1/2

[作り方]
1　たいは塩、こしょう各少々を振る。
2　ほうれんそうは塩少々を加えた熱湯でゆでて水に取り、冷めたら水気をしぼってあらみじんに切る。
3　Aをよく混ぜ合わせてから、水気をしぼった2を混ぜる。
4　フライパンにサラダ油を熱し、たいを並べて両面をさっと焼く。
5　オーブントースターの受け皿に4を並べて5分ほど焼き、3をのせてさらに2～3分焼く。（髙城）

素材の味をシンプルに楽しむ
たいのソテー バルサミコソース

[1人分] エネルギー 168kcal　塩分 0.4g　カリウム 516mg

[材料] 4人分
たい ……………… 4切れ
かぼちゃ ………… 100g
グリーンアスパラガス
　　　　　……… 4～8本
塩 ………………… 適量
こしょう ………… 少々
バルサミコ酢 … 大さじ2
オリーブ油 … 大さじ1 1/2

[作り方]
1　たいは塩小さじ1/4、こしょうを振る。
2　アスパラガスはかたい部分を切り落とし、塩少々を加えた熱湯でゆでる。かぼちゃはわたと種を除き、くし形に切る。
3　フライパンにオリーブ油大さじ1を熱し、アスパラガスを炒めて塩、こしょう各少々を振って取り出す。次にかぼちゃを入れて中火で両面を焼き、菜箸がスッと通るようになったら取り出す。
4　3に残りのオリーブ油を足して1の両面を焼く。火が通ったらバルサミコ酢を振り、手早くからめる。
5　たいを器に盛って3を添え、4の焼き汁のソースをかける。（髙城）

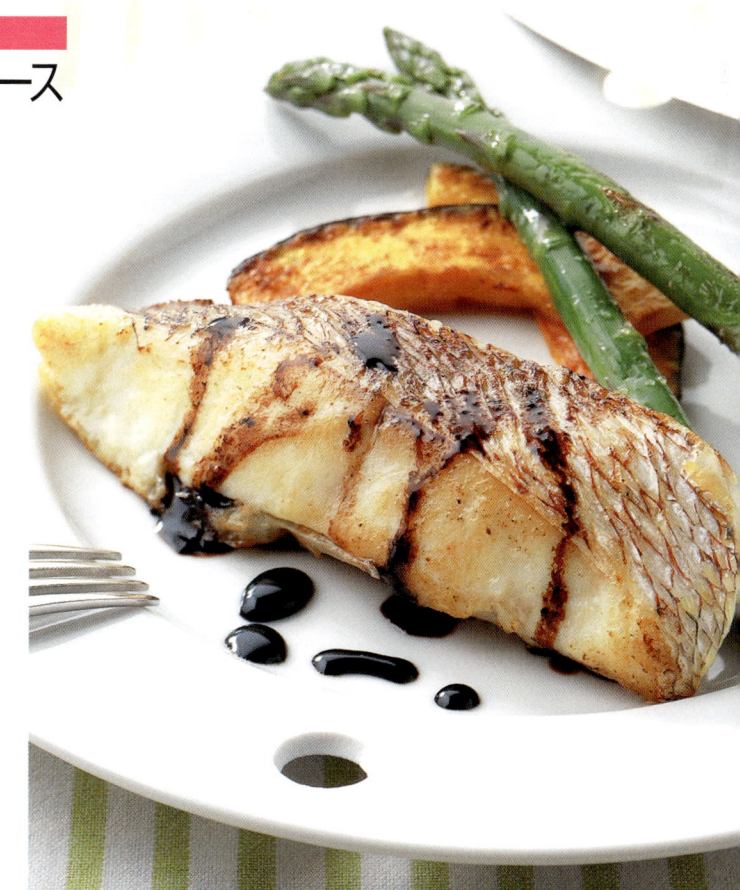

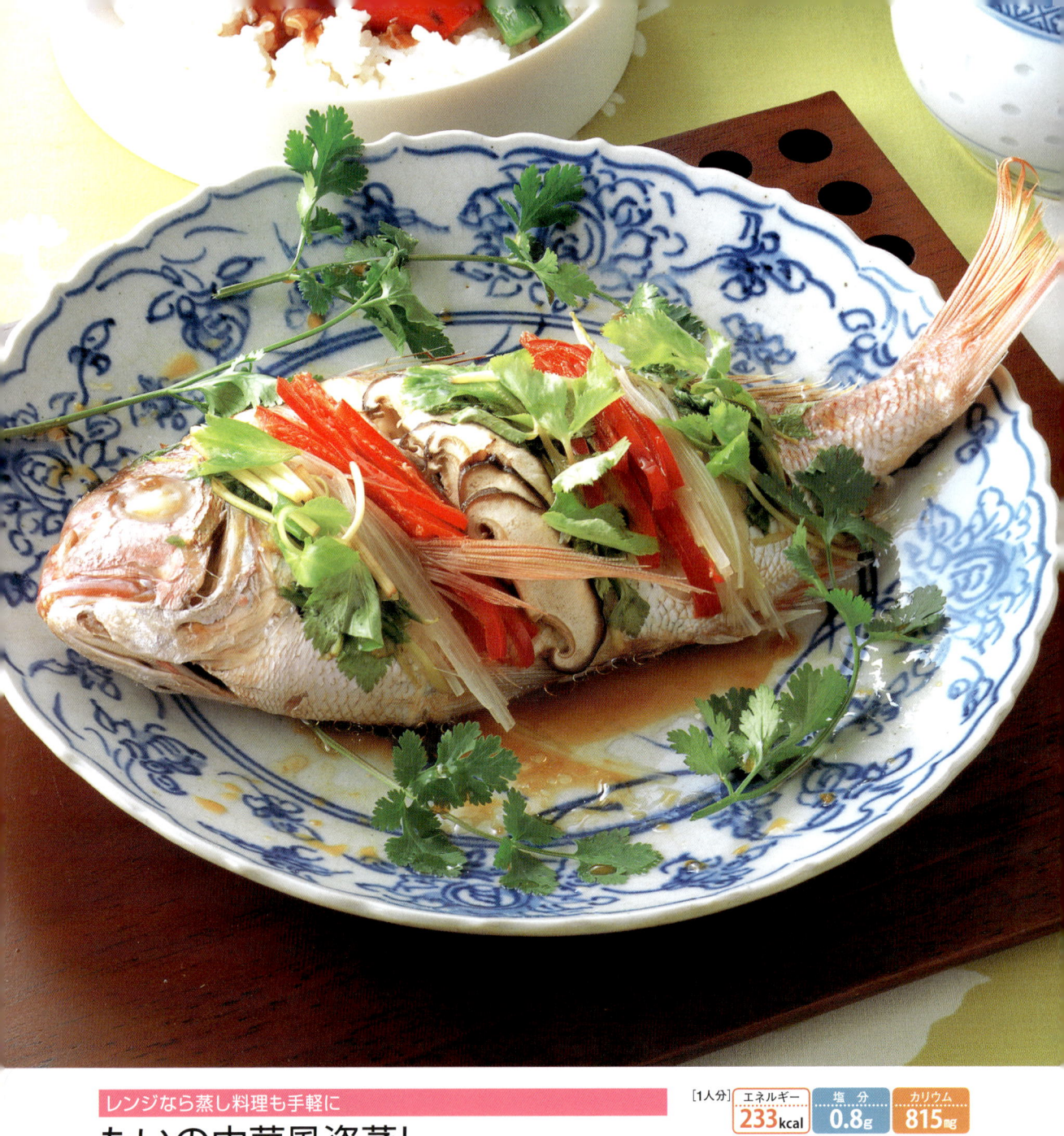

レンジなら蒸し料理も手軽に

たいの中華風姿蒸し

[1人分] エネルギー **233**kcal 塩分 **0.8**g カリウム **815**mg

[材料] 4人分

たい	2尾
ねぎ	1/2本
赤ピーマン	2個
生しいたけ	4枚
三つ葉	40g
しょうが	1かけ
酒	大さじ1
A [しょうゆ	大さじ1
[酢、ごま油	各小さじ2
香菜	適量

[作り方]

1　ねぎは5cm長さに切り、細切りにする。赤ピーマンも細切りにし、しいたけは石づきを取って薄切りにする。三つ葉は5cm長さに切る。しょうがは皮をむき（皮はとっておく）、おろして汁をしぼる。

2　たいはうろことわたを除いて洗う。腹の部分にしょうがの皮、ねぎの青い部分を詰め、酒を振る。頭を左、尾を右にして中骨まで切り目を4本入れ、1を切り目に入れ込むように飾る。

3　耐熱の器に2を1尾のせてラップをし、たいに火が通るまで電子レンジで加熱する（600Wで5～6分が目安）。もう1尾も同様に加熱する。

4　たいを皿に盛り、3の蒸し汁、A、しょうが汁を混ぜてたいにかけ、香菜を飾る。（池上）

主菜　魚介／たい・たら・ぶり

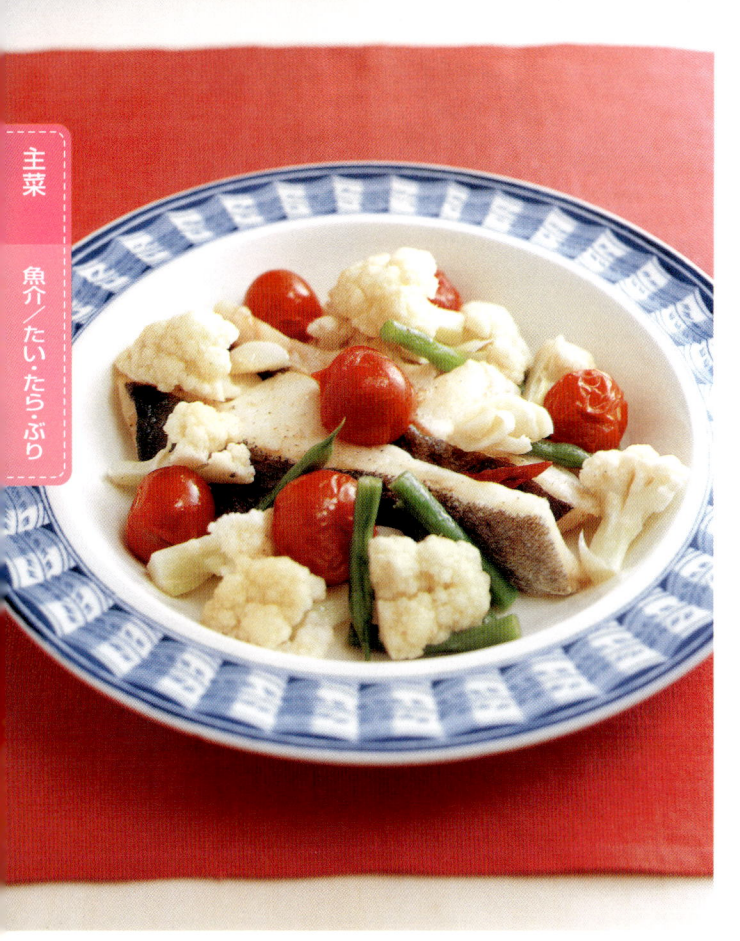

冬が旬の食材で一皿
たらとカリフラワーの蒸し煮

[1人分] エネルギー 161kcal　塩分 0.6g　カリウム 762mg

[材料] 4人分
- 生たら………4切れ
- 塩…………ふたつまみ
- こしょう………少々
- カリフラワー………1株
- ミニトマト………12個
- さやいんげん………80g
- 赤とうがらし………1本
- にんにく………1かけ
- 白ワイン………1/4カップ
- オリーブ油………大さじ2

[作り方]
1. たらは塩、こしょうを振る。
2. カリフラワーは小房に分け、ミニトマトはへたを取り、いんげんは3cm長さに切る。
3. 赤とうがらしは種を除き、にんにくはつぶす。
4. 鍋にオリーブ油、**3**を入れて弱火で熱し、にんにくが色づいたら赤とうがらしとともに取り出し、たらを加えて両面をさっと焼く。
5. **4**に**2**を加え、ワインを振ってふたをし、3～4分蒸し煮にする。火が通ったら、ふたを取ってアルコール分を飛ばす。
6. 器に盛り、赤とうがらしとにんにくを散らす。

（牧野）

ジュースを調味料にして香りよく
ぶりのオレンジ焼き

[1人分] エネルギー 272kcal　塩分 0.8g　カリウム 458mg

[材料] 4人分
- ぶり………4切れ
- オレンジジュース（果汁100%）………1/2カップ
- しょうゆ………大さじ1
- オレンジ（半月切り）………4枚

[作り方]
1. フッ素樹脂加工のフライパンに油をひかないまま中火で熱し、ぶりを並べて両面をこんがりと焼く。熱湯約1カップを注ぎ、煮立ったらぶりを取り出す。
2. 湯を捨ててフライパンをペーパータオルでふき、オレンジジュースとしょうゆを入れて弱火にかける。少し煮詰まったら、ぶりを戻し入れてさっとからめる。
3. **2**をオレンジとともに器に盛る。（浜内）

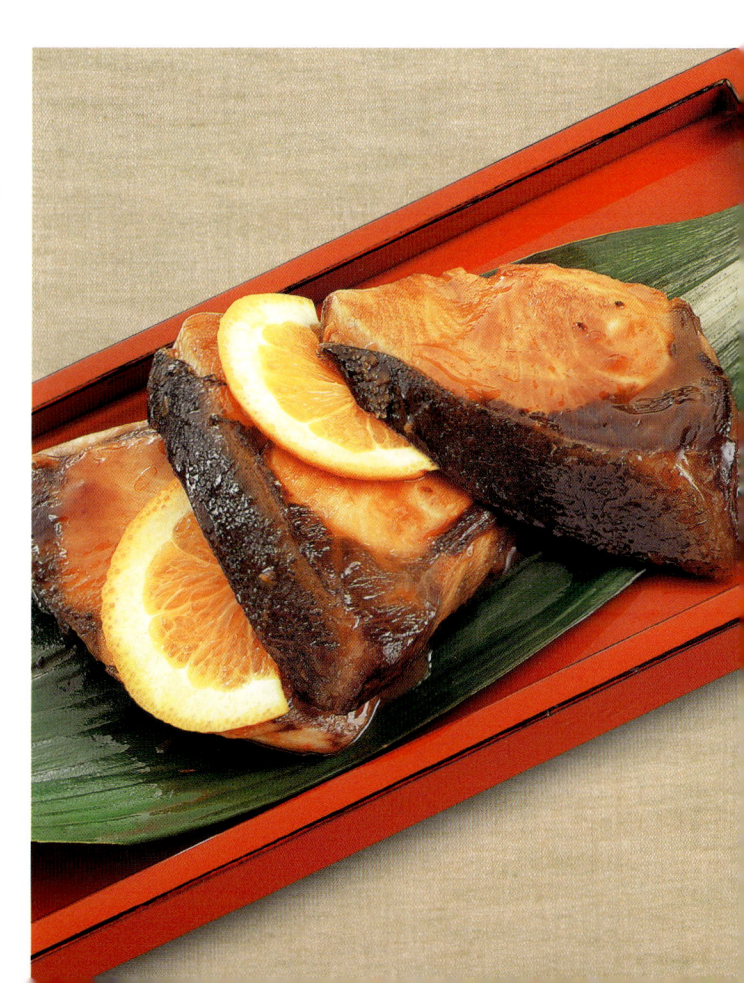

37

ひと味違う和風カルパッチョ
ぶりの塩昆布カルパッチョ

[1人分] エネルギー 267kcal ／ 塩分 1.5g ／ カリウム 451mg

[材料] 4人分
- ぶり（刺身用・薄切り）……300g
- 大根……2cm
- にんじん……1/3本
- きゅうり……1本
- 貝割れ菜……適量

A
- 塩昆布（2〜3cm角）…4枚
- 酢……大さじ1
- しょうゆ……小さじ1
- 塩……小さじ1/5
- こしょう……少々
- オリーブ油……大さじ2

[作り方]
1 大根、にんじんは皮をむいてせん切りにし、きゅうりもせん切りにし、冷水に5〜10分さらしてパリッとさせる。
2 Aの塩昆布は細切りにし、残りの材料と混ぜ合わせる。
3 1の水気をよくきって器に広げ、ぶりを並べて2をまわしかけ、根を切った貝割れ菜を散らす。
（村田）

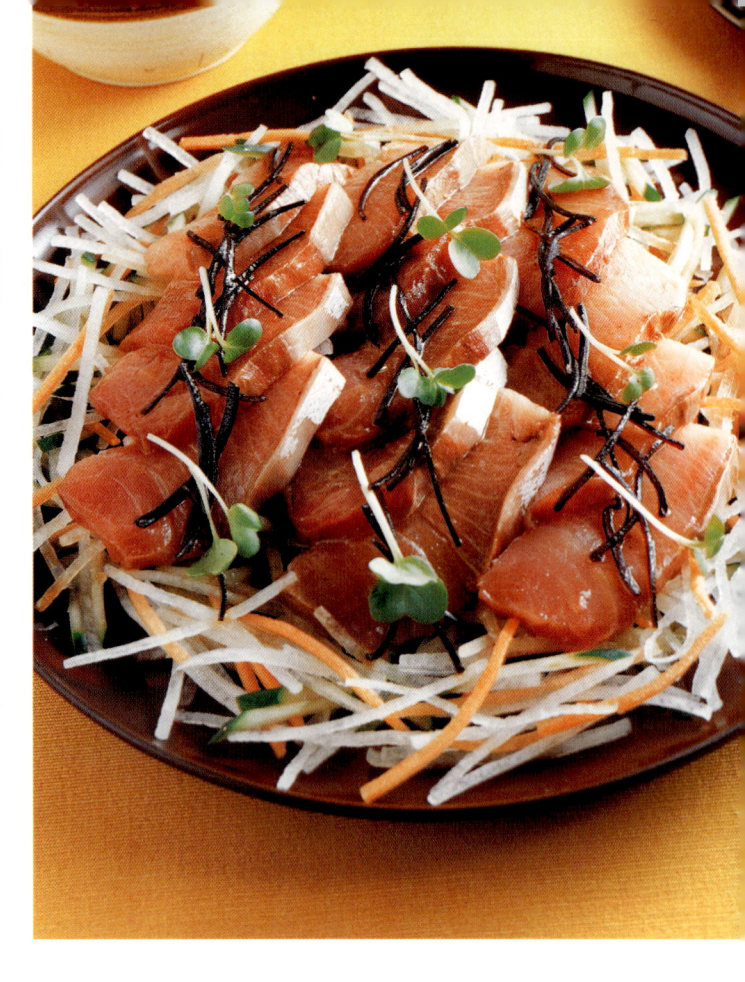

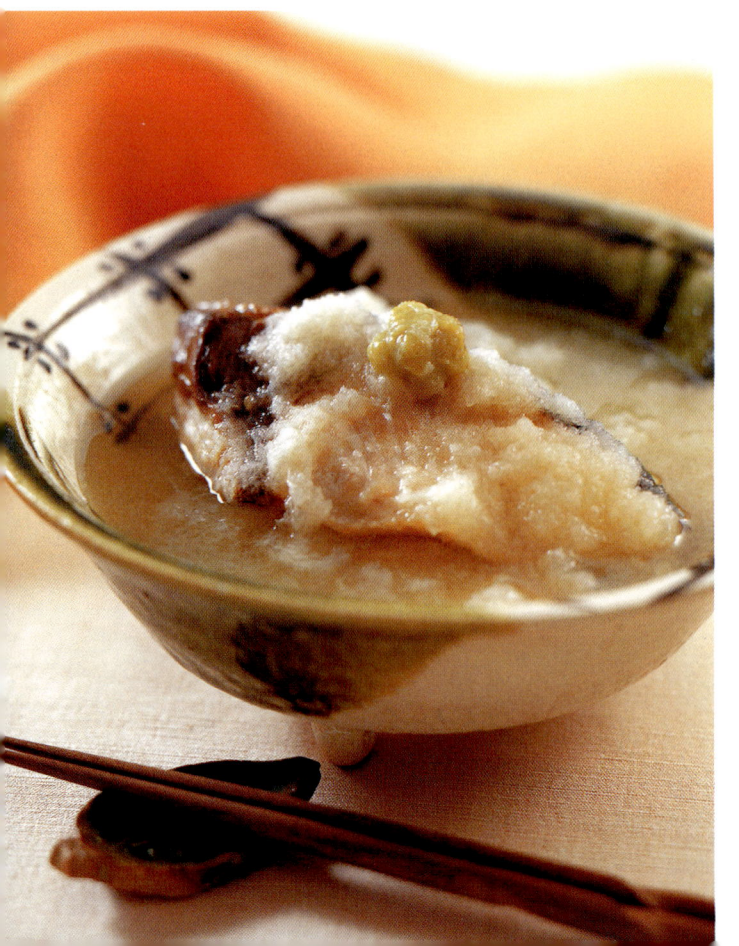

簡単に作れるさっぱり煮物
ぶりのかぶおろし煮

[1人分] エネルギー 223kcal ／ 塩分 0.9g ／ カリウム 594mg

[材料] 4人分
- ぶり……4切れ（320g）
- 塩……適量
- かぶ……4〜5個
- だし……1カップ

A
- 塩……小さじ1/2弱
- しょうゆ、酒……各少々
- おろしわさび……適量

[作り方]
1 ぶりは両面にまんべんなく塩を振り、しばらくおく。
2 かぶは皮をむいておろし器ですりおろし、ざるに入れて水気をきる。
3 1の水気をふき取り、グリルか焼き網で両面をこんがり焼いて火を通す。
4 鍋にだしを煮立て、2、Aを入れ、ひと煮立ちしたら3を加えて1分ほど煮る。
5 器に盛り、わさびをのせる。（浜内）

主菜 魚介／ぶり・まぐろ

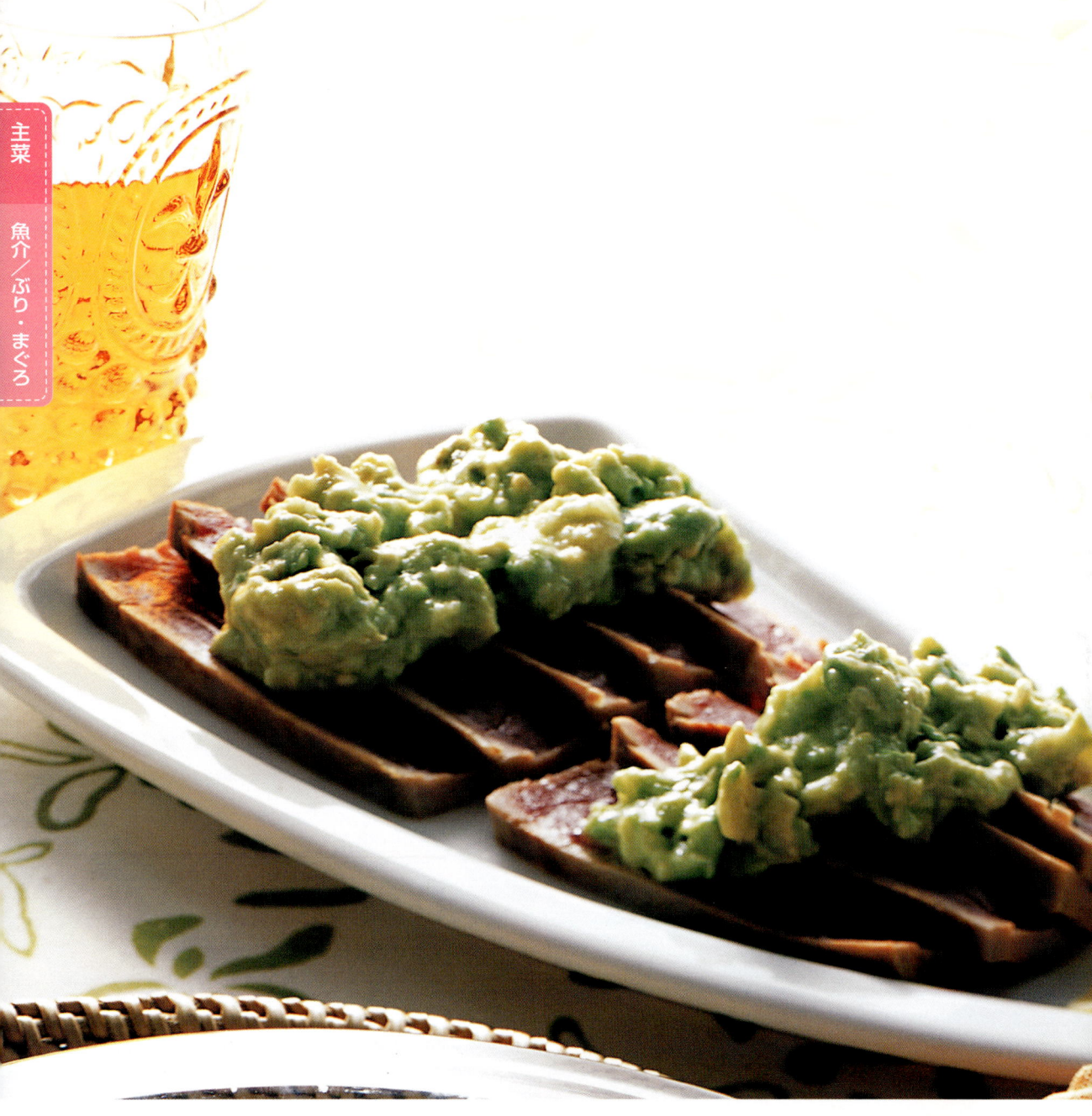

不飽和脂肪酸が豊富なまぐろとアボカドで血管をしなやかに

まぐろのたたき アボカドソース

[1人分] エネルギー **247kcal** 塩分 **1.4g** カリウム **572mg**

[材料] 4人分
まぐろ（赤身・さく取りしたもの）
　　　　　　　　　　　　300g
しょうゆ　　　　　　　大さじ1
こしょう　　　　　　　　少々
オリーブ油　　　　　　大さじ1/2
アボカド（よく熟れたもの）……1個
A ┌ すりおろした玉ねぎ……1/6個分
　├ オリーブ油　　　　　大さじ2
　├ レモン汁　　　　　　大さじ1
　└ 塩　　　　　　　　小さじ1/2

[作り方]
1　まぐろは縦に2つに切り、しょうゆ、こしょうをからめて10分おく。
2　フライパンに油を熱し、水気をふいた1の表面を強火でおよそ30秒ずつ焼き、冷蔵庫で冷やす。
3　アボカドは種を取って皮をむき、フォークでよくつぶし、Aの材料を加えてソースを作る。
4　**2**を切り分けて器に盛り、**3**をかける。（小田）

MEMO 食材情報

魚は部位を選んで

まぐろは良質なたんぱく質が豊富で、ビタミン、ミネラルをバランスよく含む栄養価の高い魚です。トロは不飽和脂肪酸のDHAやEPAを多く含み、高血圧や動脈硬化の予防に役立ちます。ただし、エネルギーが高いので、食べすぎには注意を。赤身や血合いなど部位を選んでとりましょう。

食材の栄養を逃がさない蒸し煮で
えびと夏野菜のトマト煮

[1人分] エネルギー **135**kcal　塩分 **0.9**g　カリウム **720**mg

[材料] 4人分
- えび……16尾（300g）
- トマト……大2個
- オクラ……24本（200g）
- ピーマン……8個（300g）
- 玉ねぎ……1個
- にんにくの薄切り……1かけ分
- オリーブ油……大さじ1
- A
  - 水……1/2カップ
  - ローリエ……1枚
  - タイム、オレガノ……各少々
  - 塩……小さじ1/2

[作り方]
1　えびは尾を1節残して殻をむき、背に切り込みを入れ背わたを取る。トマトは一口大に切る。
2　オクラはへたを切り落とし、ピーマンは縦4つ割りにして種とへたを除く。玉ねぎは縦8つ割りにする。
3　鍋にオリーブ油を熱してにんにくを炒め、香りが立ったら2を加えて炒める。全体に油がなじんだら、トマト、Aを加え、ふたをして15～20分蒸し煮する。
4　トマトが煮くずれたら、えびを加えて火を通す。（検見﨑）

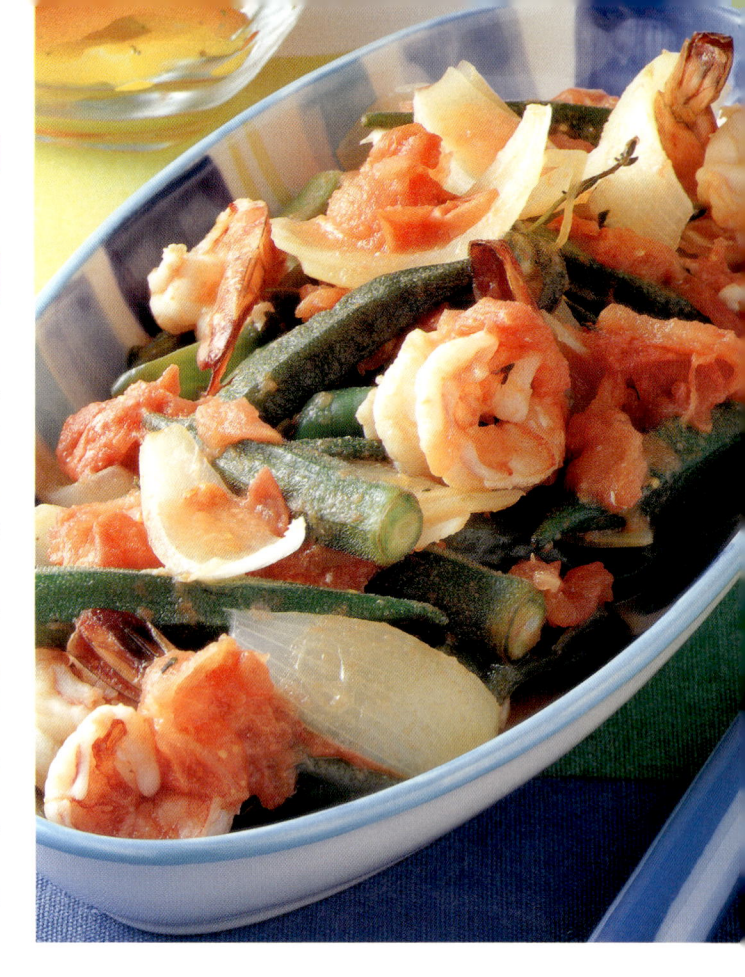

いつもと目先の変わったえび料理
えびの黄身煮

[1人分] エネルギー **145**kcal　塩分 **0.9**g　カリウム **742**mg

[材料] 4人分
- えび……12尾（200g）
- 白ワインまたは酒……小さじ1
- 小麦粉……少々
- ほうれんそう……2束（400g）
- 卵黄（溶きほぐす）……3個分
- A
  - 顆粒スープ……小さじ1/2
  - 湯……カップ1
  - 白ワインまたは酒……大さじ2
  - 塩……小さじ1/3
  - こしょう……少々
  - ローリエ……1枚

[作り方]
1　えびは背わたを抜き、尾の1節を残して殻をむき、腹側に切り目を入れて開く。ワインを振って5分ほどおき、水気をふいて小麦粉をまぶす。
2　ほうれんそうはゆでて5～6cm長さに切る。
3　鍋にAを入れて火にかけ、煮立ったら中火にし、1に卵黄をからませて静かに入れる。卵黄が固まり、えびがプリッとして火が通ったら器に盛る。
4　3の煮汁に2を入れて温め、えびに添える。
（藤井）

主菜 魚介／いか・えび・貝

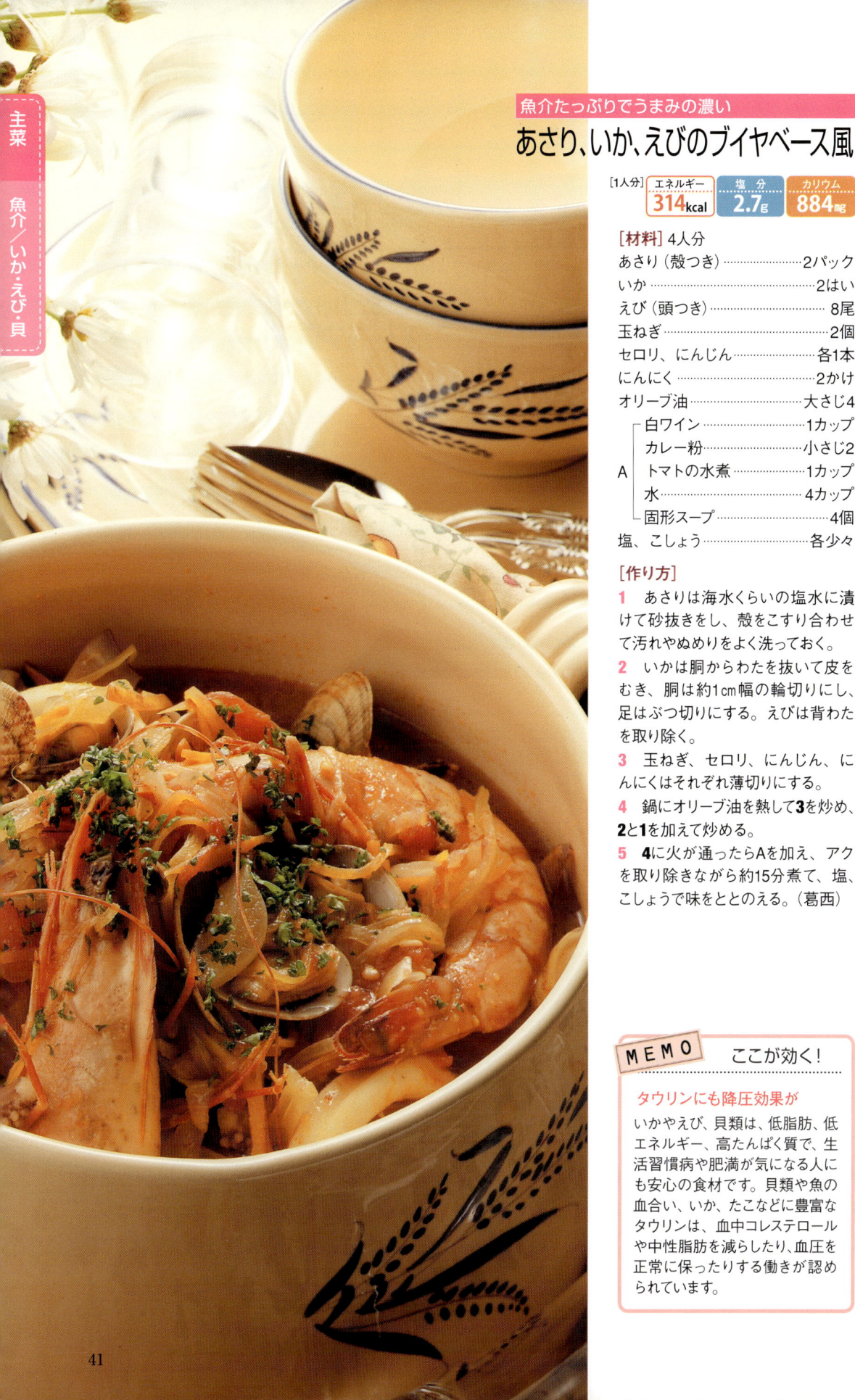

魚介たっぷりでうまみの濃い

あさり、いか、えびのブイヤベース風

[1人分] エネルギー 314kcal ／ 塩分 2.7g ／ カリウム 884mg

[材料] 4人分
- あさり（殻つき）……………2パック
- いか……………………………2はい
- えび（頭つき）………………8尾
- 玉ねぎ…………………………2個
- セロリ、にんじん……………各1本
- にんにく………………………2かけ
- オリーブ油……………………大さじ4
- A
  - 白ワイン……………………1カップ
  - カレー粉……………………小さじ2
  - トマトの水煮………………1カップ
  - 水……………………………4カップ
  - 固形スープ…………………4個
- 塩、こしょう…………………各少々

[作り方]

1　あさりは海水くらいの塩水に漬けて砂抜きをし、殻をこすり合わせて汚れやぬめりをよく洗っておく。

2　いかは胴からわたを抜いて皮をむき、胴は約1cm幅の輪切りにし、足はぶつ切りにする。えびは背わたを取り除く。

3　玉ねぎ、セロリ、にんじん、にんにくはそれぞれ薄切りにする。

4　鍋にオリーブ油を熱して**3**を炒め、**2**と**1**を加えて炒める。

5　**4**に火が通ったらAを加え、アクを取り除きながら約15分煮て、塩、こしょうで味をととのえる。（葛西）

MEMO　ここが効く！

タウリンにも降圧効果が

いかやえび、貝類は、低脂肪、低エネルギー、高たんぱく質で、生活習慣病や肥満が気になる人にも安心の食材です。貝類や魚の血合い、いか、たこなどに豊富なタウリンは、血中コレステロールや中性脂肪を減らしたり、血圧を正常に保ったりする働きが認められています。

卵の衣で貝柱のうまみをふんわり包む
ほたてのねぎにらピカタ

[1人分] エネルギー 202kcal　塩分 1.1g　カリウム 450mg

[材料] 4人分
- ほたて貝柱 ………… 12個
- 片栗粉 ………… 大さじ1
- 卵 ………… 2個
- ねぎのみじん切り ………… 大さじ1
- にらのみじん切り ………… 大さじ2
- ごま油 ………… 大さじ2
- A [酢 ………… 大さじ1
-   しょうゆ ………… 大さじ1]
- コチュジャン ………… 少々

[作り方]
1. 卵はよく溶きほぐし、ねぎ、にらを加えて混ぜておく。
2. ほたては水気をふき、片栗粉をまぶす。
3. フライパンにごま油を熱し、ほたてに1の衣をからめて入れ、両面を香ばしく焼く。衣が残ったらほたてにかけて焼く。
4. 器に盛り、Aを混ぜたたれとコチュジャンを添える。(牧野)

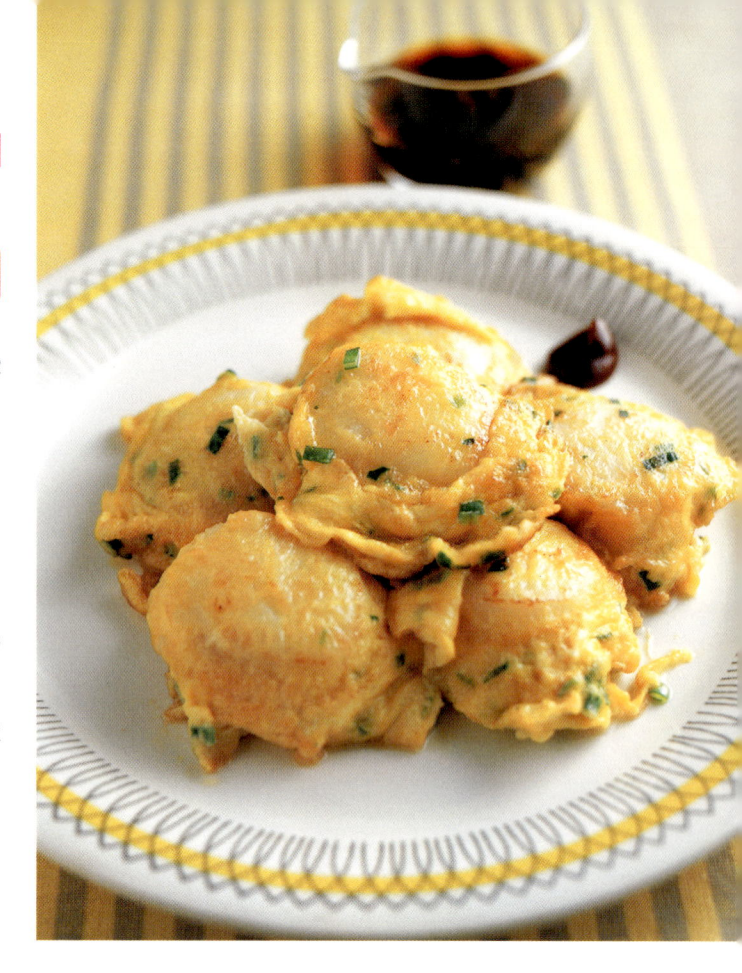

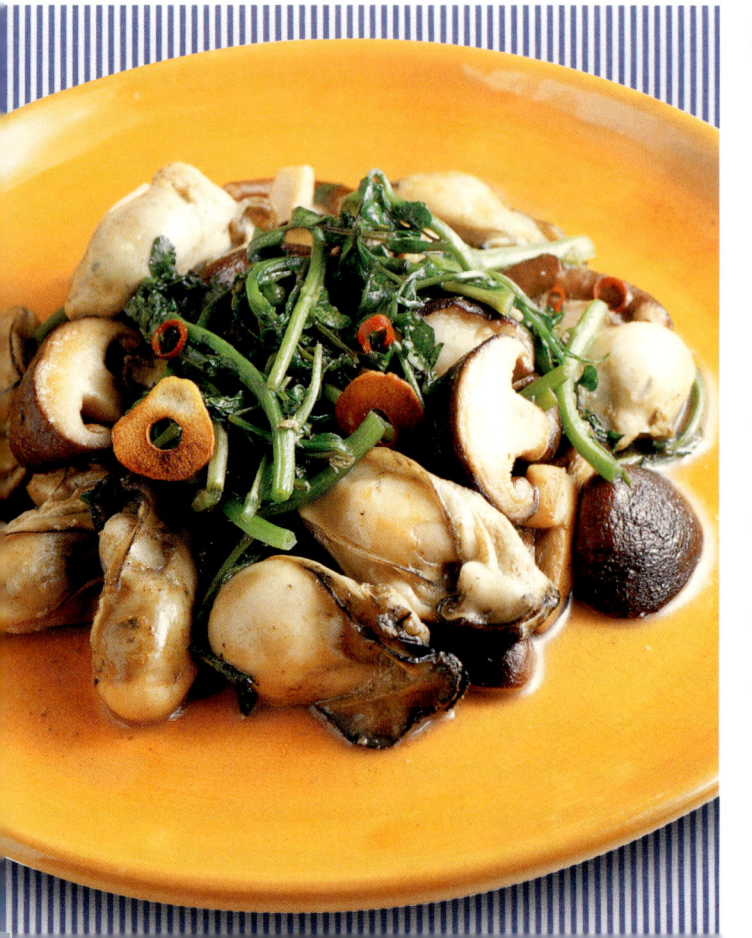

火を通しすぎずふっくら仕上げて
かきときのこのガーリックソテー

[1人分] エネルギー 89kcal　塩分 1.2g　カリウム 271mg

[材料] 4人分
- かき ………… 360g
- 生しいたけ ………… 6枚
- にんにく ………… 1かけ
- 赤とうがらし ………… 1本
- クレソン ………… 50g
- 塩、こしょう ………… 各適量
- オリーブ油 ………… 大さじ1

[作り方]
1. かきは塩水で振り洗いし、水気をきる。沸とうさせた湯に塩少々を加えてかきを入れ、再び沸とうしたらざるに上げ、水気をよくきる。
2. しいたけは石づきを取って半分に切り、にんにくは薄切り、赤とうがらしは種を取って小口切りにする。クレソンは長さを半分に切る。
3. フライパンにオリーブ油、にんにくを入れて火にかけ、色づいたら取り出す。
4. 3のフライパンにしいたけを入れて炒めたら、赤とうがらし、かき、クレソンを加えてさっと炒め、塩、こしょうで調味する。にんにくを戻し入れて軽く炒め合わせる。(髙城)

主菜 魚介／貝

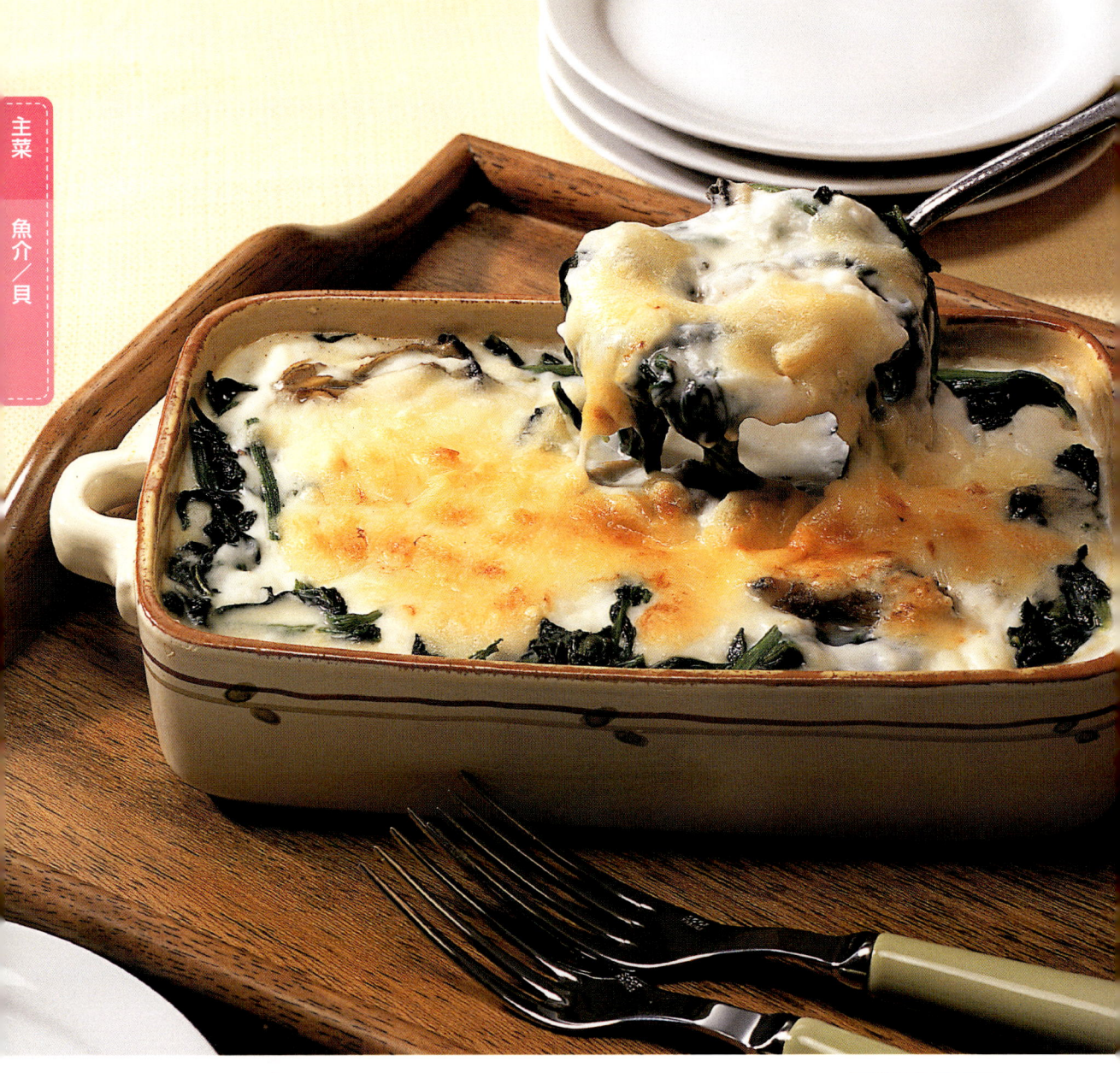

フライパン1つとオーブントースターで手軽にできる
かきとほうれんそうのグラタン

[1人分] エネルギー 266kcal　塩分 1.3g　カリウム 790mg

[材料] 4人分
- かき……………………………300g
- ほうれんそう…………………300g
- バター…………………………大さじ3
- 小麦粉…………………………大さじ4
- 塩、こしょう…………………各少々
- 白ワイン………………………大さじ1
- 牛乳……………………………2カップ
- ローリエ………………………1枚
- ピザ用チーズ…………………50g

[作り方]

1 かきは薄い塩水で洗い、汚れを取っておく。ほうれんそうはさっとゆでて水に取り、しぼって3cm長さに切る。

2 ボウルにやわらかくしておいたバター大さじ2を入れ、小麦粉を加えてよく混ぜる。

3 フライパンにバター大さじ1を熱し、ほうれんそうを入れて軽く炒め、塩、こしょうで調味して取り出す。

4 **3**のフライパンを熱して、かきを入れてからいりする。白ワインを振ってひと煮し、煮汁ごと取り出す。

5 **4**のフライパンに牛乳を入れて熱し、**2**を少しずつ入れて混ぜながら溶かし、塩、ローリエ、かきの煮汁を加えてとろりとするまで弱火で煮る。

6 グラタン皿にバター（分量外）をぬり、**3**の半量を敷き、**5**の半量を流し入れる。かきと残りの**3**、**5**を順に重ねる。チーズを振り、オーブントースターで焼き目がつくまで20分ほど焼く。（池上）

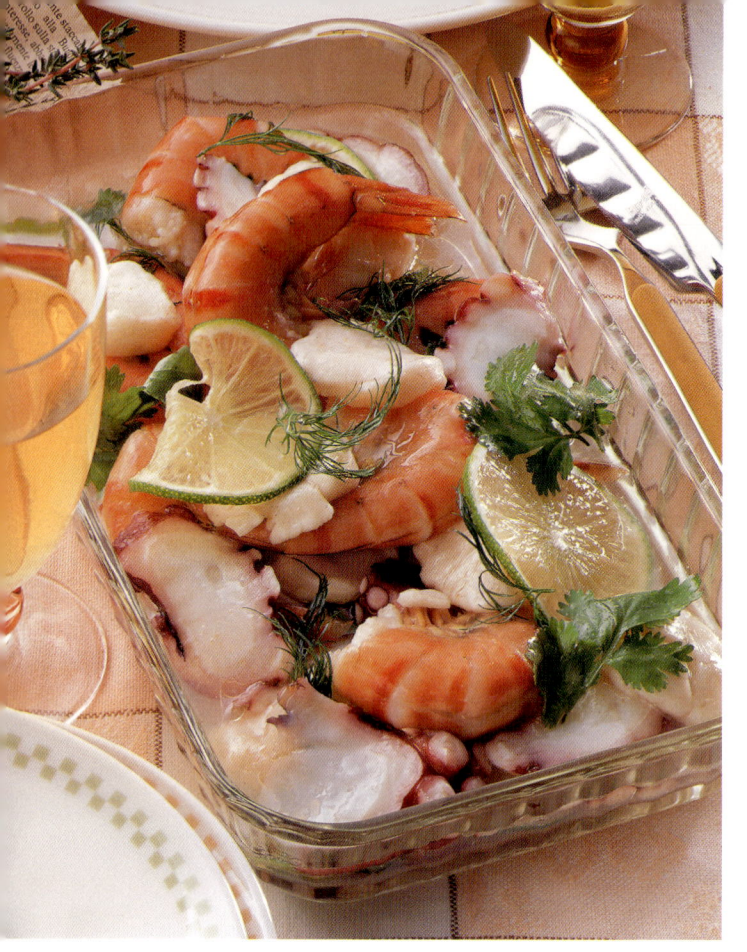

ハーブとライムの香りがおしゃれ
シーフードのハーブマリネ

[1人分] エネルギー **184kcal** / 塩分 **1.6g** / カリウム **420mg**

[材料] 4人分
- えび……12尾
- ほたて貝柱……150g
- ゆでだこ……150g
- A ┌ 塩……少々
  └ 白ワイン……大さじ2
- B ┌ にんにくのみじん切り……1かけ分
  │ カルダモン
  │ ……小さじ1/2
  │ ライム（輪切り）……1/4個分
  │ 酢、サラダ油……各1/4カップ
  │ 塩……大さじ1強
  └ 砂糖……大さじ1/2
- 香菜、ディル……各適量

[作り方]
1 えびは殻つきのまま背に軽く包丁を入れてAで下味をつけ、少量の熱湯でさっとゆで、ざるに取って水気をきる。
2 ほたては熱湯にさっとくぐらせる。たこは食べやすい大きさにそぎ切りする。
3 Bをよく混ぜ合わせ、1、2と香菜、ディルを漬け、20〜30分冷蔵庫に入れて味をなじませる。
（竹内）

ほうれんそうやブロッコリーを使ってもOK
いかとナッツと青菜のチーズ炒め

[1人分] エネルギー **221kcal** / 塩分 **1.3g** / カリウム **442mg**

[材料] 4人分
- するめいか……1ぱい（250g）
- A ┌ 塩……小さじ1/3
  └ 白ワイン……大さじ1
- 小松菜……200g
- きくらげ……少々
- にんにく……1かけ
- ミックスナッツ……1/3カップ
- オリーブ油……大さじ2
- 粉チーズ……1/3カップ
- 塩、こしょう……各少々

[作り方]
1 いかは軟骨とわた、口を取る。胴は1cm幅の輪切りにし、足は2〜3本に切り分けて長さを半分に切り、Aで下味をつける。
2 小松菜は根元を落として5cm長さに切り、きくらげは水につけてもどし、食べやすく切る。にんにくはみじん切りにし、ナッツはあらく刻む。
3 フライパンにオリーブ油とにんにくを入れて中火にかけ、香りが立ったら1を加えて炒め、いかに火が通ってきたら、小松菜、きくらげを加えて強火で炒める。
4 ナッツを加えてひと混ぜし、塩、こしょうで調味し、器に盛って粉チーズを振る。（小田）

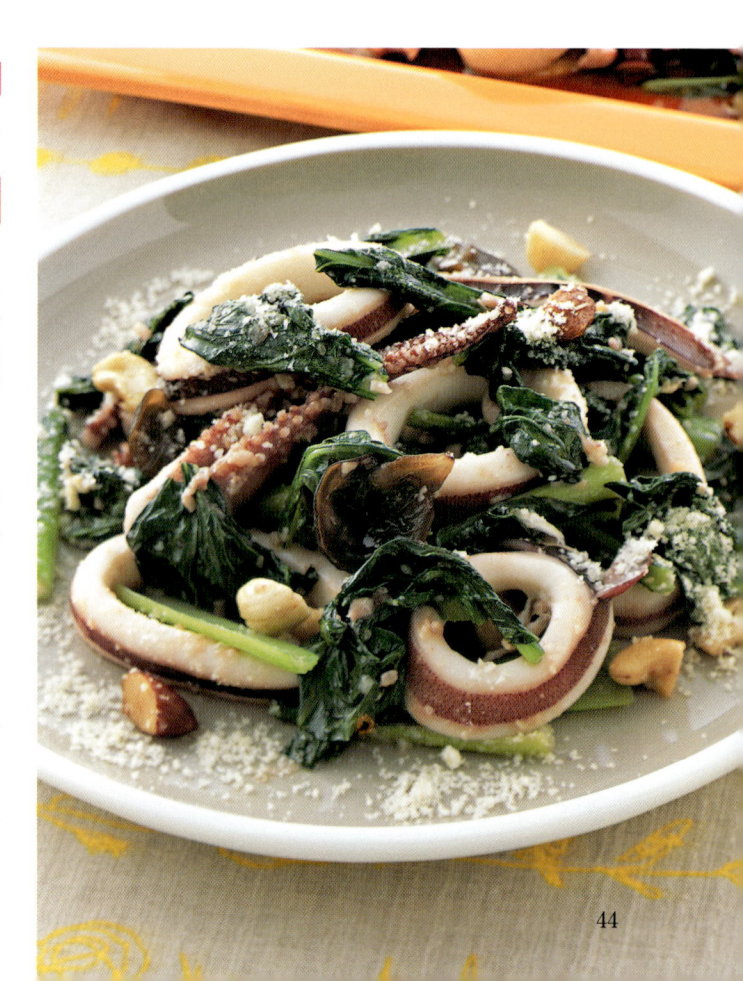

主菜 魚介／えび・いか・たこ

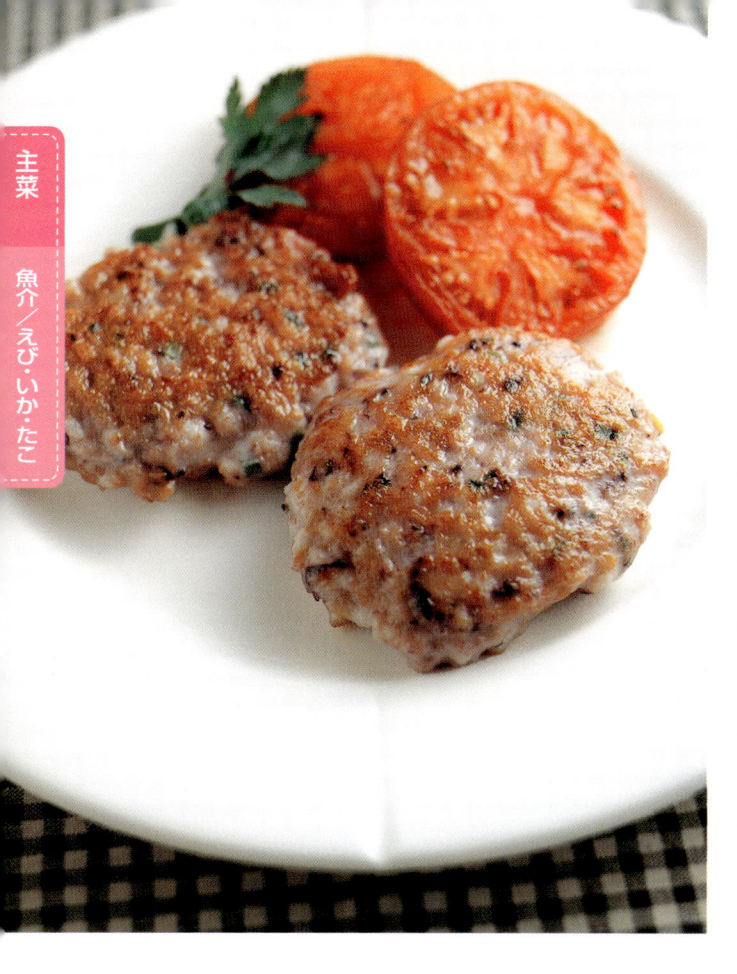

しょうが風味で冷めてもおいしい
ジンジャーいかバーグ

[1人分] エネルギー **151kcal** 塩分 **1.0g** カリウム **624mg**

[材料] 4人分
するめいか……2はい(500g)
しょうが……………30g
万能ねぎ……………4本
A ┌ 卵……………小1個
  └ 片栗粉………大さじ1
A ┌ 塩、こしょう…各少々
トマト………………4個
塩、こしょう……各少々
サラダ油………小さじ3
イタリアンパセリ(あれば)…少々

[作り方]
1 いかは軟骨とわた、口を取ってざく切りにし、フードプロセッサーにかけてあらめに刻む。
2 しょうがはみじん切り、万能ねぎは小口切りにし、Aとともに1に加えてさらに10〜15秒混ぜる。取り出して8等分し、小判形にする。
3 トマトはへたを取り、1cm厚さの輪切りにする。フライパンにサラダ油小さじ1を熱して両面を焼き、塩、こしょうを振って取り出す。
4 フライパンをきれいにふき、残りのサラダ油を中火で熱し、2の両面に焼き色をつける。弱火にして中まで火を通し、器に盛ってトマトを添え、あればイタリアンパセリを飾る。(髙城)

揚げ物でも200kcal以下のヘルシーさ！
いかのハーブフリッター

[1人分] エネルギー **172kcal** 塩分 **0.4g** カリウム **309mg**

[材料] 4人分
やりいか……2はい(250g)
A ┌ 塩……………小さじ1/5
  │ こしょう………少々
  └ ミックスハーブ(ドライ)……小さじ1
ズッキーニ……………1本
パプリカ(黄)………1個
塩………………適量
小麦粉…………大さじ3
レモン(くし形切り)……4個
揚げ油…………適量

[作り方]
1 いかは軟骨とわたを取り、皮をむく。胴は1cm幅の輪切りにし、足は3〜4つに切り、Aを振る。
2 ズッキーニは長さを3等分して縦に6〜8つ割りに、パプリカはへたと種を取り乱切りにする。
3 揚げ油を中温よりやや高めに熱し、ズッキーニ、パプリカの順に素揚げにし、塩を振る。
4 揚げ油を高温にし、いかに小麦粉をまぶして1/3量を入れる。裏返しながらカリッとするまで揚げ、残りも同様にする。
5 **3**と**4**を器に盛り、レモンを添える。(髙城)

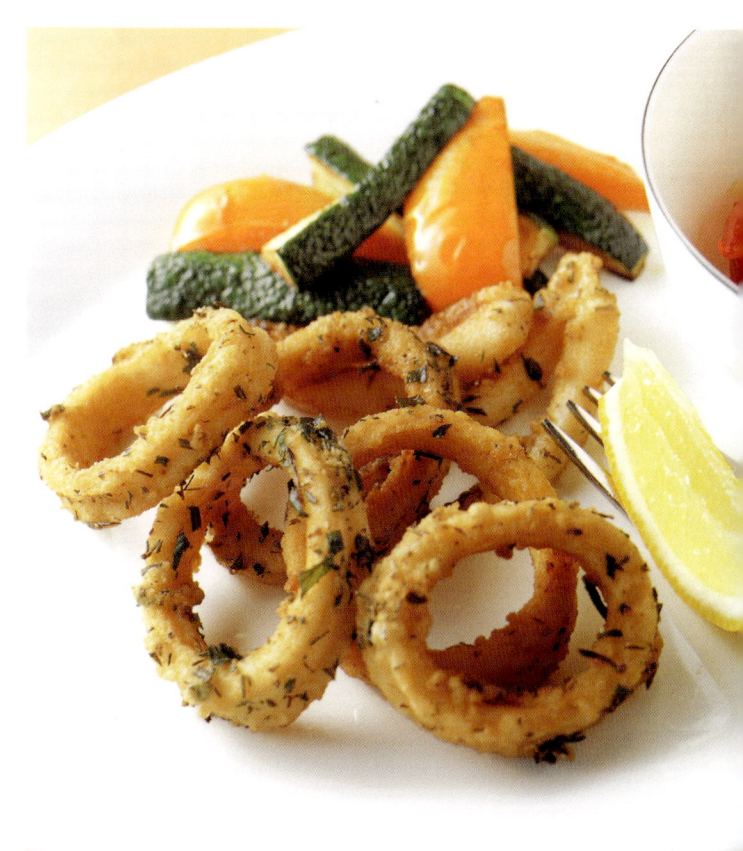

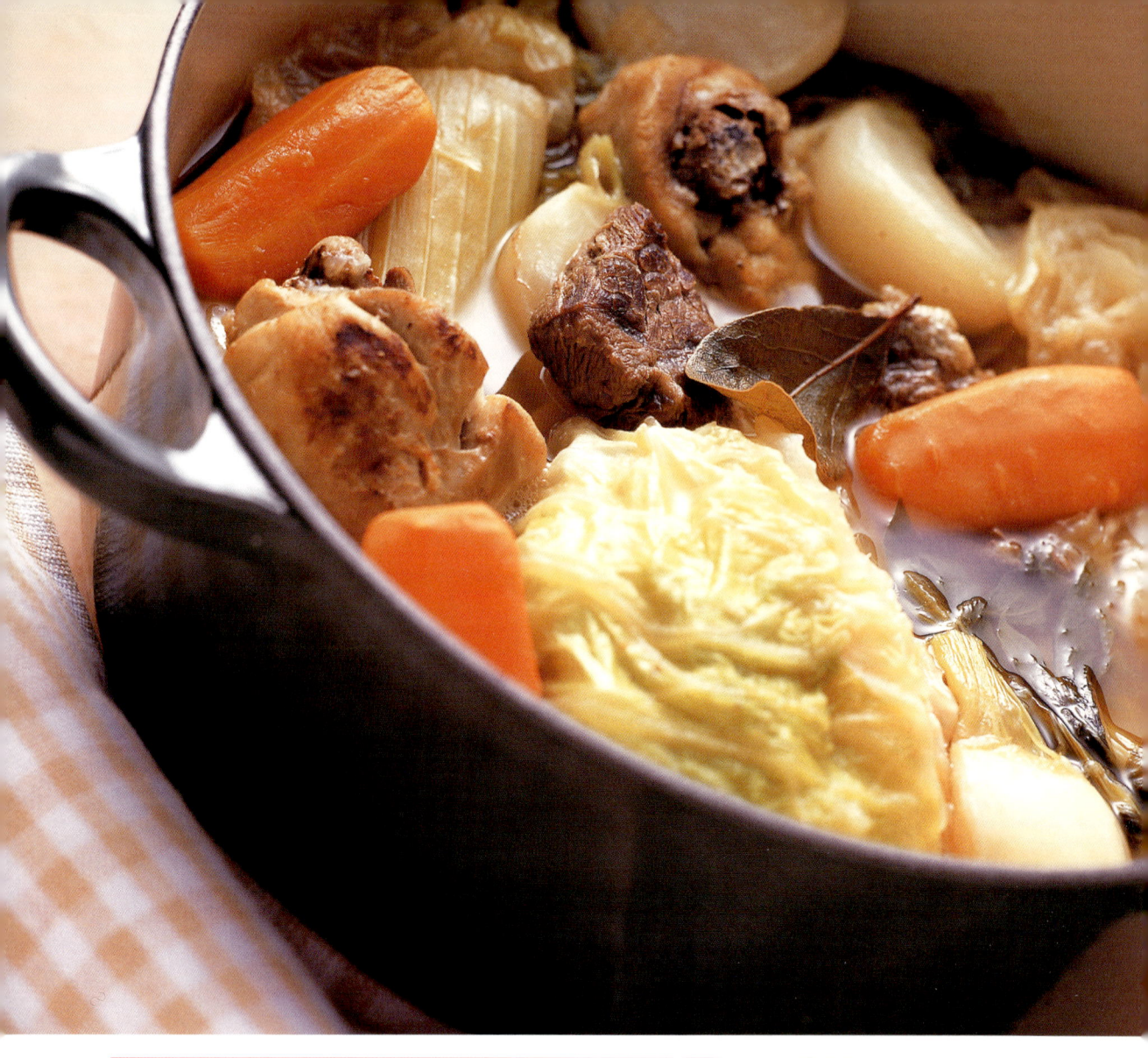

滋味あふれるフランスの煮込み料理

ポトフ

[1人分] エネルギー 178kcal　塩分 1.1g　カリウム 943mg

[材料] 4人分

牛すね赤身肉	150g
鶏骨つきもも肉	1本
キャベツ	1/2個
玉ねぎ	1個
にんじん	1本
セロリ	1本
かぶ	2個
にんにく	1かけ
ローリエ	1枚
固形スープ	2個
こしょう	少々
粒マスタード	適量

[作り方]

1 牛肉は2cm角に切る。鶏肉は皮、脂肪を取り除いてぶつ切りにする。

2 キャベツは芯をつけたまま4等分のくし形に切り、玉ねぎは6～8等分のくし形に、にんじんは4～5cm長さに切って4～6等分の縦割りに、セロリは4cm長さに切る。かぶは4つ割りにし、にんにくはみじん切りにする。

3 厚手の鍋に水4カップ、玉ねぎ、にんにく、ローリエを入れて沸とうさせる。牛肉を加えてアクを取り、くずした固形スープを加えて弱火で約2時間煮る。

4 フッ素樹脂加工のフライパンを熱して鶏肉を入れ、全体に焼き色がつくまで炒め、3に加える（鶏肉から出た脂は加えない）。湯1カップ、にんじんを加え、アクを取りながら約30分煮る。

5 セロリ、かぶ、キャベツを加え、ふたをして約25分煮る。

6 こしょうを加え、器に盛って粒マスタードを添える。（大沼）

＊**5**で煮るとき煮汁が少なくなることがあるので、きっちりとふたをして蒸し煮のようにする。

主菜 肉／牛肉

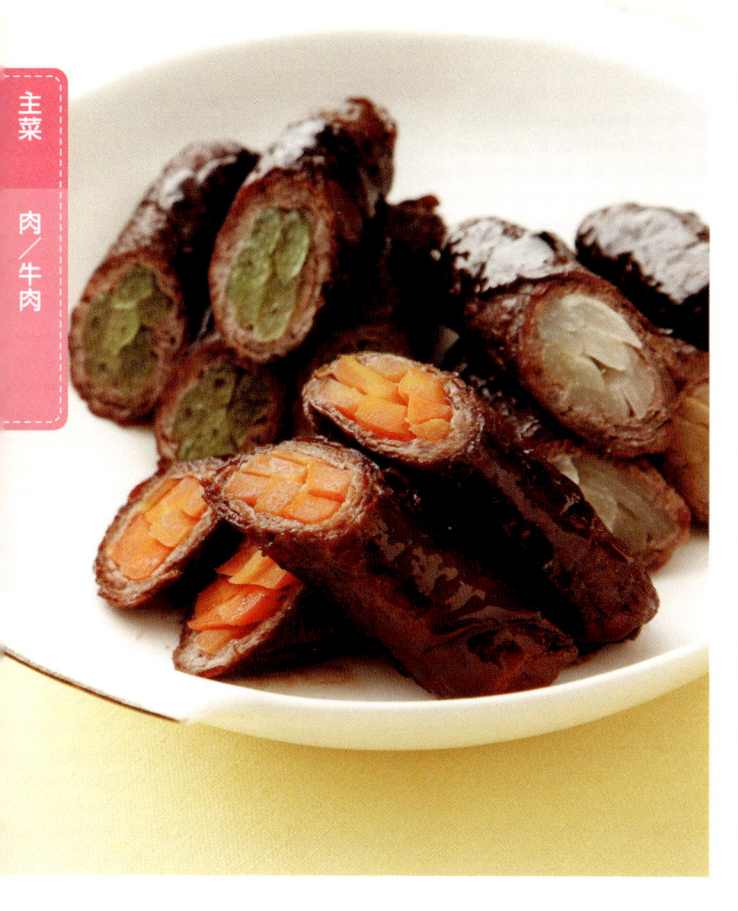

梅酒ベースのほどよいコクが美味
牛肉の春野菜巻き

[1人分] エネルギー **327**kcal ／ 塩分 **1.2**g ／ カリウム **590**mg

[材料] 4人分
- 牛もも薄切り肉……6枚（400〜450g）
- ふき、うど、にんじん……各70g
- A［だし……1 1/2カップ／砂糖……小さじ2］
- B［梅酒……大さじ3／しょうゆ……大さじ1 1/2／みりん……大さじ1］

[作り方]
1. ふきは塩（分量外）を振ってこすり、熱湯でさっとゆでて筋を取る。うどとにんじんは皮をむく。それぞれ5mm角、12〜13cm長さの棒状に切る。
2. 鍋にA、1を入れ、中火で5分ほど煮て冷ます。
3. 牛肉を広げ、2の野菜を1種類ずつのせて巻き、3種類の野菜巻きを2本ずつ作る。
4. 3の巻き終わりを下にしてフライパンに並べ、中火にかける。転がして焼き色がついたら、Bを加えてからめる。
5. あら熱が取れたら切り分ける。（藤原）

ナッツの香ばしさも加え食べごたえ十分
牛肉とスナップえんどうの炒め物

[1人分] エネルギー **254**kcal ／ 塩分 **1.2**g ／ カリウム **352**mg

[材料] 4人分
- 牛ランプ肉（ステーキ用）……2枚（250g）
- A［塩、こしょう……各適量／片栗粉……大さじ1/2／酒、サラダ油……各大さじ1］
- スナップえんどう……200g
- アーモンド……30g
- B［オイスターソース……大さじ1/2／しょうゆ、砂糖、酒……各大さじ1］
- C［水……小さじ1／片栗粉……小さじ1/2］
- サラダ油……大さじ1/2

[作り方]
1. 牛肉は7mm幅に切り、Aを順に加えてもみ込む。
2. スナップえんどうはへたと筋を取る。
3. フライパンに2を入れて水大さじ1を加え、ふたをして中火弱で10分ほど蒸しゆでにし、ざるに上げる。
4. フライパンをふき、サラダ油を熱して1を強火で炒める。色が変わったら3、アーモンドを加えて手早く炒め、Bで調味して、混ぜ合わせたCでとろみをつける。（浜内）

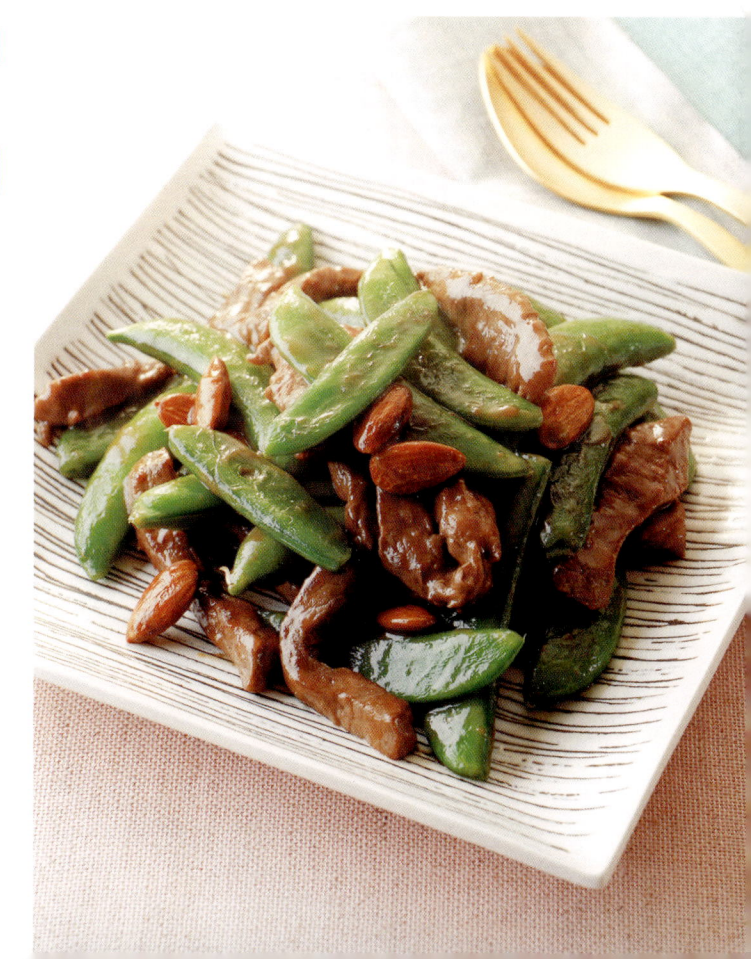

食物繊維たっぷりメニュー
牛肉とごぼうの中国風炒め煮

[1人分] エネルギー 238kcal　塩分 1.1g　カリウム 680mg

[材料] 4人分
牛こま切れ肉……200g
ごぼう…6〜8本(400g)
ねぎ………2本(200g)
たけのこ(水煮)…200g
赤ピーマン…1個(200g)
にんにく(つぶす)…1かけ
ごま油…………大さじ1/2
A ┌ 酒1/4カップ　湯2カップ　固形スープ1/2個
B ┌ オイスターソース大さじ1　しょうゆ大さじ1/2　こしょう少々

[作り方]
1　ごぼうは5〜6cm長さに切り、太ければ縦2〜4つ割りにする。ねぎの白い部分は3cm長さに切る。たけのこはくし形に切り、さっとゆでる。
2　赤ピーマンは乱切りにし、ねぎの青い部分は5mm角に刻む。
3　フライパンにごま油を熱してにんにくを炒め、香りが出たら牛肉を加える。肉の色がほぼ変わったら1を加えて炒め、油がなじんだらA（固形スープはくずす）を加え、続けてBを加える。
4　煮立ったら中火にしてアクを取り、落としぶたをして20〜25分煮る。ときどき混ぜ、汁気がなくなったら2を加えてさっと煮る。（検見﨑）

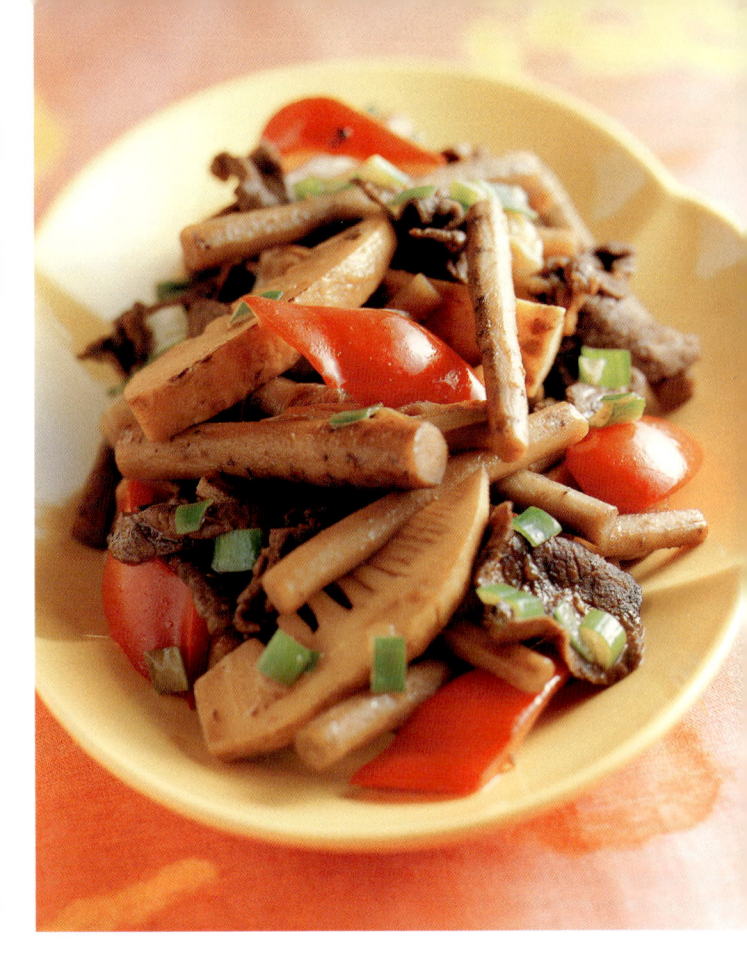

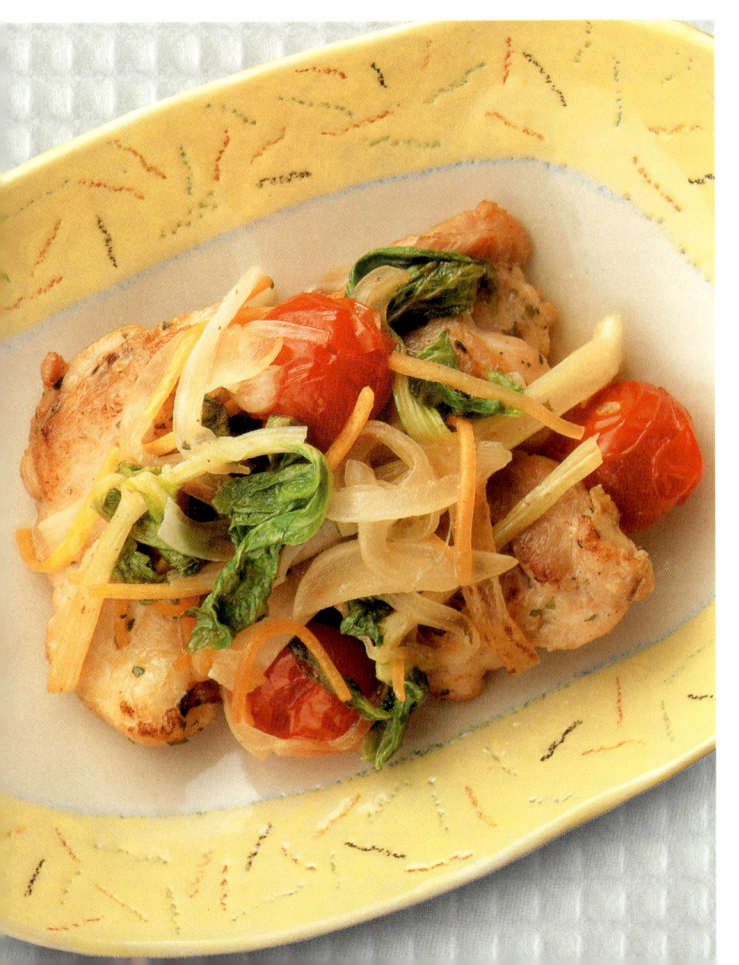

オーブンで焼き上げて香ばしさをプラス
鶏肉のマリネ焼き

[1人分] エネルギー 213kcal　塩分 1.5g　カリウム 618mg

[材料] 4人分
鶏もも肉（皮なし）………400g
にんじん…………30g
玉ねぎ、レモン………各1/2個
セロリ…………2/3本
セロリの葉………適量
A ┌ 白ワイン…大さじ2　サラダ油…大さじ2　塩………小さじ1　こしょう………少々
ミニトマト………20個

[作り方]
1　鶏肉は大きめのそぎ切りにする。
2　にんじんはせん切り、玉ねぎは薄切り、セロリは斜めの薄切りにし、葉はちぎる。レモンは輪切りにする。
3　Aを混ぜ合わせ、2を加えてマリネ液を作り、鶏肉を漬け込む。冷蔵庫に入れて、1時間以上おく。
4　3を天板に並べてマリネ液をかけ、へたを取って包丁目を入れたミニトマトも加えて、220℃のオーブンで12〜13分焼く。（竹内）

主菜 肉／牛肉・鶏肉

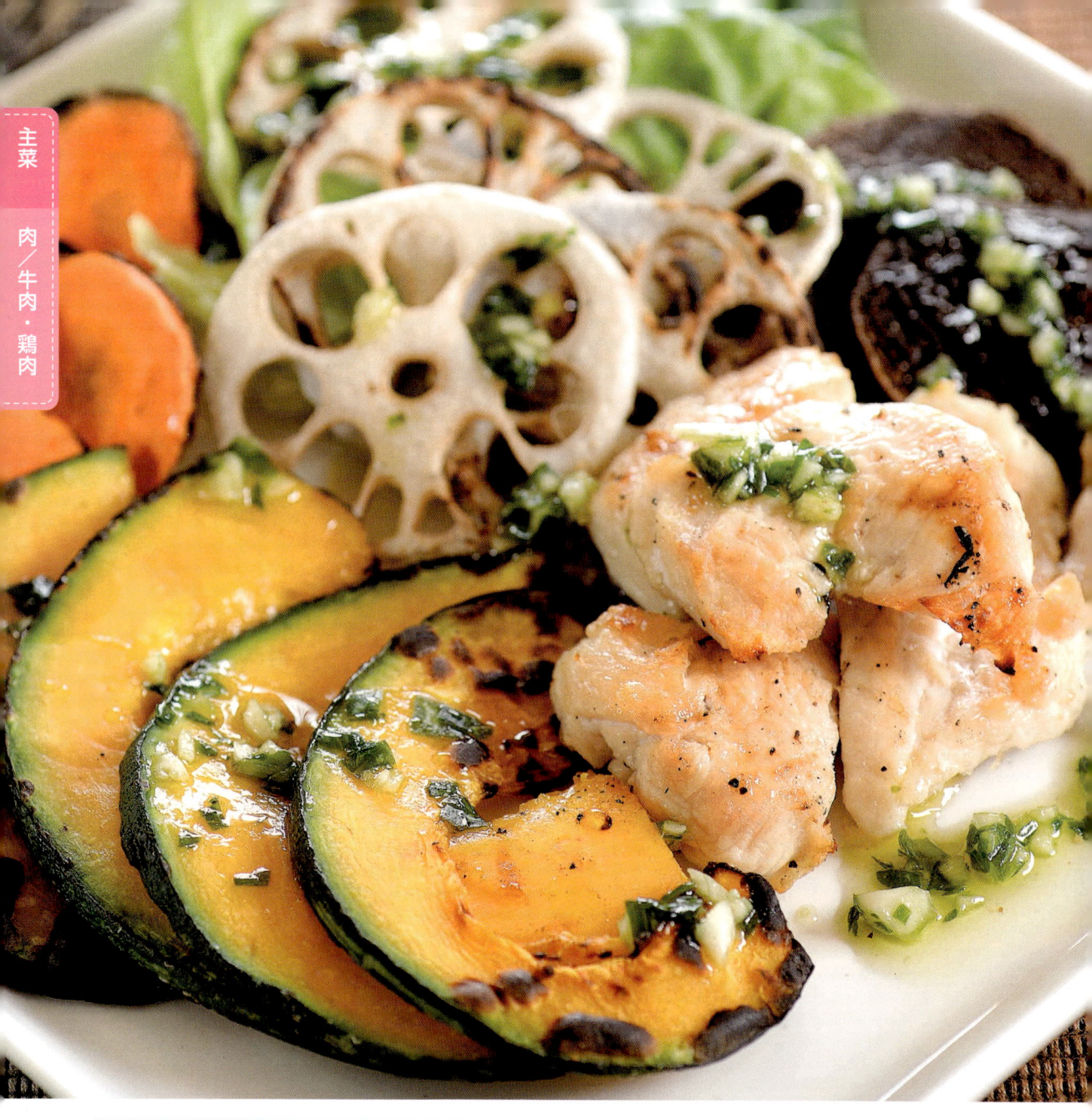

素材そのものの味がしっかり楽しめる

チキンとかぼちゃのグリル

[1人分] エネルギー **438kcal** | 塩分 **0.5g** | カリウム **1131mg**

[材料] 4人分

- 鶏胸肉 ……………………… 2枚（400g）
- かぼちゃ ……………………… 400g
- れんこん ……………………… 200g
- にんじん ……………………… 120g
- 生しいたけ …………………… 4枚
- サラダ菜 ……………………… 1株
- 塩、こしょう ………………… 各少々
- A
  - バジルの葉のみじん切り …8枚分
  - にんにくのみじん切り …4かけ分
  - オリーブ油 ………………… 大さじ4
  - 塩、こしょう ……………… 各少々

[作り方]

1. 鶏肉は一口大のそぎ切りにし、軽く塩、こしょうを振る。
2. かぼちゃは薄いくし形切りに、れんこんとにんじんは皮をむいて薄い輪切りにし、れんこんは水にさらしてアクを抜く。しいたけは石づきを落とし、表面をきれいにふく。
3. 焼き網をよく熱し、1と2をのせ、焦げすぎないように両面を焼く。鶏肉は中までしっかり火を通す。
4. 器にサラダ菜を敷き、3を盛る。Aを混ぜ合わせて、全体にまわしかける。（今別府）

＊オーブントースターやフライパンで作ってもよい。

皮をじっくり焼いて余分な脂をカット
パリパリチキンのおろし野菜ドレッシングかけ

[1人分] エネルギー **136**kcal ／ 塩分 **0.7**g ／ カリウム **492**mg

[材料] 4人分
- 鶏胸肉……1枚（200g）
- 塩、こしょう……各適量
- きゅうり……1本
- レタス……4～5枚
- アルファルファ（ほかのスプラウトでも）…100g
- A
  - トマト大1/2個
  - にんじん小1本
  - 玉ねぎ1/8個
  - 青じそ5枚
  - しょうゆ小さじ1/2
  - 砂糖小さじ1
  - 酢大さじ2
  - オリーブ油小さじ2

[作り方]
1. 鶏肉は塩、こしょうを振る。中火にかけたフライパンに皮を下にして入れ、アルミホイルをかぶせ、水を入れたやかんなどの重しをのせて焼く。ホイルを取ってしみ出た脂をふき、裏返して弱火にして中まで火を通し、取り出して冷ます。
2. きゅうり、レタスはせん切りにする。アルファルファは水につけてシャキッとさせ、水気をきる。
3. Aのトマト、にんじん、玉ねぎはすりおろし、青じそはみじん切りにして、すべて混ぜ合わせる。
4. 器に2を合わせて盛り、1cm幅に切った鶏肉をのせ、3をかける。（藤原）

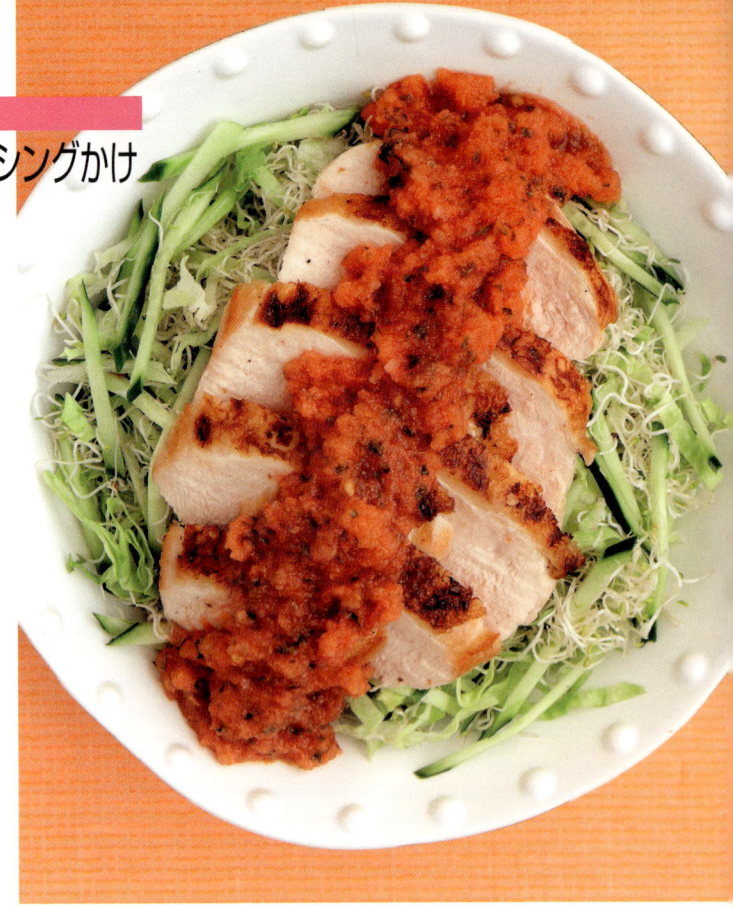

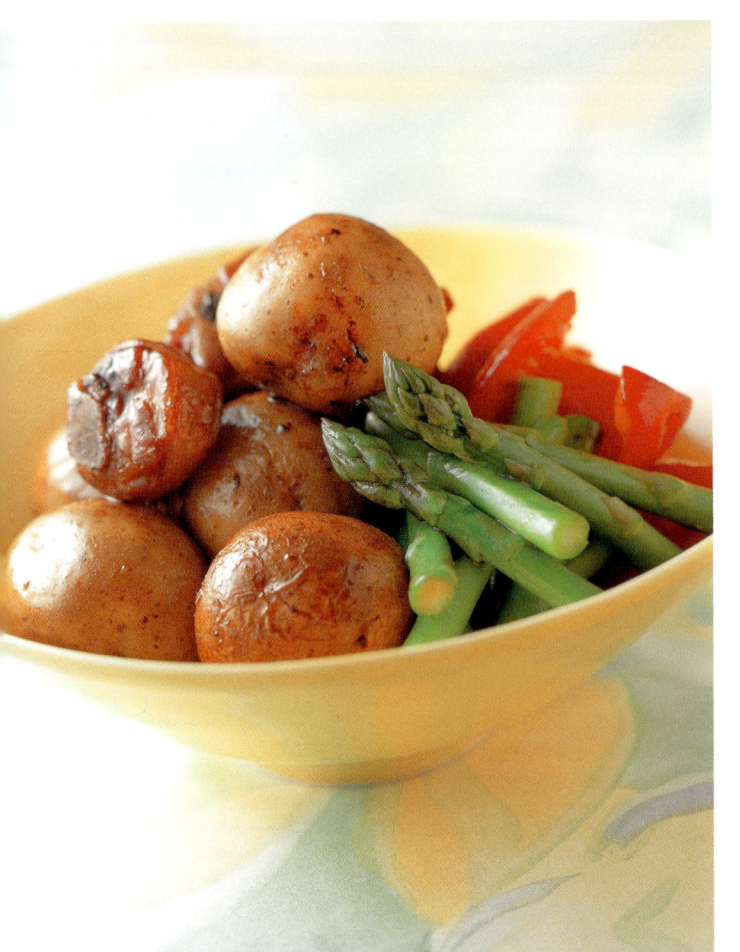

彩り野菜でビタミン類をプラス
鶏肉と新じゃがのしょうゆ煮

[1人分] エネルギー **245**kcal ／ 塩分 **0.6**g ／ カリウム **1029**mg

[材料] 4人分
- 鶏骨つきぶつ切り肉……500g
- A
  - しょうゆ、酒……各大さじ1/2
- 新じゃがいも……12個（600g）
- グリーンアスパラガス……6本（100g）
- 赤ピーマン……1個（200g）
- B
  - 酒……1/4カップ
  - 水……1カップ
  - しょうゆ……大さじ1
  - 砂糖……大さじ1/2
- サラダ油……大さじ1

[作り方]
1. 鶏肉はAをもみ込んで下味をつける。
2. 新じゃがはよく洗い、水気をきる。赤ピーマンはへたと種を除き、一口大の乱切りにする。
3. アスパラガスは根元のかたいところを落とし、5～6cm長さに切り、熱湯でゆでる。
4. 鍋にサラダ油を熱し、中火で新じゃがをじっくり炒め、油がなじんだら1を加える。焼き色がついたらBを加え、落としぶたをして煮る。
5. ときどき上下を入れ替えるように混ぜ、新じゃががやわらかくなるまで15～20分煮る。
6. 赤ピーマンを加え、汁気がほとんどなくなったら3を加えて混ぜる。（検見﨑）

主菜 肉／鶏肉

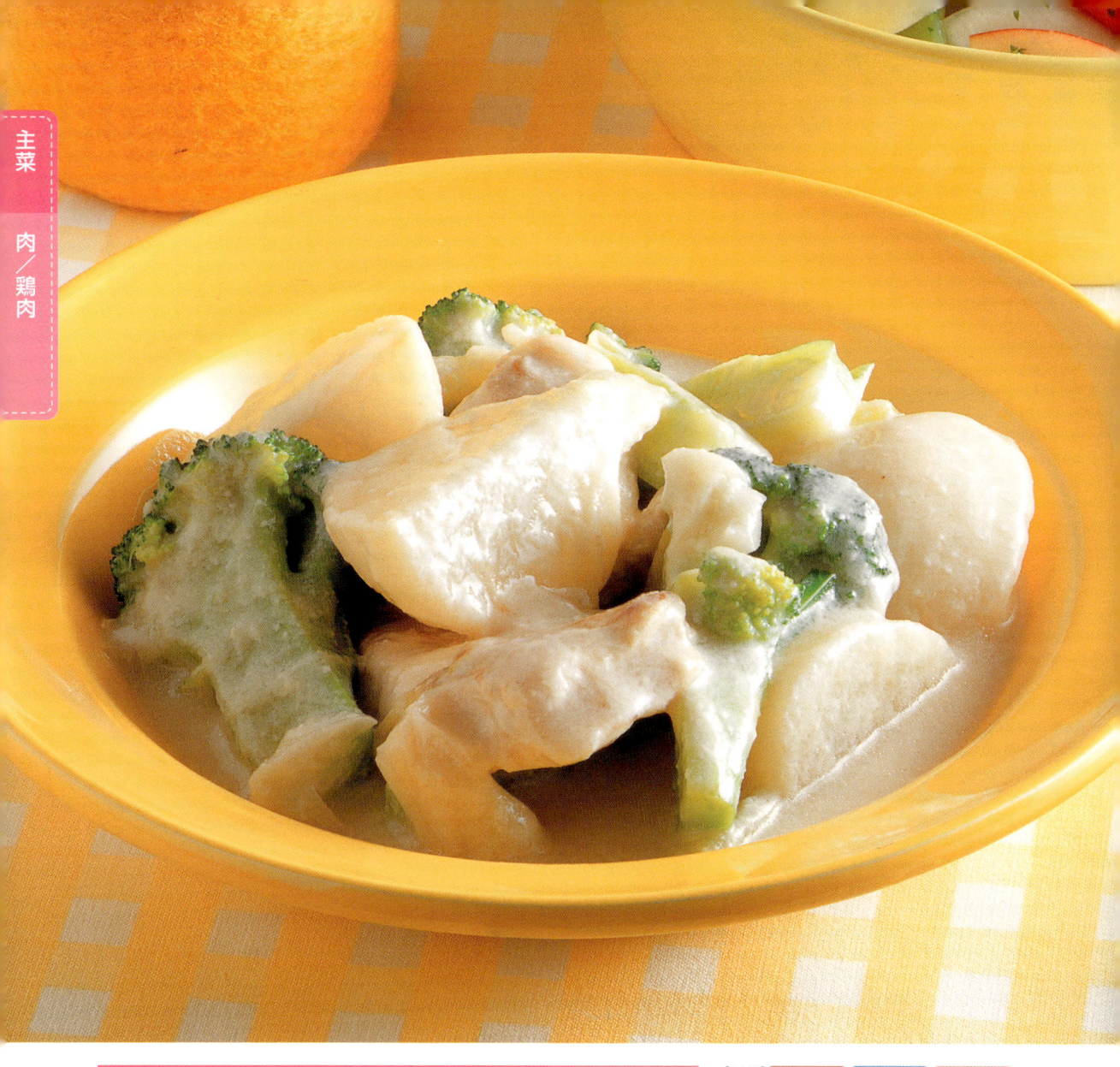

健康食材として人気の豆乳で大豆の栄養をプラス

鶏肉と冬野菜の豆乳煮

[1人分] エネルギー 333kcal ／ 塩分 1.0g ／ カリウム 910mg

[材料] 4人分
- 鶏胸肉……………………2枚（360g）
- A ┌ 塩、こしょう……………各少々
　　└ おろしにんにく…………小さじ1/4
- かぶ………………………4個（400g）
- ブロッコリー……………1株（300g）
- ねぎ…………………………………2本
- 小麦粉…………………………大さじ4
- B ┌ 固形スープ……………………1個
　　├ 湯………………………2カップ
　　└ ローリエ……………………1枚
- 豆乳…………………………1 1/2カップ
- 塩、こしょう……………………各少々
- サラダ油………………………大さじ1

[作り方]

1 鶏肉は1cm厚さ、一口大のそぎ切りにし、Aで下味をつける。

2 かぶは茎を2cmほど残して葉を切り落とし、水の中で茎の間の汚れを竹串で取り除いて、4つ割りにする。ねぎは5cm幅の斜め切りにする。

3 ブロッコリーは小房に分け、軸は皮を厚めにむいて一口大に切り、熱湯でゆでてざるに上げる。

4 鍋にサラダ油を熱して1を中火で焼きつけ、色が変わったら2を加えて炒める。全体に油がなじんだら小麦粉を振り入れて炒め、粉っぽさがなくなったらB（固形スープは手でくずす）を加える。

5 煮立ったらふたをし、かぶがやわらかくなるまで10〜12分煮る。

6 豆乳とブロッコリーを加えてひと煮立ちさせ、塩、こしょうで味をととのえる。（検見崎）

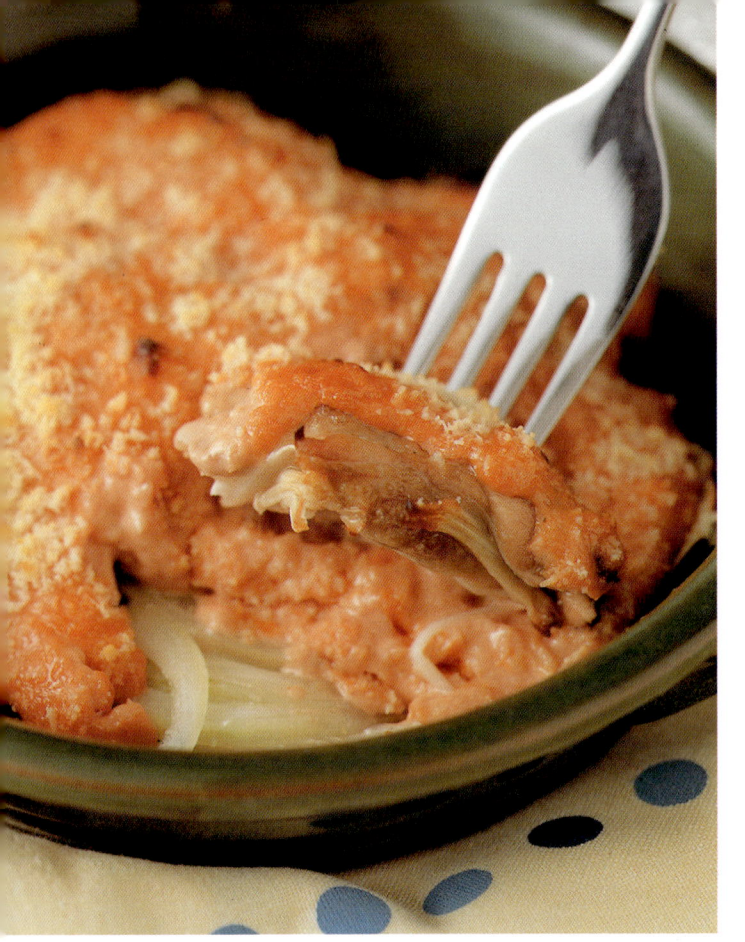

ソースをかけて焼くだけの手軽さ
簡単マヨグラタン

[1人分] エネルギー 269kcal ／ 塩分 1.4g ／ カリウム 374mg

[材料] 4人分
- 鶏もも肉（皮なし）……1枚（280g）
- 塩、こしょう……各少々
- 酒……大さじ1 1/3
- 玉ねぎ……1/2個
- えのきたけ……1パック
- A
  - トマトケチャップ……大さじ1 1/3
  - マヨネーズ……大さじ4
  - パン粉……大さじ2 2/3
- 粉チーズ……大さじ8弱

[作り方]
1. 鶏肉は一口大にそぎ切りし、塩、こしょうを振って、酒をかけ、10分おく。
2. 玉ねぎは薄切りにする。えのきたけは石づきを切り落としてほぐす。
3. Aはよく混ぜておく。
4. グラタン皿にサラダ油（分量外）を塗り、2を敷き、1をのせて、220℃のオーブンで10分焼く。
5. 4を取り出してAをかけ、粉チーズを振り、250℃で3〜5分焼いて焼き色をつける。（井上）

＊オーブントースターで焼いてもよい。

ミネラル豊富なかぶを丸ごと使って
手羽中とかぶの中華風煮物

[1人分] エネルギー 206kcal ／ 塩分 1.1g ／ カリウム 582mg

[材料] 4人分
- 鶏手羽中（できれば縦半分にカット）……12本（300g）
- かぶ……4個
- かぶの葉……100g
- A
  - しょうがのみじん切り……1かけ分
  - ねぎのみじん切り……1/4本分
- B
  - 水……1カップ
  - 酒、オイスターソース、砂糖……各大さじ1
- しょうゆ……小さじ2
- C
  - 片栗粉……小さじ1
  - 水……大さじ1

[作り方]
1. かぶは皮をむいて4つ割りにし、葉は3〜4cm長さに切る。
2. フライパンを熱し、手羽中の皮を下にして焼く。焼き色がついて皮がパリパリになったら、皮から出た脂をペーパータオルでふき、かぶを加えて焼き色をつける。
3. 2にAを加えて炒め、香りが立ったらBを加える。ふたをして弱火で5分ほど煮、しょうゆを加えてさらに5分ほど煮込む。
4. かぶの葉を加えてしんなりするまで煮たら、混ぜたCを加えてとろみをつける。（藤原）

＊八角や五香粉少々をBとともに加えると、本格的な中華風味になる。

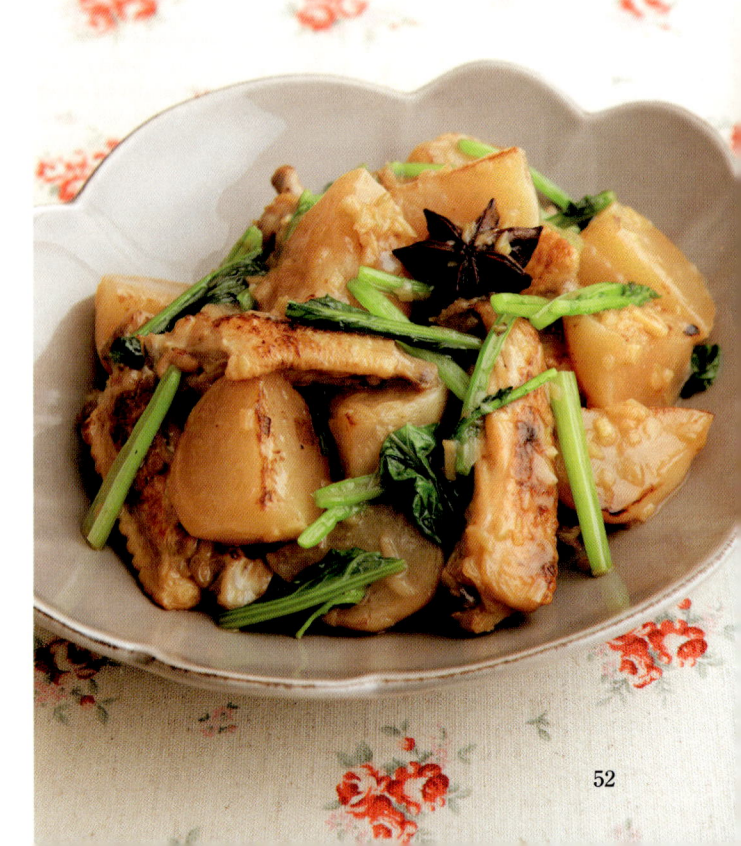

主菜 肉／鶏肉・豚肉

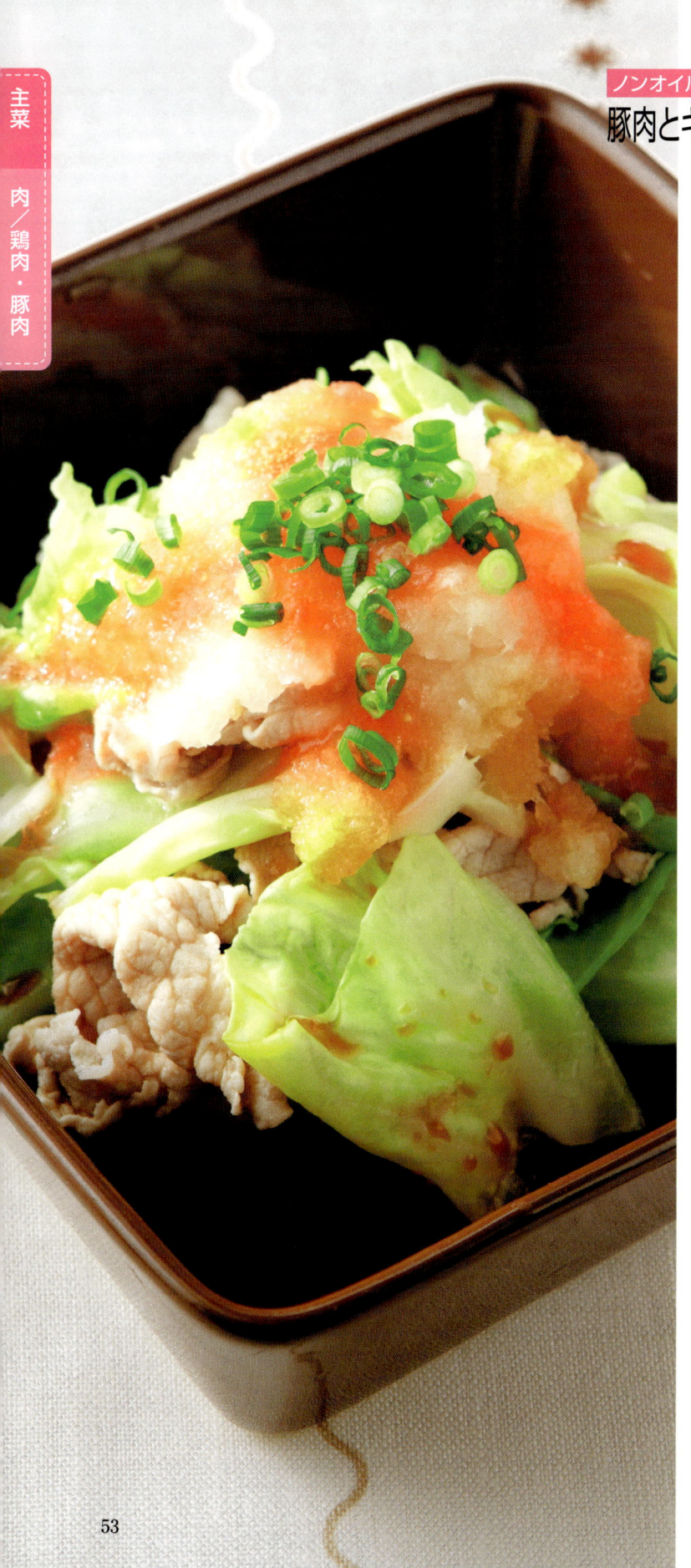

ノンオイルで味つけはポン酢じょうゆだけ
豚肉とキャベツのトマトおろしだれ

[1人分] エネルギー **246kcal** ／ 塩分 **1.3g** ／ カリウム **502mg**

[材料] 4人分
- 豚薄切り肉（しゃぶしゃぶ用） ……………… 320g
- キャベツ ……………… 4枚（280g）
- トマト ……………… 1個
- 酒 ……………… 大さじ1
- 大根おろし ……………… 1/2カップ強
- ポン酢じょうゆ ……………… 大さじ4
- 万能ねぎの小口切り ……………… 大さじ1

[作り方]
1. キャベツは5〜6cm角に切る。
2. トマトはおろし器ですりおろす。
3. 鍋に湯をたっぷり沸かして酒を加え、**1**をさっとゆでて取り出す。続けて豚肉をゆで、冷水に取ってから水気をよくきる。
4. 器に**3**を盛り、大根おろし、**2**、ポン酢じょうゆをかけて万能ねぎを散らす。（舘野）

MEMO 食材情報

キャベツを効果的にとる

100g当たり200mgのカリウムと1.8gの食物繊維を含むキャベツは、ビタミンCやカルシウムも豊富。また、胃腸の粘膜の修復作用をもつビタミンUを多く含むことから、胃腸を元気にしてくれる食材としても知られています。カリウムやビタミンCは水にさらしたり、ゆでたりすると失われやすいので、ゆでるときは短時間でさっとゆでるか、蒸す調理法で。ポトフやシチュー、スープ、ロールキャベツのように、煮込んで汁ごと食べる料理なら、煮汁に溶け込んだ栄養成分を余すことなくとることができます。

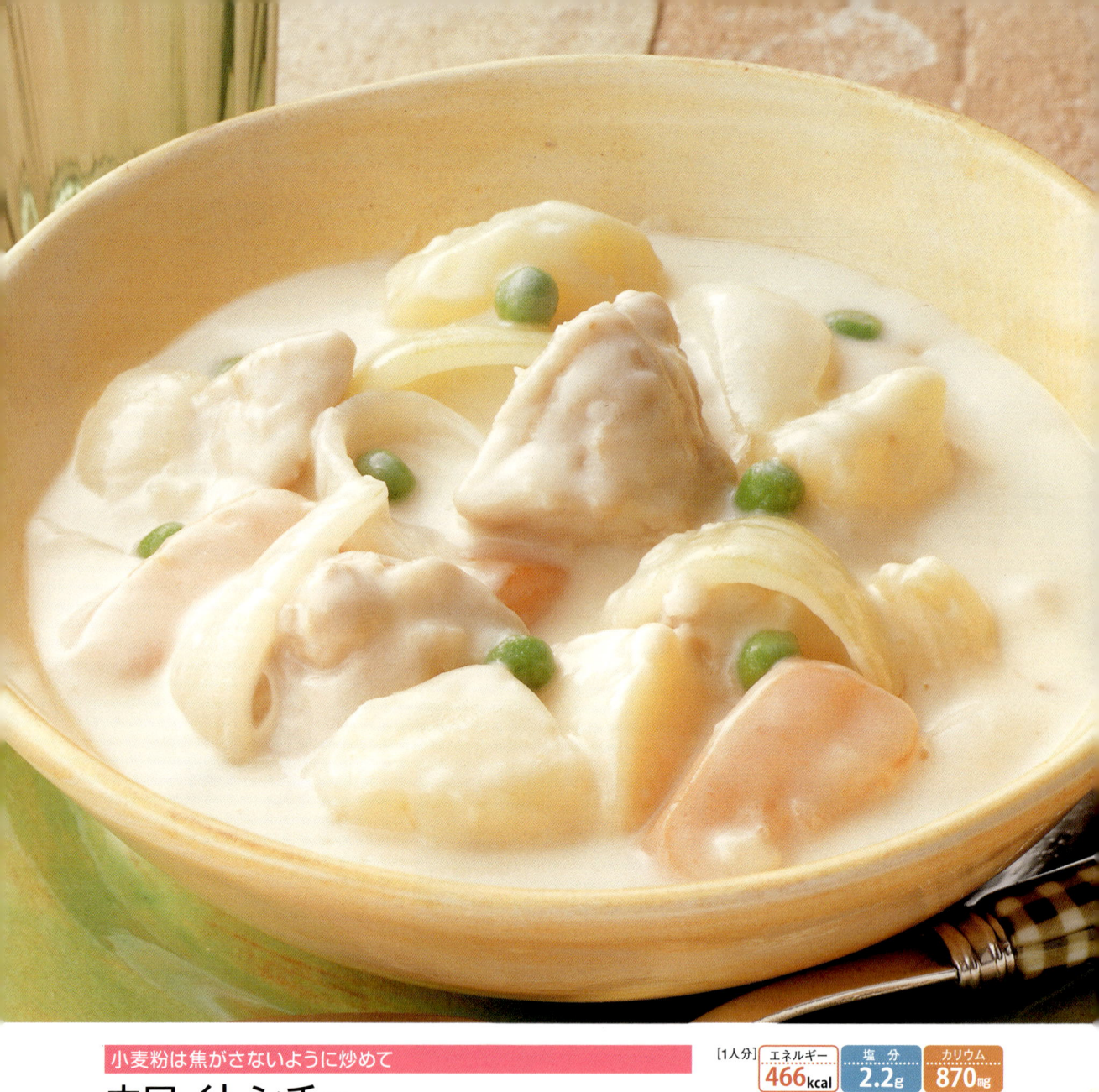

小麦粉は焦がさないように炒めて

ホワイトシチュー

[1人分] エネルギー **466**kcal 　塩分 **2.2**g 　カリウム **870**mg

[材料] 4人分

豚ももかたまり肉	400g
A　塩	小さじ1/2
こしょう	少々
玉ねぎ	1個
じゃがいも	2個
にんじん	1/2本
固形スープ	1個
サラダ油	大さじ2 1/2
バター	大さじ1
小麦粉	大さじ7
牛乳	2カップ
塩	小さじ1/2
ローリエ	1枚
グリンピース（冷凍）	大さじ2

[作り方]

1 豚肉は角切りにし、Aを振る。玉ねぎは1cm幅のくし形に、じゃがいもは皮をむいて8つに切る。にんじんは5cm長さの輪切りにし、縦4〜6つに切る。

2 豚肉に小麦粉大さじ2をまぶす。鍋にサラダ油大さじ1を温め、中火で八分通り焼いて取り出す。

3 2の鍋にサラダ油大さじ1/2を足して熱し、にんじん、じゃがいもを軽く炒め、水1カップと固形スープを加える。煮立ったら豚肉を戻し、中火で煮る。

4 別の鍋にサラダ油大さじ1を熱して玉ねぎを炒める。透き通ったらバターと小麦粉大さじ5を加えて焦がさないように炒め、牛乳を加えてよく混ぜる。沸とうしたら弱火で1〜2分煮、塩で味をととのえる。

5 3に4を入れてローリエを加え、煮立ったらときどき混ぜながら7〜8分煮る。グリンピースを加え、ひと煮立ちさせる。（髙城）

主菜 肉／豚肉

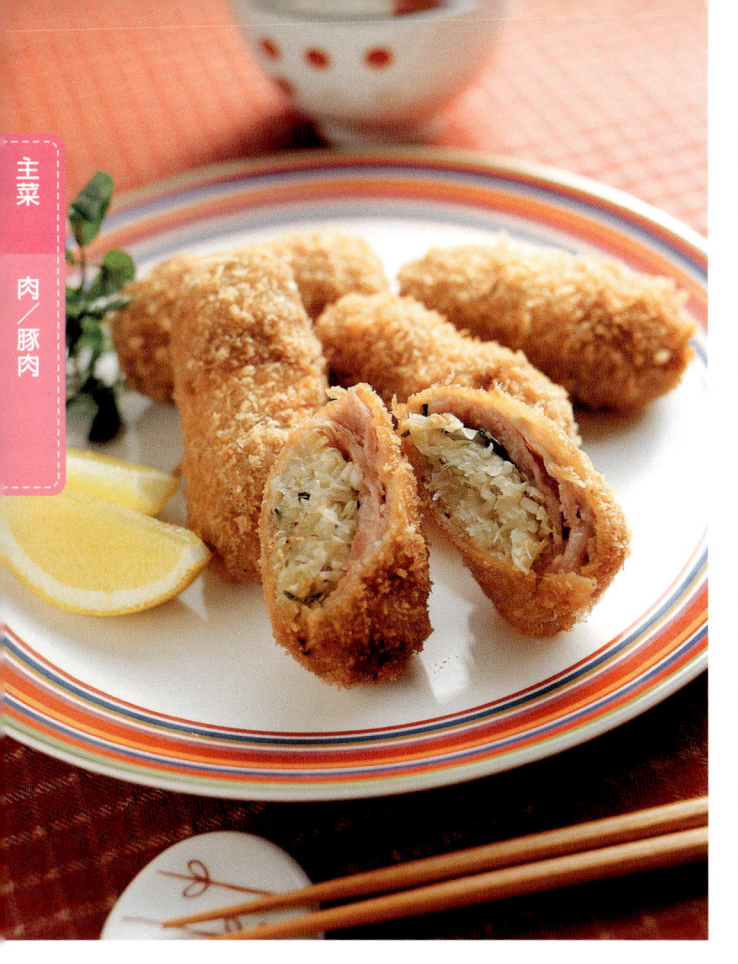

香味野菜とレモンが味のアクセント
みそ野菜巻きとんかつ

[1人分] エネルギー 369kcal　塩分 0.7g　カリウム 431mg

[材料] 4人分
- 豚ロース薄切り肉 16枚（300g）
- キャベツ 4枚
- 青じそ 10枚
- 玉ねぎ 1/2個
- 塩 少々
- みそ 大さじ1
- レモン（くし形切り） 4切れ
- クレソン 少々
- 小麦粉、溶き卵、パン粉、揚げ油 各適量

[作り方]
1. キャベツと青じそはせん切りに、玉ねぎは縦のせん切りにして合わせ、塩を振って軽くもむ。しんなりしたら水気をよくしぼる。
2. 豚肉は2枚1組にし、四角くなるように少し重ねて広げ、みそを薄くぬる。8等分した1を棒状にまとめてのせ、俵状に巻く。
3. 小麦粉、溶き卵、パン粉の順に衣をつけ、中温の揚げ油で3〜4分揚げる。
4. 器に盛り、レモンとクレソンを添える。（藤井）

キムチの辛みとうまみで薄味でも満足
蒸し豚とキャベツのキムチあえ

[1人分] エネルギー 100kcal　塩分 0.8g　カリウム 499mg

[材料] 4人分
- 豚ヒレかたまり肉 200g
- 酒 大さじ1
- キャベツ 6枚（250〜300g）
- もやし 1/2袋
- エリンギ 小2本
- 白菜キムチ 50g
- A　薄口しょうゆ 小さじ2／ごま油 小さじ1
- 焼きのり 適量

[作り方]
1. 耐熱のボウルに豚肉を入れて酒を振り、フライパンの中央に置く。まわりに深さ3cmほど水を注ぎ、ふたをして中火にかけて蒸す。途中で1回裏返して20分ほど蒸し、半分に切って火が通ったか確認してから、火を止めて10分ほどおく。
2. キャベツは一口大にちぎり、もやしは根を取る。エリンギは長さを半分に切って棒状に裂く。
3. キムチは汁と一緒に包丁で細かくたたく。
4. 1のボウルを取り出し、フライパンに残った湯を沸かして2を入れ、ふたをして蒸しゆでにする。途中で数回かき混ぜ、キャベツが色鮮やかになったらざるに上げる。
5. 蒸し豚を薄切りにし、3、4と合わせてAで調味する。器に盛り、のりをちぎって散らす。（藤原）

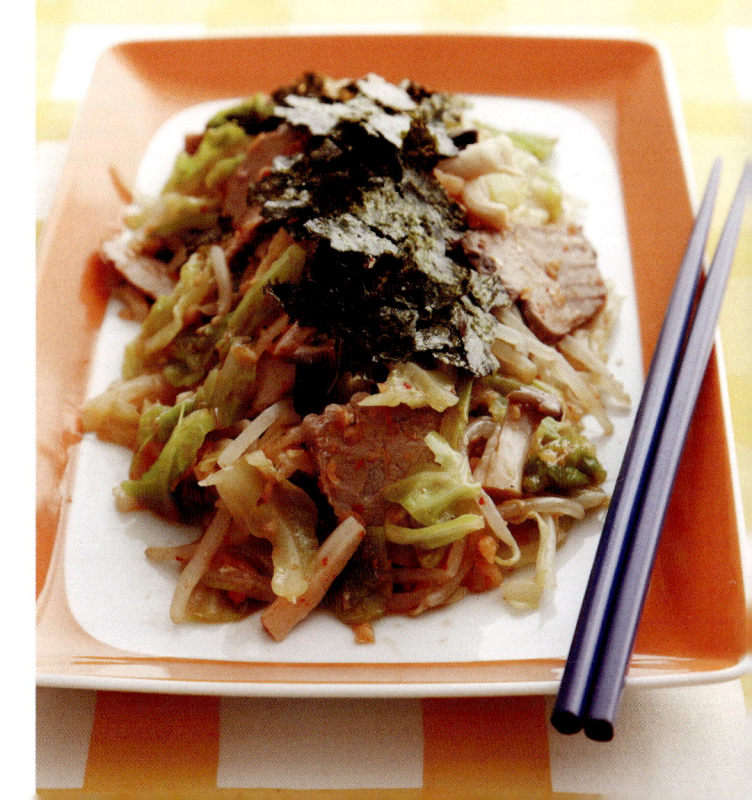

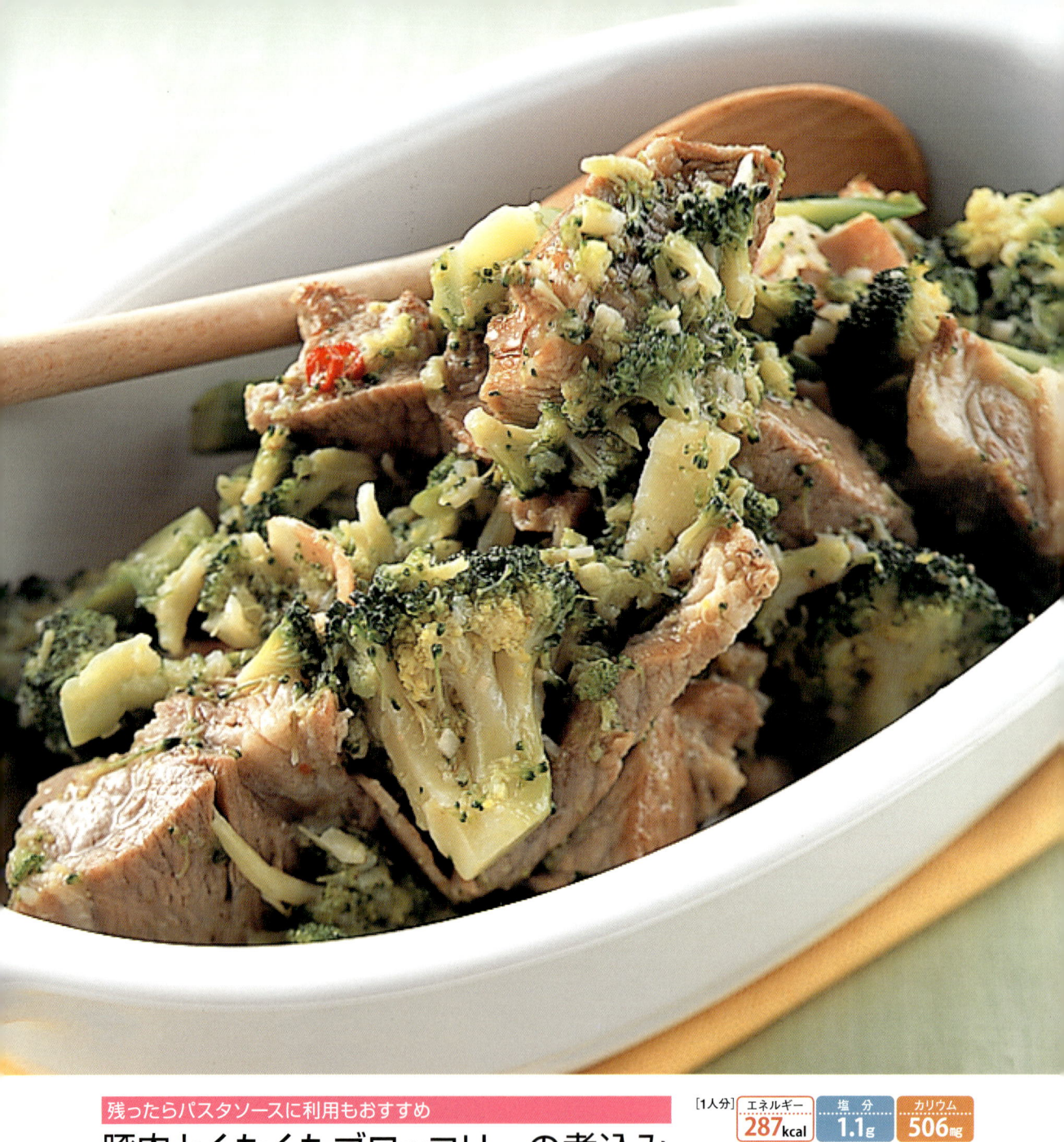

残ったらパスタソースに利用もおすすめ

豚肉とくたくたブロッコリーの煮込み

[1人分] エネルギー **287**kcal ／ 塩分 **1.1**g ／ カリウム **506**mg

[材料]4人分

豚肩ロースかたまり肉……………300g
ブロッコリー……1株（250〜300g）
ベーコン…………………………………2枚
にんにくのみじん切り…………1かけ分
オリーブ油………………………………大さじ1
白ワイン…………………………………大さじ2
A ┌ 水………………………………………2カップ
　├ 塩………………………………………小さじ1/2
　├ こしょう………………………………少々
　└ 赤とうがらしの小口切り…1本分

[作り方]

1 豚肉は2〜3cm角に切る。鍋に3カップの水を入れて沸とうさせ、塩小さじ2（分量外）を入れ、豚肉を加えて5分ゆで、火を止める。湯に入れたまま冷まし、ざるに上げる。

2 ブロッコリーは1房を4等分に切り、茎はかたい部分をむいて輪切りにする。ベーコンは2cm幅に切る。

3 直径20cm大の鍋にオリーブ油とにんにくを入れて中火で熱し、香りが出たらベーコンを入れる。ベーコンがカリカリになったらブロッコリーを加えて炒める。

4 ブロッコリーに油がまわったら1の豚肉を加えてひと混ぜし、白ワインを振りかけアルコール分を飛ばす。

5 Aを加えて中火で煮立て、ふたをして弱火で10分煮込む。ふたを取ってブロッコリーがくったりするまでくずしながら5分ほど煮る。（小田）

主菜　肉／豚肉・ラム肉

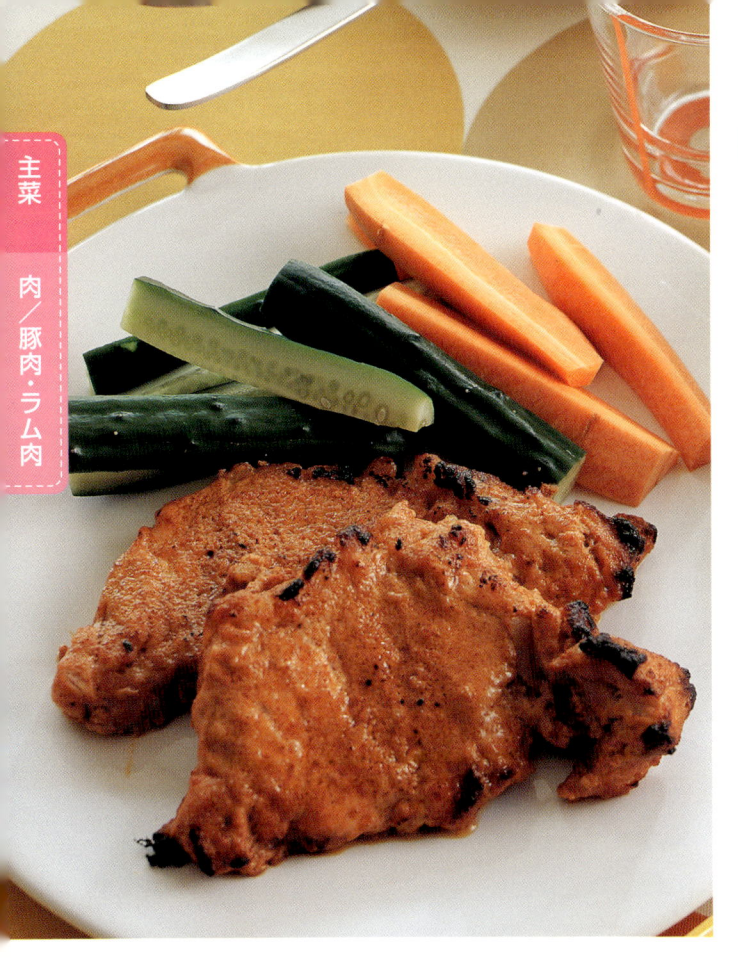

ヨーグルトベースのスパイシーグリル
タンドリーポーク

[1人分] エネルギー 272kcal　塩分 1.4g　カリウム 620mg

[材料] 4人分
- 豚ロース肉（とんかつ用）……4枚（400g）
- A ┌ プレーンヨーグルト…120g
　　├ おろしにんにく…小さじ1/2
　　├ おろししょうが…少々
　　└ レモン汁…大さじ1/2
- 塩……小さじ1
- パプリカ（粉）…小さじ2
- カレー粉……小さじ1
- チリペッパー……小さじ1/2
- オリーブ油……大さじ1
- にんじん、きゅうり……各1本

[作り方]
1　豚肉は筋を切り、両面に1cm間隔の浅い切り込みを入れる。
2　ボウルにAを混ぜ合わせ、豚肉を入れてからめ、30分～1時間おいて下味をつける。
3　にんじんは皮をむき、長さを半分に切って4～6つ割りにする。きゅうりも同様に切る。
4　グリルを熱し、豚肉を並べて5～6分焼き、裏返して4～6分焼いて火を通し、**3**とともに器に盛る。（大庭）

カリウム豊富な羊肉にフルーツをプラス
ラムチョップのフルーツソース

[1人分] エネルギー 266kcal　塩分 0.4g　カリウム 485mg

[材料] 4人分
- 骨つきラム肉（ラムチョップ）……8本（400g）
- キウイフルーツ……1個
- パイナップル（生）……1/8個（100g）
- フルーツトマト……1個
- A ┌ 酢……小さじ2～3
　　└ はちみつ……小さじ1
- ベビーリーフ……80～100g
- あら塩、あらびき黒こしょう……各適量

[作り方]
1　キウイフルーツとパイナップルは皮をむき、フルーツトマトは種の部分を除いて、それぞれ5mm角に切り、Aを混ぜて冷蔵庫で30分以上おく。
2　グリルにラム肉を入れ、両面に焼き色がつくまで中火で10分ほど焼く。
3　ベビーリーフを器に盛り、ラム肉を並べて片面にあら塩と黒こしょうを振り、**1**のフルーツソースをかける。（藤原）

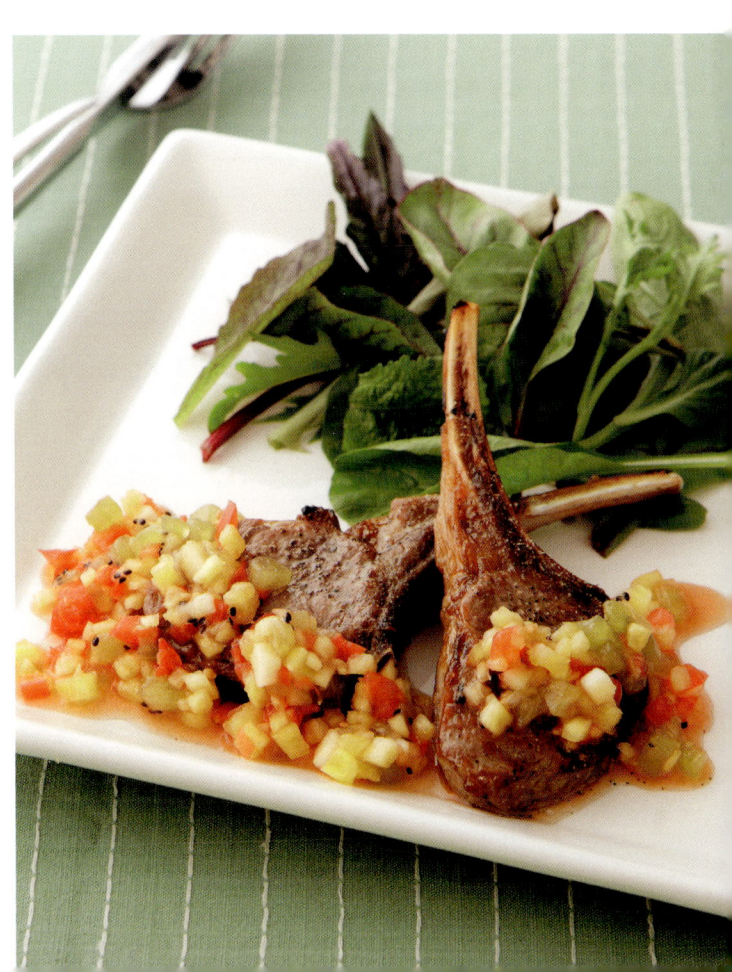

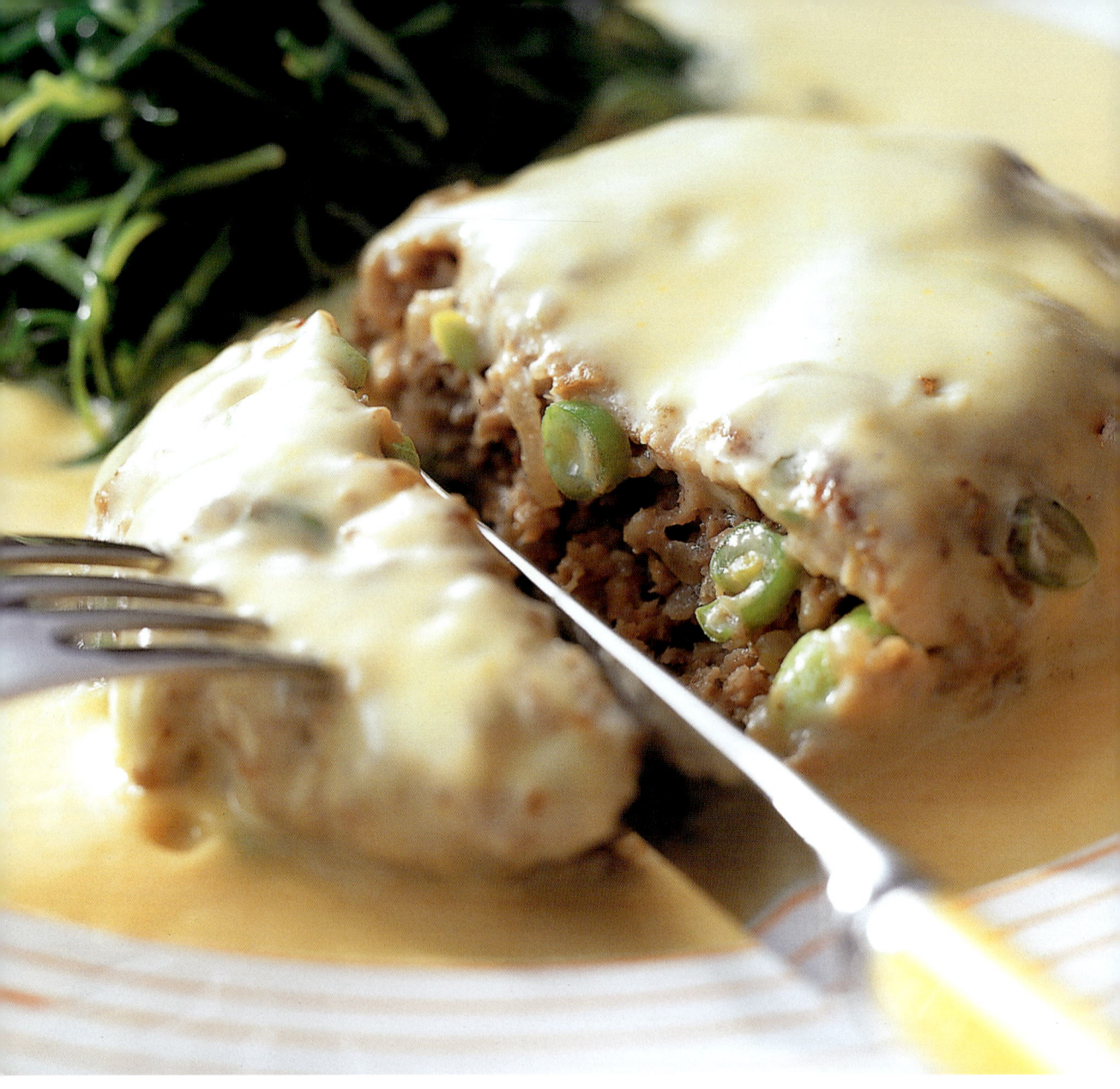

ビタミン、ミネラル、食物繊維が豊富な豆類をプラス

お豆ハンバーグのマスタードソース

[1人分] エネルギー **400kcal** / 塩分 **0.8g** / カリウム **665mg**

[材料] 4人分

- 合いびき肉 …… 300g
- 玉ねぎ …… 1個
- さやいんげん …… 5本
- 枝豆（さやつき）…… 100g
- おかひじき …… 1パック（80g）
- A ┌ 卵 …… 1個
  └ 牛乳、パン粉 …… 各大さじ3
- バター、小麦粉 …… 各大さじ1
- 牛乳 …… 1カップ
- マスタード …… 大さじ1
- 塩、こしょう …… 各適量
- サラダ油 …… 大さじ1 1/2

[作り方]

1 玉ねぎはみじん切りにしてサラダ油大さじ1/2で炒め、冷ましておく。いんげんはゆでて小口切りにし、枝豆はゆでてさやと薄皮を除く。おかひじきはゆでて冷水に取る。

2 ひき肉は塩、こしょう各適量を加えて粘りが出るまで練り、玉ねぎ、A、いんげん、枝豆の順に混ぜ合わせて冷蔵庫でねかす。

3 フライパンにバターを溶かし、小麦粉を振り入れて弱火で炒め、火から下ろして牛乳を少しずつ混ぜる。再び火にかけてとろりとしてきたら、マスタード、塩、こしょうで味をととのえる。

4 別のフライパンに残りのサラダ油を熱し、小判形にまとめた**2**を入れて強火で両面を焼く。八分通り火が通ったら**3**のソースを入れてからめ、完全に火を通す。フライパンに残った油でおかひじきを炒めてハンバーグと盛り合わせる。（浜内）

＊合いびき肉を鶏ひき肉にかえると、低エネルギーになる。

主菜 肉／ひき肉

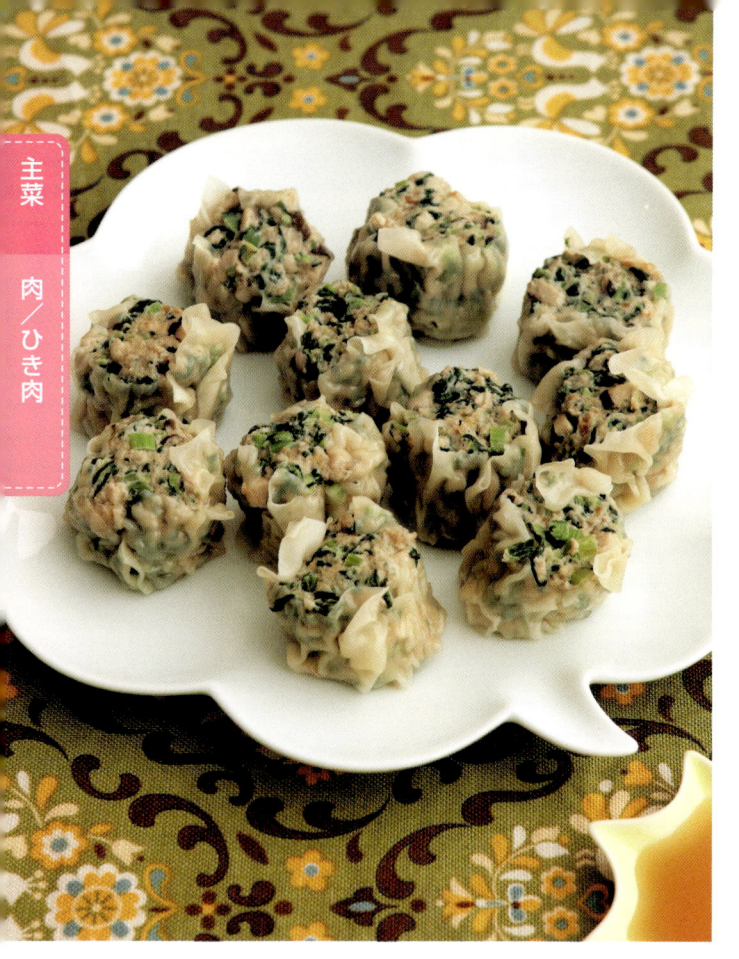

小松菜の栄養をギュッと詰め込んだ
小松菜シュウマイ

[1人分] エネルギー **136**kcal ／ 塩分 **0.6**g ／ カリウム **542**mg

[材料] 4人分
- 豚赤身ひき肉……200g
- 小松菜……1束（250g）
- 干しえび……………10g
- 生しいたけ…………3枚
- シュウマイの皮……20枚

A
- おろししょうが、おろしにんにく……各大さじ1
- しょうゆ、酒…各大さじ1
- 塩、こしょう……各少々

酢、しょうゆ……各適量

[作り方]
1 干しえびはかぶるくらいの熱湯（約大さじ1）につけてもどし、みじん切りにして、もどし汁につけておく。
2 小松菜は熱湯でさっとゆで、みじん切りにする。しいたけは石づきを取ってみじん切りにする。
3 ボウルに豚ひき肉を入れ、1のえびともどし汁、Aを加え、粘りが出るまで練り合わせる。
4 水気をかたくしぼった小松菜、しいたけを3に加えてよく混ぜる。
5 4を20等分してシュウマイの皮で包み、蒸気の上がった蒸し器に入れ、強火で約5分蒸す。
6 器に盛り、酢じょうゆを添える。（藤原）

豆とコーンの甘みがあとを引くおいしさ
ひよこ豆とコーン入りつくね

[1人分] エネルギー **250**kcal ／ 塩分 **1.5**g ／ カリウム **474**mg

[材料] 4人分

A
- 鶏ひき肉……200g
- 卵黄…………1個分
- コーン（ホール）…100g
- ねぎのみじん切り……大さじ4
- みそ………大さじ2
- 塩、こしょう…各少々

- ひよこ豆（ゆでたもの）……200g
- サラダ油………小さじ2
- 貝割れ菜………1/2パック
- サラダ菜…………12枚

[作り方]
1 ひよこ豆はボウルに入れ、豆の粒が残るくらいにフォークなどであらくつぶす。
2 1にAを加え、よく混ぜ合わせて20等分にし、小さな小判形にととのえる。
3 フライパンにサラダ油を熱して2の両面を焼き、ふたをして中まで火を通す。
4 貝割れ菜は根を切り落とし、サラダ菜とともに器に敷き、3を盛る。（牧野）

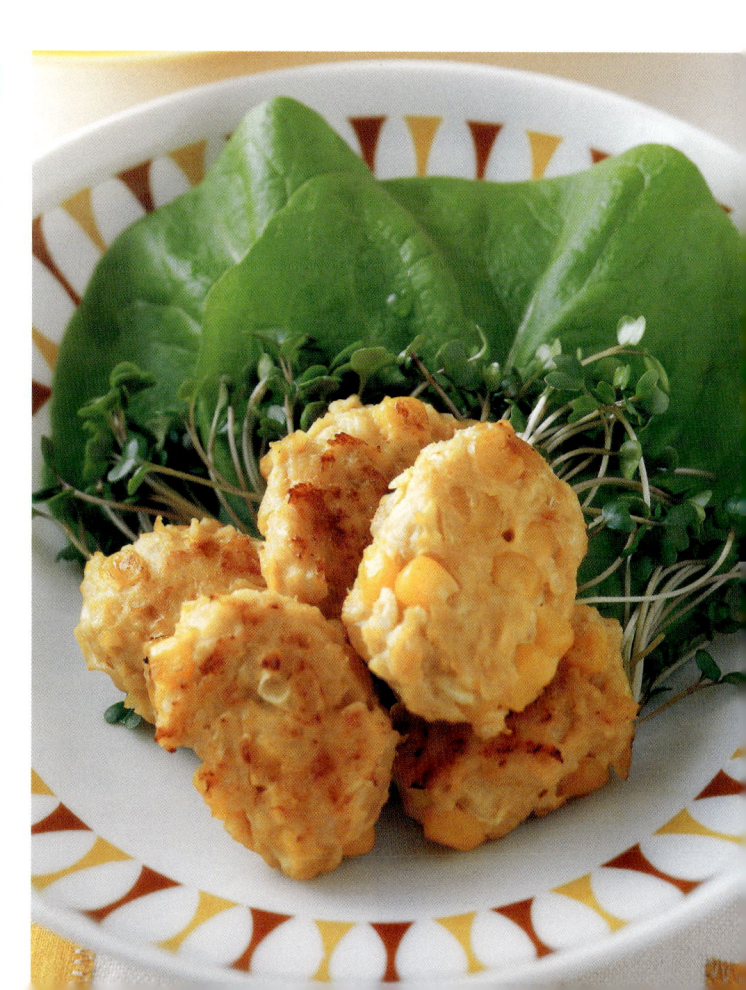

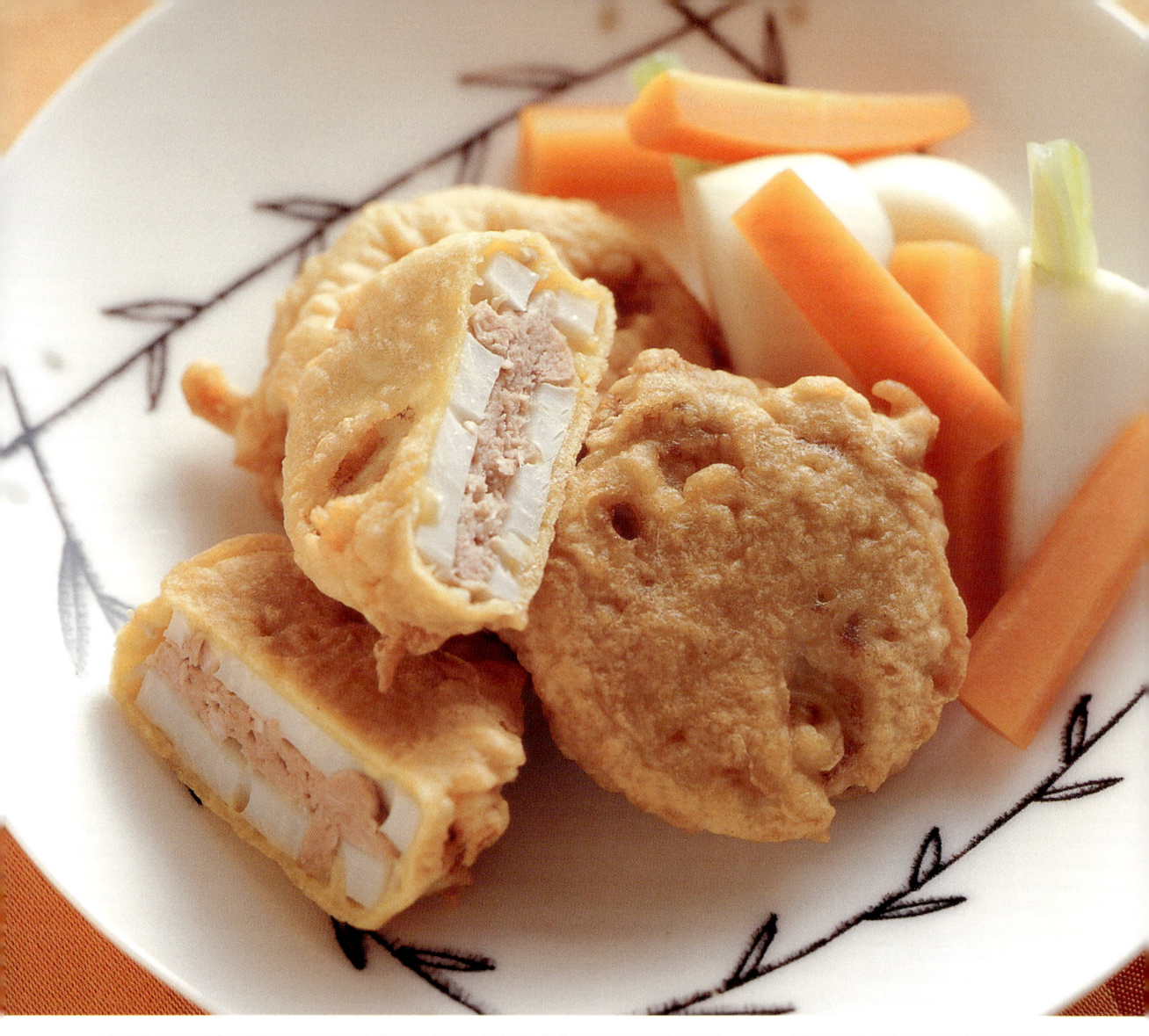

食物繊維が一皿にぎっしり

れんこんのひき肉はさみ揚げ甘酢野菜添え

[1人分] エネルギー 304kcal / 塩分 1.0g / カリウム 828mg

[材料]4人分

- A
  - 豚赤身ひき肉……200g
  - ねぎのみじん切り……10cm分
  - おろししょうが……1かけ分
  - 塩……小さじ1/4
  - 五香粉……少々
- れんこん……300g
- B
  - 卵……1個
  - 水……小さじ2
  - 小麦粉……大さじ8
  - 片栗粉……大さじ2
  - 塩……小さじ1/4
  - オイスターソース……小さじ1/2
  - ごま油……小さじ1
  - こしょう……少々
- 揚げ油……適量
- かぶ……大2個
- にんじん……1本
- C
  - 酢……大さじ4
  - 砂糖……大さじ1/2
  - 塩……小さじ1/4
  - 水……大さじ1

[作り方]

1 かぶは茎を少し残して葉を落とし、水の中で竹串で茎元の汚れを除き、6つ割りにする。にんじんは棒状に切る。それぞれさっとゆで、熱いうちに合わせたCに漬ける。

2 れんこんは皮をむいて5〜6mm厚さの輪切り（24枚）にし、水にさらす。

3 Aを合わせてよく練り混ぜ、12等分する。

4 Bを混ぜ合わせてなめらかな衣を作る。

5 2の水気をよくふき、2枚1組にして3をしっかりはさむ。揚げ油を高めの低温に熱し、4の衣をつけて色づくまで揚げる。

6 5を器に盛り、汁気をきった1を添える。（検見崎）

＊五香粉は中国の香辛料。なければこしょうを使う。

主菜 肉／ひき肉

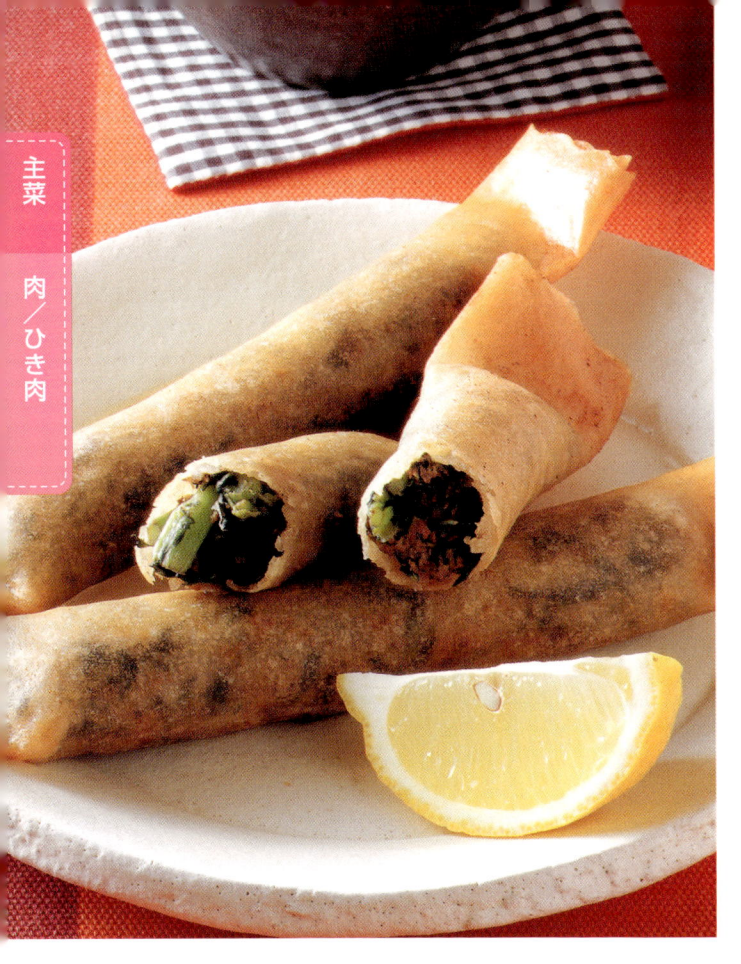

カリウム豊富な青菜がたっぷり食べられる

牛肉と春菊の春巻き

[1人分] エネルギー 327kcal ／ 塩分 1.2g ／ カリウム 799mg

[材料] 4人分
- 牛赤身ひき肉……250g
- 春菊………2束（500g）
- 塩………………小さじ2
- A
  - にんにくのみじん切り………1かけ分
  - こしょう…………少々
  - ごま油…………小さじ1
- 春巻きの皮…………12枚
- レモン（くし形切り）…適量
- 小麦粉、揚げ油…各適量

[作り方]
1. 春菊は茎のほうから細かく刻み、葉は1〜2cm幅に刻む。塩を振ってしっかりもみ、しんなりしたら水気をしぼる。
2. ひき肉、1、Aをよく混ぜ合わせ、12等分する。
3. 春巻きの皮を広げ、水で溶いた小麦粉を皮の両端と向こう側の端にぬる。2を手前にのせて棒状に巻き、両端と巻き終わりをしっかりとめる。
4. 揚げ油を中〜高温に熱して3を入れ、こんがりときつね色に揚げる。
5. 器に盛ってレモンを添え、汁をしぼりかけて食べる。（検見﨑）

電子レンジで簡単にできる

ひき肉とキャベツの重ね煮

[1人分] エネルギー 138kcal ／ 塩分 1.0g ／ カリウム 353mg

[材料] 4人分
- A
  - 牛ひき肉………160g
  - 玉ねぎのみじん切り…大さじ4
  - 生パン粉…大さじ2
  - 卵…………1/2個分
  - 塩…………小さじ1/2
  - こしょう………少々
- キャベツ……………8枚
- B
  - 赤・黄ピーマン（5mm角）………各少々
  - グリンピース…小さじ2
  - 生しいたけ（5mm角）…2枚分
  - スープ………1カップ
  - 塩……………少々
- 片栗粉…………小さじ2

[作り方]
1. キャベツは電子レンジにさっとかけ、しんなりさせる。Aは合わせてよく練り混ぜておく。
2. 深めの器にバター（分量外）を薄くぬり、側面までキャベツをすきまなく敷く。
3. 器の縁からはみ出たキャベツを切り落とし、残ったキャベツとともに大きめに切る。
4. 2の器に3の1/2量、Aの1/2量、残りの3、残りのAを順に詰める。
5. 4にラップをし、電子レンジに約5分かける。
6. Bを混ぜて火にかけ、煮立ったところに片栗粉を倍量の水で溶いて加え、とろみをつける。
7. 5を平皿にあけ、6をかける。（葛西）

＊スープは固形または顆粒スープ利用でよい。

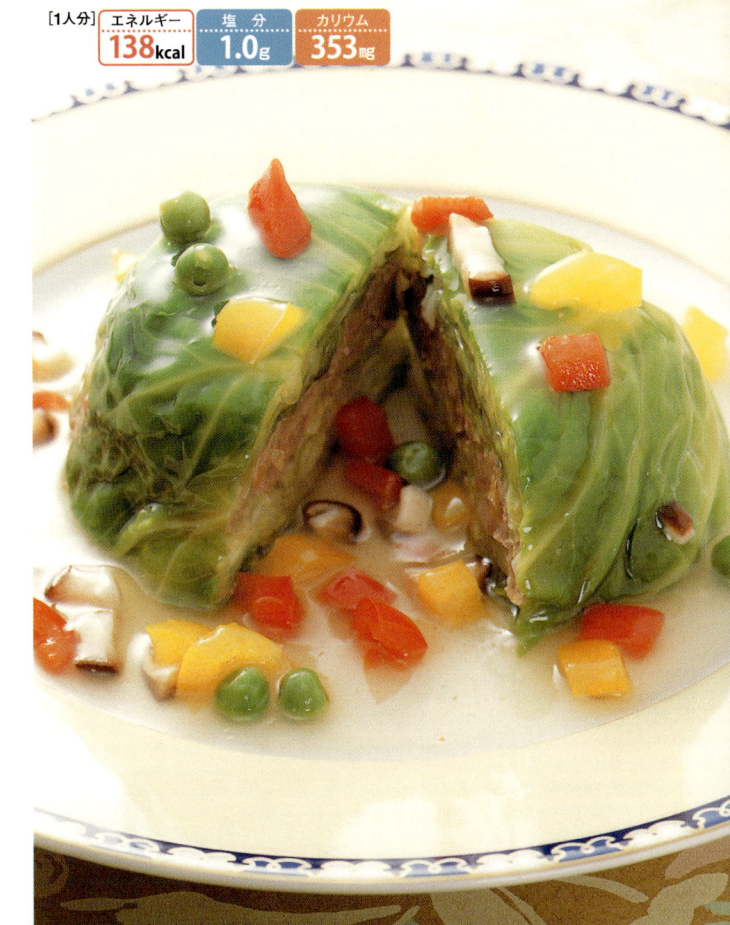

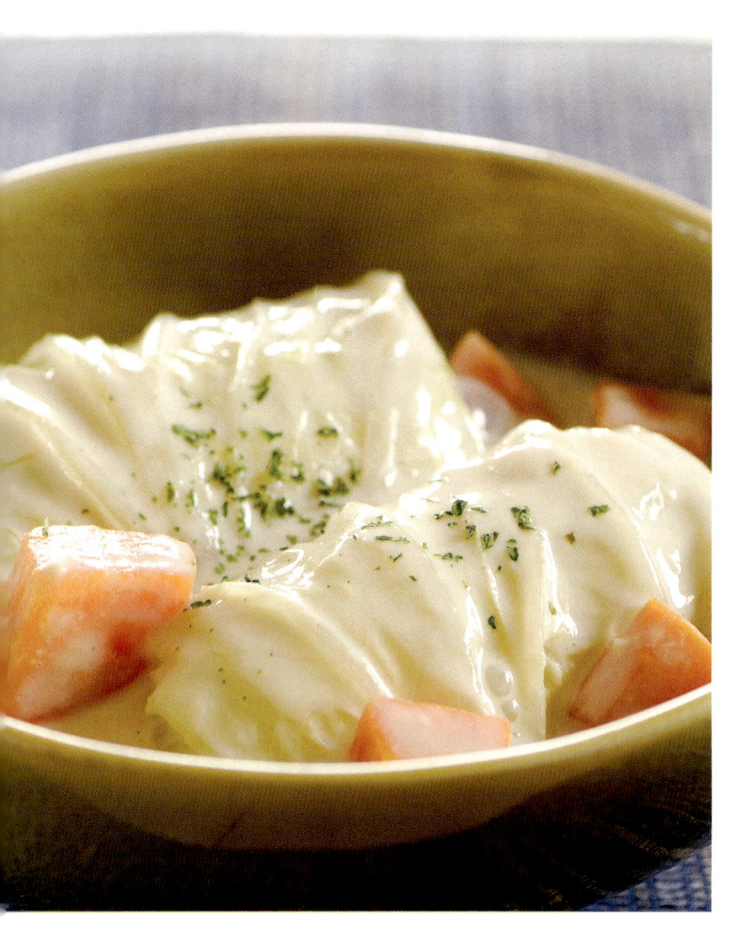

あっさり、ヘルシーな鶏ひき肉で作る

ロール白菜の豆乳仕立て

[1人分] エネルギー 342kcal　塩分 1.8g　カリウム 1431mg

[材料] 4人分

A ┌ 鶏ひき肉……400g
　├ ねぎのみじん切り…30g
　├ しょうがのすりおろし…10g
　└ 塩、こしょう…各少々
白菜……………………大8枚
にんじん………………1本

B ┌ 豆乳……………6カップ
　├ 鶏がらスープの素
　│　………大さじ1 1/3
　├ しょうゆ……小さじ2
　└ 塩………………少々
パセリ（乾燥）………少々

[作り方]
1　ボウルにAを入れ、手でよく混ぜ合わせる。
2　白菜は耐熱皿にのせ、ラップをして電子レンジで約8分加熱し、あら熱をとって芯のかたい部分を包丁で薄くそぎ落とす。にんじんは皮をむいて小さめの乱切りにする。
3　白菜を広げ、1をのせてロールキャベツの要領で巻き、端を楊枝でとめる。これを8つ作る。
4　鍋にBと3とにんじんを入れ、沸とうさせないように弱火で、にんじんがやわらかくなるまで煮る。楊枝をはずして器に盛り、パセリを散らす。
（今別府）

茎も皮も栄養を丸ごと食べられる

ブロッコリーとかぼちゃのコロッケ

[1人分] エネルギー 334kcal　塩分 1.5g　カリウム 712mg

[材料] 4人分
鶏ひき肉………………200g
とんかつソース…大さじ2
ブロッコリー（つぼみの部分）……1/2株分（100g）
かぼちゃ………………300g
塩、こしょう……各少々
にんじん………………1/2本
ブロッコリー（茎の部分）……約1株分
小麦粉……………大さじ2
卵…………………………1個
パン粉（細かいもの）…大さじ8
A ┌ とんかつソース…大さじ2
　└ 青のり、削り節…各少々
揚げ油……………………適量

[作り方]
1　ブロッコリー（つぼみの部分）は細かく刻む。かぼちゃは種とわたを除いて皮つきのまま一口大に切り、ラップをかけて電子レンジ（600W）に7分ほどかけ、熱いうちにフォークなどでつぶす。
2　鍋に鶏ひき肉ととんかつソースを入れ、中火にかけて汁気がなくなるまでいりつける。
3　ボウルに1、2を入れ、塩、こしょうを振って混ぜ合わせ、8等分して丸める。
4　にんじんとブロッコリーの茎は皮をむいて薄い輪切りにして、さっとゆでる。
5　3に小麦粉、溶き卵、パン粉の順に衣をつけ、高温の揚げ油でカラッと揚げる。器にAをあしらってコロッケを盛り、4を添える。（浜内）

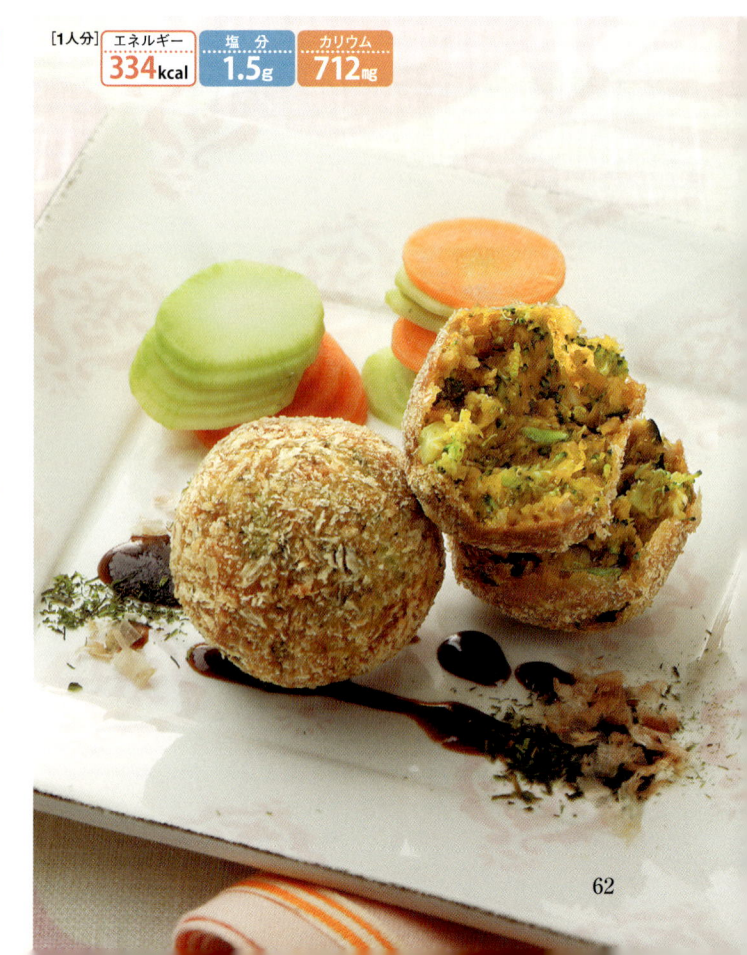

主菜 肉/ひき肉・卵

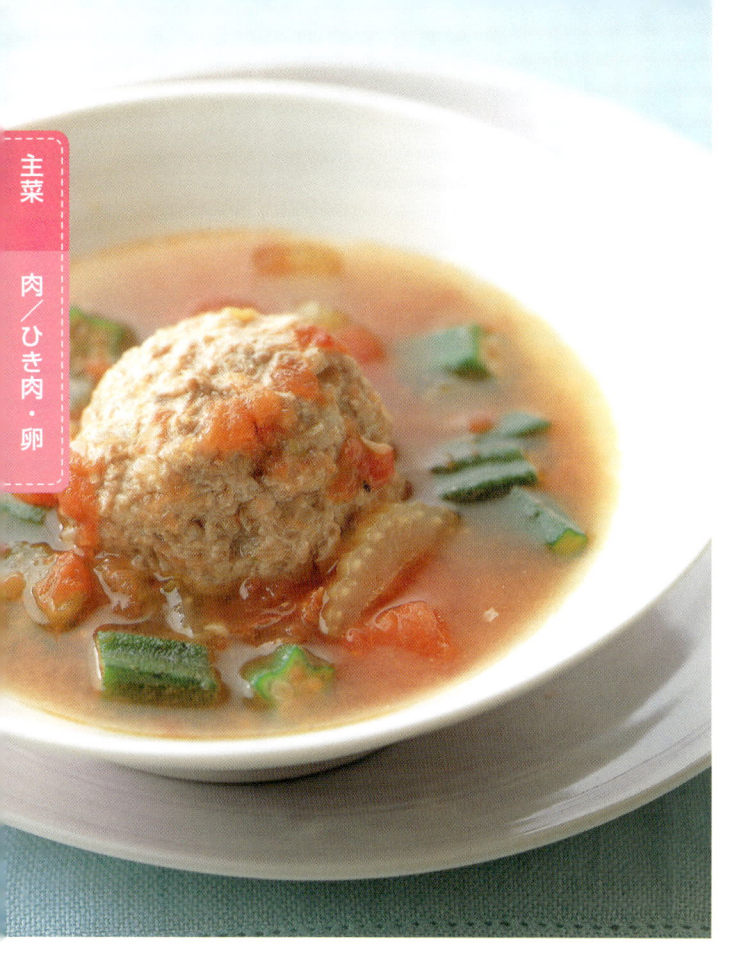

ごろりんミートボールのスープ煮

香味野菜を混ぜたミートボールがジューシー

[1人分] エネルギー 215kcal　塩分 1.7g　カリウム 576mg

[材料] 4人分
豚ひき肉……300g
A ┌ ねぎのみじん切り……1本分
　│ おろししょうが……大さじ1/2
　│ 塩……小さじ2/5
　│ 水、酒……各大さじ2
　└ 片栗粉……大さじ1
トマト……2個
セロリ……1本
オクラ……8本
B ┌ 水……2 1/2カップ
　└ 顆粒スープ……小さじ2/3
C ┌ 塩……小さじ1/3
　│ しょうゆ……大さじ1/2
　└ こしょう……少々

[作り方]
1　ボウルにひき肉とAを入れ、粘りが出るまで練り、4等分して丸める。
2　トマトは皮をむいて1cm角に切り、セロリは筋を取って薄切りにする。
3　オクラは塩（分量外）でもんでうぶ毛を取り、ゆでて水に取り、1～2cm幅に切る。
4　鍋にBを入れて強火にかけ、沸とうしたら1を入れ、アクを取る。2を加えて10分ほど煮、Cで調味し、3を加えてさっと煮る。（髙城）

ハーブ入りオムレツ

手早く作るのがふんわりのコツ

[1人分] エネルギー 206kcal　塩分 1.0g　カリウム 698mg

[材料] 2人分（作りやすい分量）
卵……3個
チャイブ（生）……6～7本
セルフィーユ（生）……2～3本
ほうれんそう……1/2束
赤ピーマン……2個
バター……大さじ1 1/2
塩、こしょう……各適量

[作り方]
1　チャイブはあらく刻み、セルフィーユは葉先を手でちぎっておく。
2　ほうれんそうはゆでて冷まし、3cm長さに切る。赤ピーマンは種を取って一口大に切る。
3　卵を溶きほぐし、塩、こしょう各少々、1を加えて泡立てないようにかき混ぜる。
4　小さめのフライパンにバター大さじ1/2を熱し、3の半量を入れ、スプーンで大きくかき混ぜる。半熟状に焼いて片方に寄せ、折りたたむようにして木の葉形にする。同様にもう1つ作る。
5　フライパンに残りのバターを熱して2を炒め、塩、こしょう各少々で味をととのえる。
6　器に4を盛り、5を添える。好みでチャイブとセルフィーユをあしらう。（竹内）

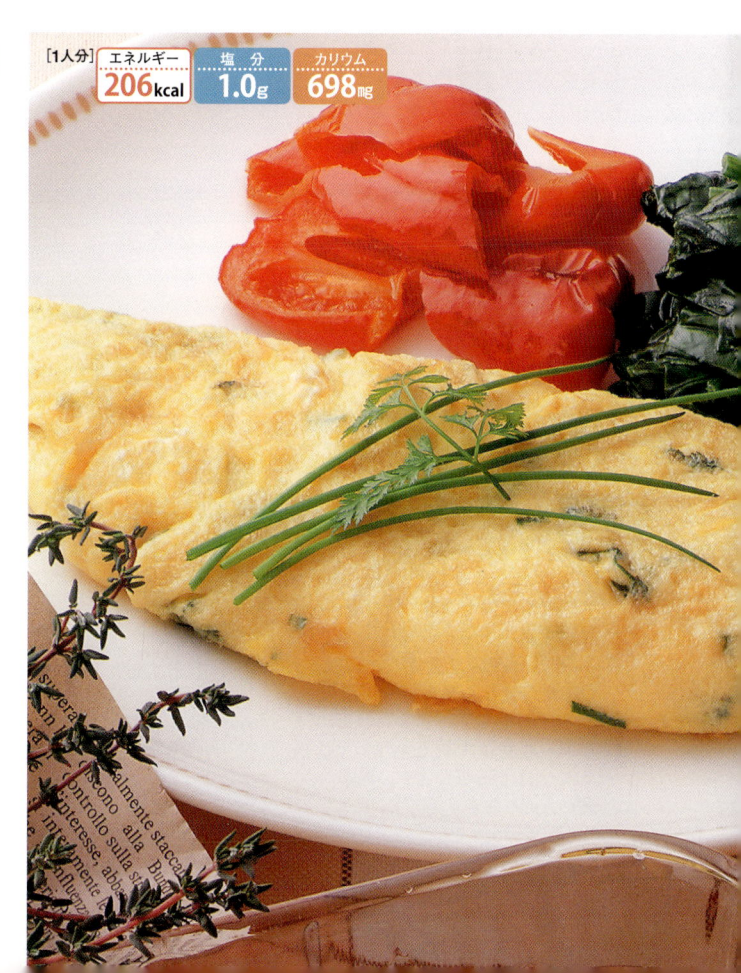

オーブン焼きでふっくらジューシー

豆腐とほうれんそうのキッシュ風

[1人分] エネルギー **220**kcal　塩分 **1.1**g　カリウム **713**mg

[材料] 4人分
（直径18cmのタルト型1個分）
- 木綿豆腐……………………1/2丁
- ほうれんそう………………1束
- 玉ねぎ………………………1/2個
- マッシュルーム……………10個
- ベーコン……………………2枚
- 卵……………………………3個
- 粉チーズ……………………大さじ4
- 塩、こしょう、ナツメグ……各適量
- バター………………………大さじ2

[作り方]

1 豆腐はペーパータオルなどに包んでバットに入れ、皿などで重しをして15～20分おいて水をきり、ざっとほぐす。

2 ほうれんそうは塩少々を加えた熱湯でゆで、水にさらし、2cm長さに切って軽くしぼる。玉ねぎは薄切りにし、マッシュルームは厚さ3～4mmに切り、ベーコンは1cm幅に切る。

3 フライパンにバターを熱し、玉ねぎを入れて薄く色づくまで炒め、残りの**2**を加えて炒める。全体に油がまわったら、塩、こしょうで調味し、あら熱をとる。

4 卵を溶きほぐし、**1**、粉チーズを加え、なめらかになるまで泡立て器で混ぜる。**3**を加えて混ぜ、塩、こしょう、ナツメグで味をととのえる。

5 バター（分量外）を塗った型に**4**を流し、180℃のオーブンで10分ほど焼く。（村田）

MEMO　ここが効く！

大豆は健康食材の優等生

大豆に豊富なカリウムやカルシウム、マグネシウムは、血圧コントロールに欠かせないミネラル。最近では、大豆ペプチド、サポニン、レシチン、イソフラボンといった成分も、高血圧や動脈硬化の予防効果で注目を浴びています。豆腐は大豆をそのままとるより消化吸収がよく、胃腸の弱い人にもおすすめです。

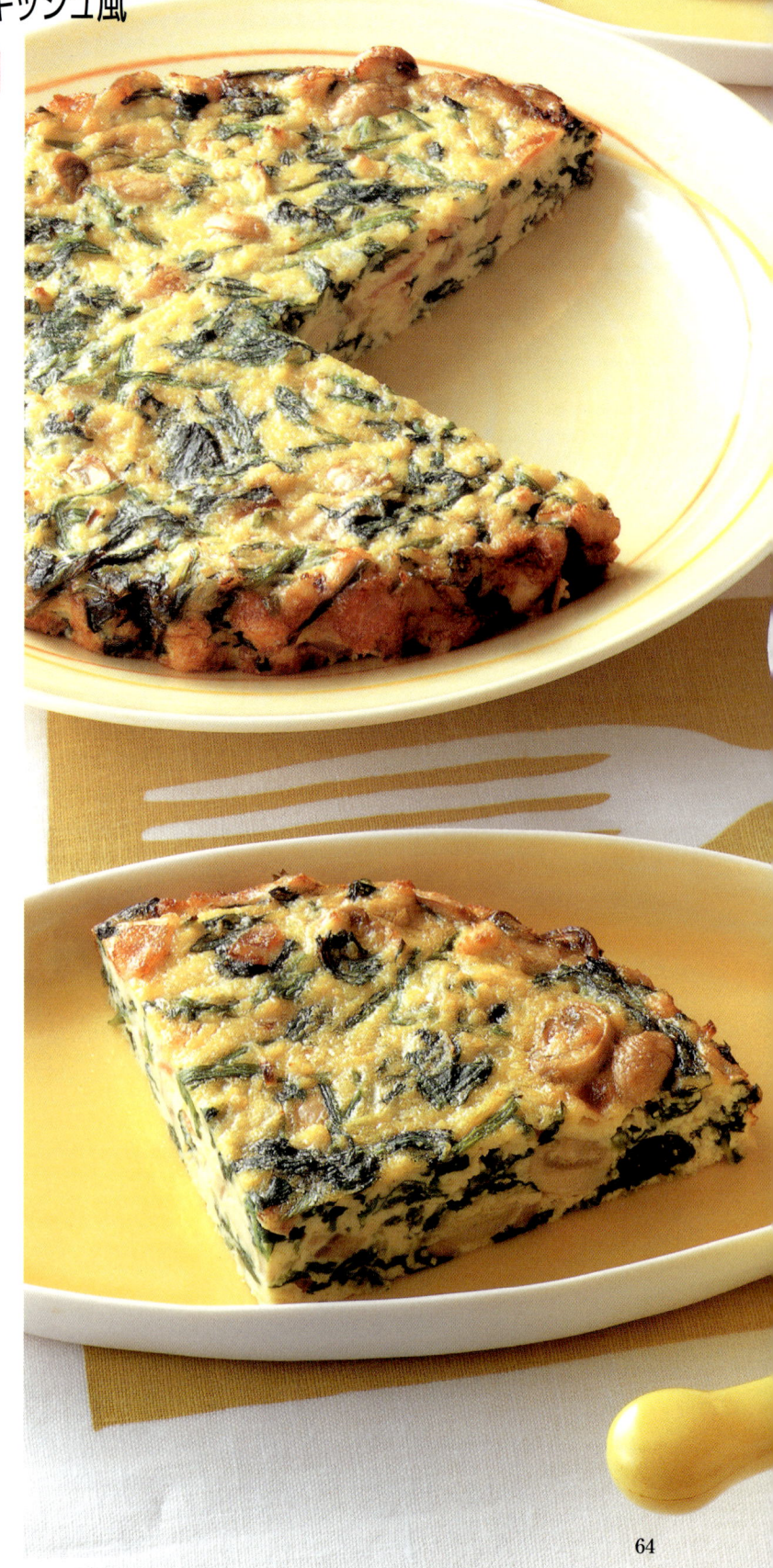

主菜 豆腐・大豆加工品

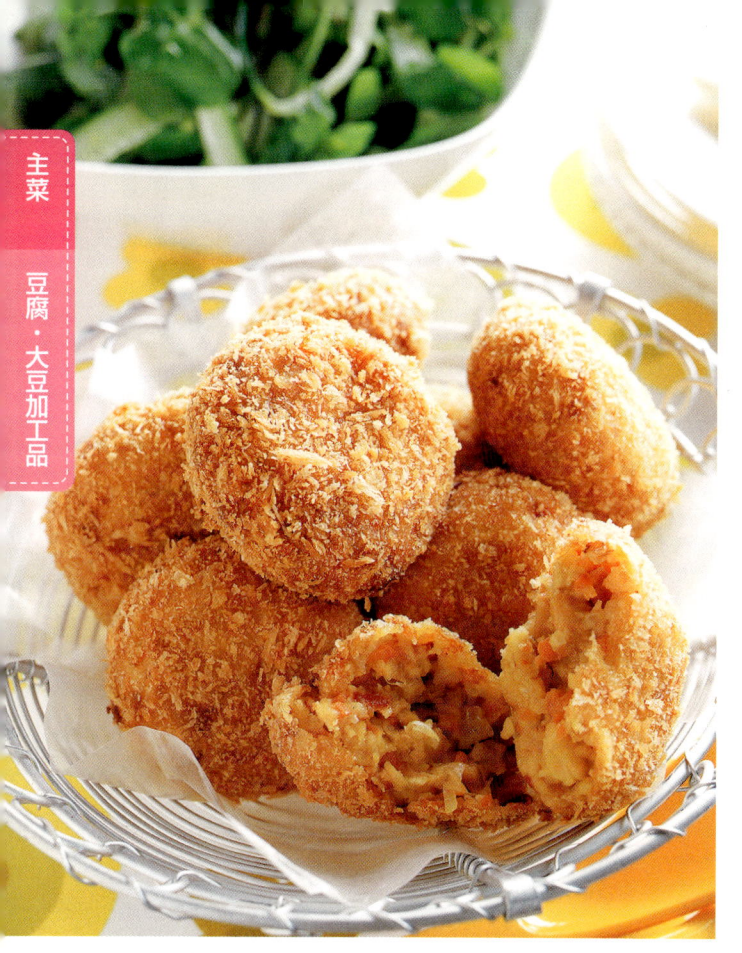

手軽な大豆水煮を利用して作る
大豆の和風コロッケ

[1人分] エネルギー 355kcal 　塩分 0.8g 　カリウム 332mg

[材料] 4人分
- 大豆（水煮）……250g
- 玉ねぎ……………1個
- にんじん…………1/2本
- ベーコン…………3枚
- バター……………大さじ1 1/2
- 塩、こしょう……各少々
- 小麦粉……………大さじ2
- だし………………1/2カップ
- A ┌ 小麦粉、溶き卵、パン粉………各適量
- B ┌ クレソン（葉先を摘む）………100g
  └ きゅうり（薄切り）…1本分
- 揚げ油……………適量

[作り方]
1　大豆はつぶす。玉ねぎ、にんじんはみじん切りに、ベーコンはせん切りにする。
2　フライパンを中火にかけてバターを溶かし、ベーコンをさっと炒め、玉ねぎ、にんじんを加えてしんなりするまで炒め、塩、こしょうを振る。
3　2に小麦粉を振り入れて弱火で炒め、だしを少しずつ加えて練る。ぽったりしてきたら大豆を加え混ぜて火を止め、あら熱をとる。
4　3を8等分して丸め、Aを順につけ、中温の揚げ油で揚げ、器に盛ってBを添える。（藤井）

具だくさんのがんもどきを薄味で
手作りがんもといんげんの煮物

[1人分] エネルギー 388kcal 　塩分 1.4g 　カリウム 875mg

[材料] 4人分
- 木綿豆腐……………2丁
- きくらげ……………少々
- うなぎのかば焼き…1串
- ぎんなん……………10粒
- にんじん……………1本
- 山いも………………2/3本
- A ┌ 卵………2/3個分
  └ 塩………少々
- A ┌ 片栗粉……大さじ2
- さやいんげん………120g
- 揚げ油………………適量
- B ┌ だし………4カップ
  │ しょうゆ、みりん、酒……各大さじ4
  │ 砂糖………大さじ2
  └ 塩…………少々

[作り方]
1　豆腐はふきんで包み、重しをのせて40分ほどおき、水きりをしておく。きくらげは水でもどし、細かく刻む。うなぎは一口大に切る。にんじんは皮をむき、3cm長さの細切りにする。
2　山いもは皮をむいてすり鉢ですり、豆腐を手でつぶしながら加え、さらにすり、Aを加えてなめらかになるまですり混ぜる。
3　2にきくらげ、にんじん、ぎんなんを加えて混ぜ、10等分し、うなぎを1個ずつ包んで丸める。
4　3を揚げて油をきる。いんげんはさっとゆでる。
5　鍋にBを煮立て、がんもどきを加えて弱火で5〜6分煮、いんげんを加えて2〜3分煮る。（信太）

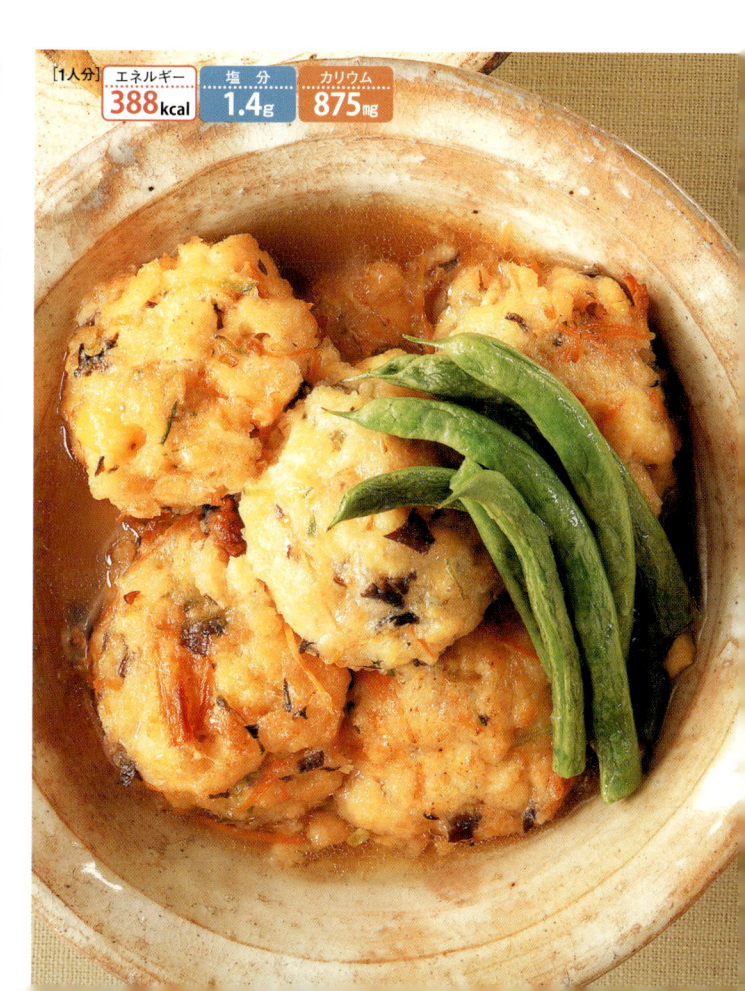

副菜になるおかず

食物繊維やビタミン類が豊富な、野菜中心の副菜です。エネルギー量や塩分量に配慮しながら、主菜に合わせて、献立に変化をつけてください。

さっぱり味のドレッシングが決め手
なすとトマトのサラダ

[1人分] エネルギー 128kcal　塩分 1.0g　カリウム 555mg

[材料] 4人分
- トマト……………2個
- 長なす…………中6個
- A
  - しょうゆ……大さじ2
  - 酢…………大さじ2強
  - サラダ油……大さじ2
  - 砂糖…………小さじ2
  - しょうが汁…小さじ2
- B
  - 酢、サラダ油、しょうが汁…各小さじ2
- ペパーミントの葉…少々

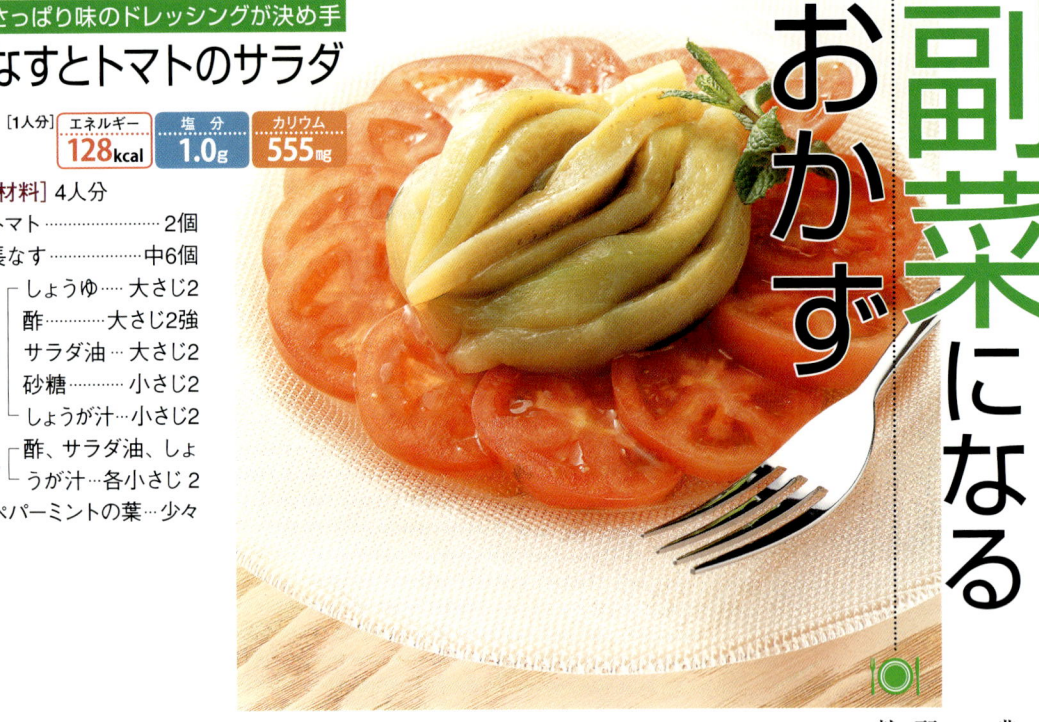

[作り方]
1. トマトは5mm厚さの輪切りにする。
2. なすはへたを取って薄く皮をむき、水にさらしてから沸とうした湯で1〜2分ゆで、水気をきって冷ましておく。
3. Aを混ぜ合わせてドレッシングを作る。
4. Bを混ぜて、2にかけておく。
5. 器に1と4を盛り、ミントを添える。食べるときにドレッシングをかける。（葛西）

皮つき調理で栄養を逃さない
焼きなすとえびのサラダ

[1人分] エネルギー 93kcal　塩分 0.7g　カリウム 384mg

[材料] 4人分
- なす……………5本
- えび……………6尾
- A
  - 玉ねぎのみじん切り……1/2個分
  - しょうがのみじん切り……1かけ分
  - マヨネーズ…大さじ2
  - 塩、こしょう…各少々
- 万能ねぎの小口切り……4本分

[作り方]
1. なすは7〜8mm厚さの斜め輪切りにし、塩少々（分量外）を振って10分ほどおく。透明なアクがしみ出てきたら、ペーパータオルで取る。
2. えびは殻つきのまま洗う。
3. 油を使わずにフライパンでなすを両面焼いて取り出す。えびも同様に焼いて火を通し、殻をむいて半分に切る。
4. Aを混ぜ合わせて3をざっくりあえ、器に盛って万能ねぎを散らす。（浜内）

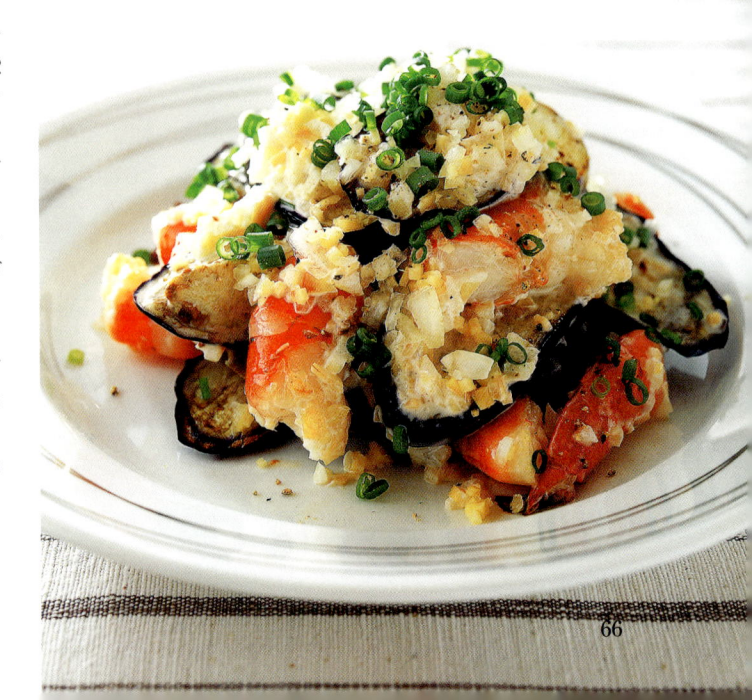

副菜 野菜／果菜

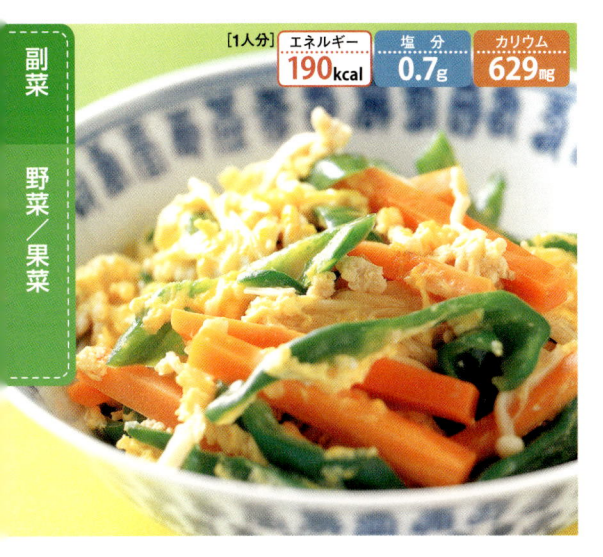

[1人分] エネルギー 190kcal　塩分 0.7g　カリウム 629mg

ビタミンCやカロテンが生活習慣病予防に効果的
ピーマンと鶏ひき肉の卵とじ

[材料] 4人分
- ピーマン……8個（300g）
- にんじん……1本
- えのきたけ……2袋（200g）
- 鶏ひき肉……200g
- 卵……2個
- A
  - だし……1 1/2カップ
  - しょうゆ……大さじ1/2
  - みりん……大さじ1
  - 塩……小さじ1/4

[作り方]
1 ピーマンは種とへたを除いて7～8mm幅に切る。にんじんは4～5mm角、5～6cm長さの棒状に切る。えのきたけは根元を切り落とし、ほぐす。
2 鍋にA、にんじんを入れて中火で7～8分煮る。にんじんがやわらかくなったら、ひき肉を加え、菜箸でほぐしながら火を通す。
3 アクを取り、ピーマン、えのきたけを加えてさっと煮、溶いた卵を流して好みの加減に火を通す。
（検見﨑）

[1人分] エネルギー 156kcal　塩分 0.3g　カリウム 124mg

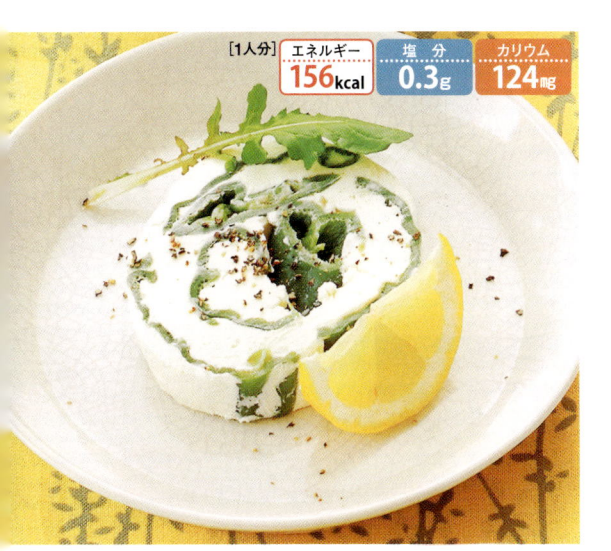

パンや冷えたワインのおともにおすすめ
ピーマンのチーズテリーヌ

[材料] 6人分（作りやすい分量）
- ピーマン……10個
- クリームチーズ……1箱（250g）
- あらびき黒こしょう……少々
- レモン（くし形切り）……4切れ
- ルッコラ（あれば）…少々

[作り方]
1 ピーマンは縦半分に切って種とへたを除き、さっとゆでて水気をよくきる。
2 チーズは練ってやわらかくし、広げたラップの上に4～5層になるようにピーマンと交互に重ね、ラップで巻いて円筒形に整える。
3 冷蔵庫でよく冷やし、6等分に切り分けて黒こしょうをふる。レモンを添え、あればルッコラをあしらう。
（浜内）

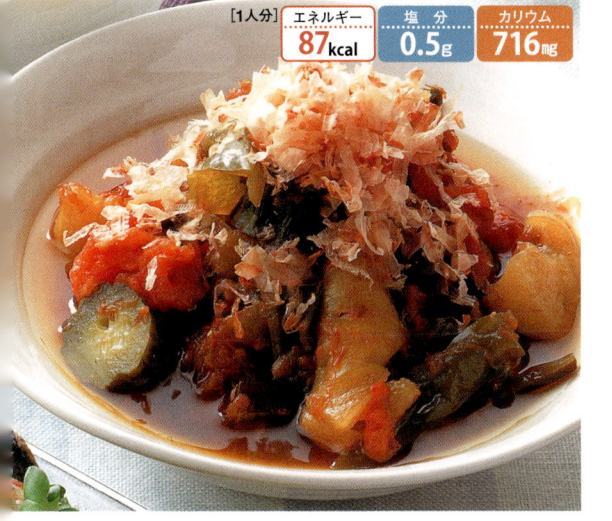

[1人分] エネルギー 87kcal　塩分 0.5g　カリウム 716mg

だしのうまみを効かせて薄味でもおいしく
和風ラタトゥイユ

[材料] 4人分
- なす……4本
- きゅうり……2本
- トマト……2個
- ピーマン……6個
- 昆布……10cm
- A
  - 酒……大さじ1
  - だし……3/4カップ
- B
  - しょうゆ……大さじ1/2
  - 砂糖……大さじ1
- 削り節……20g

[作り方]
1 なすは皮をむいて乱切りにし、きゅうりは2cm厚さの輪切りにする。トマトは皮をむいてざく切りにし、ピーマンは乱切りにする。
2 昆布ははさみで細切りし、1とともに鍋に入れ、Aを加えて火にかける。煮立ったら弱火にし、ふたをして10分ほど煮る。Bと削り節の2/3量を加え、さっと混ぜてふたをし、さらに20分ほど煮る。
3 煮汁ごと器に盛り、残りの削り節をのせる。（髙城）

夏が旬のトマトと枝豆で
トマトカップグラタン

[1人分] エネルギー **198**kcal　塩分 **0.8**g　カリウム **769**mg

[材料] 4人分
- トマト……8個（1.2kg）
- 玉ねぎ……1/2個
- ベーコン……50g
- A［塩、こしょう、ナツメグ……各少々］
- 枝豆（さやつき）……100g
- パン粉……15g
- ピザ用チーズ……50g
- サラダ油……小さじ1

[作り方]
1. トマトはへたの反対側を1.5cmほど切り落とし、果肉をスプーンでくりぬく。切り落とした部分とくりぬいた果肉は1cm角に切る。
2. 玉ねぎ、ベーコンは7〜8mm角に切る。
3. フライパンにサラダ油を熱して**2**を炒め、しんなりしたら1cm角のトマトを加えてさらに炒める。汁気がなくなるまで煮詰め、Aで調味する。
4. 枝豆はゆでてさやから出す。
5. **3**に**4**、パン粉、チーズの半量を加えてよく混ぜ、**1**のトマトカップに詰めて、上に残りのチーズをのせる。230〜240℃に熱したオーブンで、チーズが溶けるまで10〜12分焼く。（検見﨑）

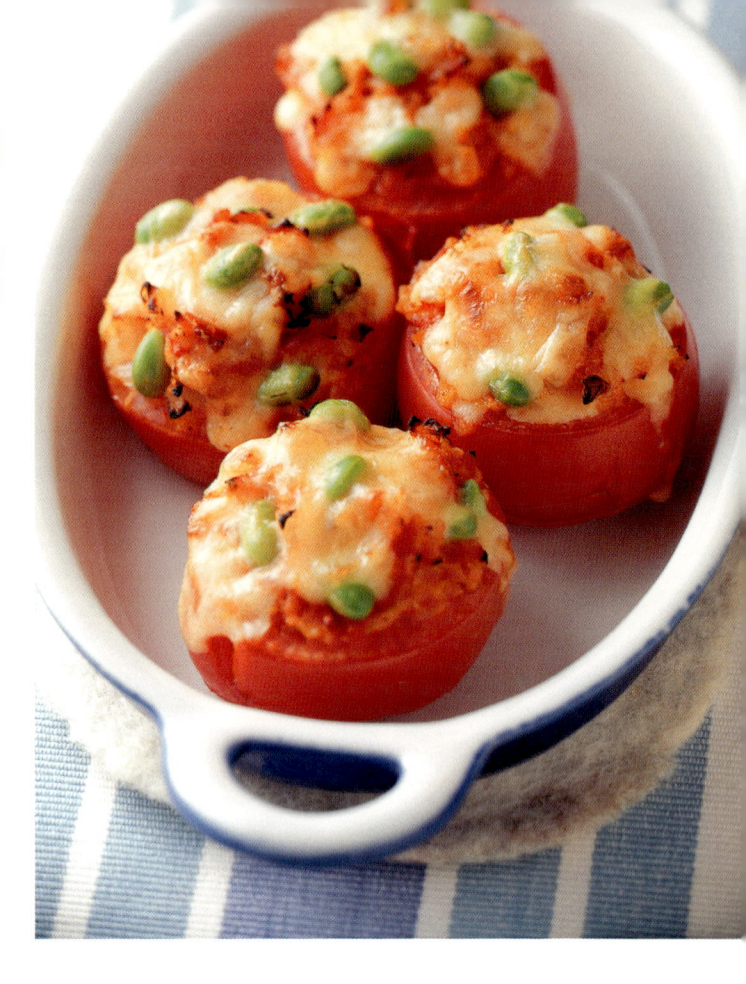

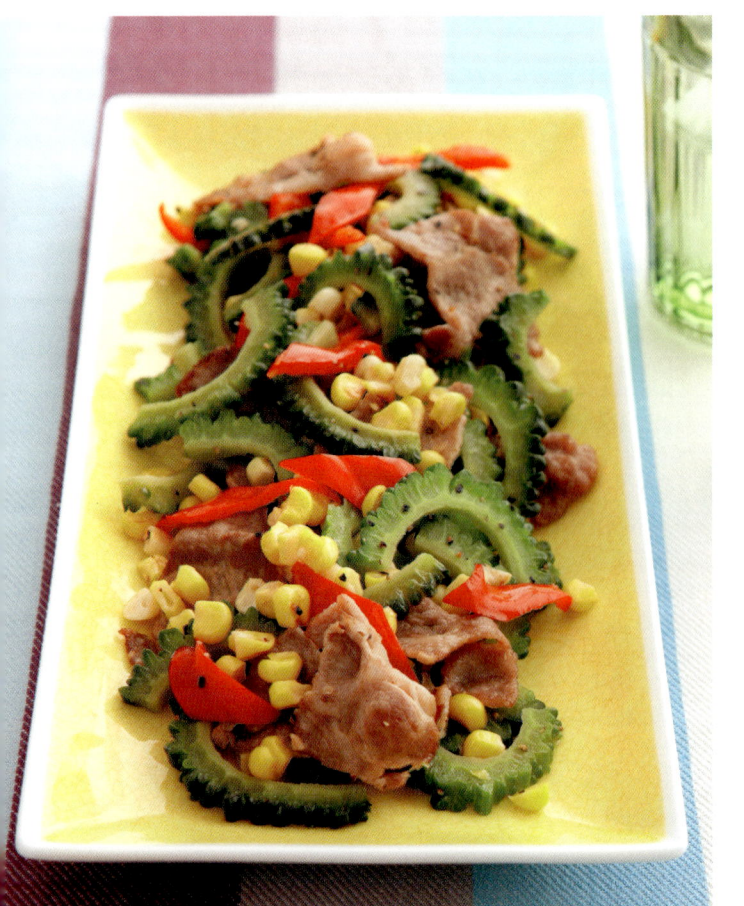

ゴーヤの苦みとコーンの甘みがアクセント
夏野菜と豚肉のノンオイル炒め

[1人分] エネルギー **156**kcal　塩分 **0.4**g　カリウム **379**mg

[材料] 4人分
- ゴーヤ……1本
- 赤ピーマン……1個
- とうもろこし（生）……1本
- 豚肩ロース薄切り肉……200g
- 塩、あらびき黒こしょう……各適量

[作り方]
1. ゴーヤは縦半分に切って種とわたをスプーンでこそげ、薄切りにする。赤ピーマンは種を取って食べやすい大きさに切る。とうもろこしは芯にそって包丁を入れ、粒をはずす。
2. 豚肉は3〜4cm幅に切る。
3. フライパンに水をたっぷり入れて沸とうさせ、塩少々を加えてゴーヤと赤ピーマンを入れる。色が鮮やかになったらすくい上げ、次に豚肉を入れて色が変わったらざるに上げる。
4. **3**の湯を捨ててペーパータオルでふき、弱火にかけて豚肉を戻す。脂がしみ出たら**3**の野菜ととうもろこしを加えて炒め、塩小さじ1/3を振り、仕上げに黒こしょうを多めに振る。（藤原）

副菜　野菜／果菜

[1人分] エネルギー **109**kcal　塩分 **0.1**g　カリウム **346**mg

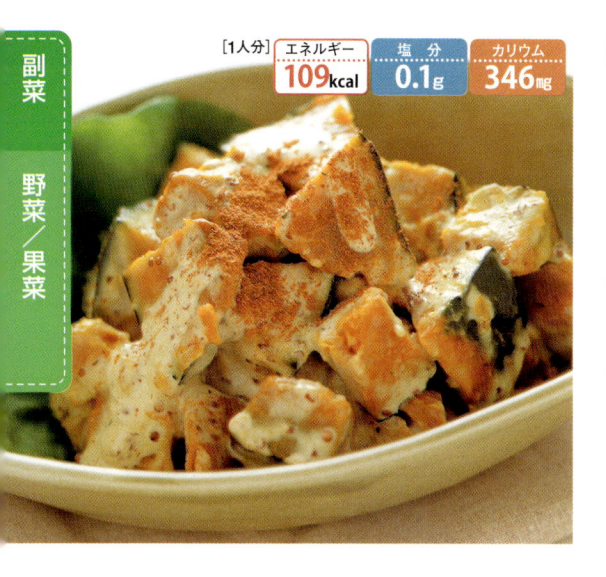

電子レンジ加熱の短時間メニュー
かぼちゃのサラダ

[材料] 4人分
かぼちゃ（冷凍）…260g
マヨネーズ、プレーンヨーグルト……各大さじ2
粒マスタード……大さじ1 1/3
サラダ菜……4枚
パプリカ（パウダー）…少々

[作り方]
1　かぼちゃは電子レンジで2〜3分加熱して、食べやすい大きさに切る。
2　マヨネーズ、ヨーグルト、粒マスタードはよく混ぜる。
3　**1**を**2**であえ、サラダ菜を敷いた器に盛り、パプリカを振る。（井上）

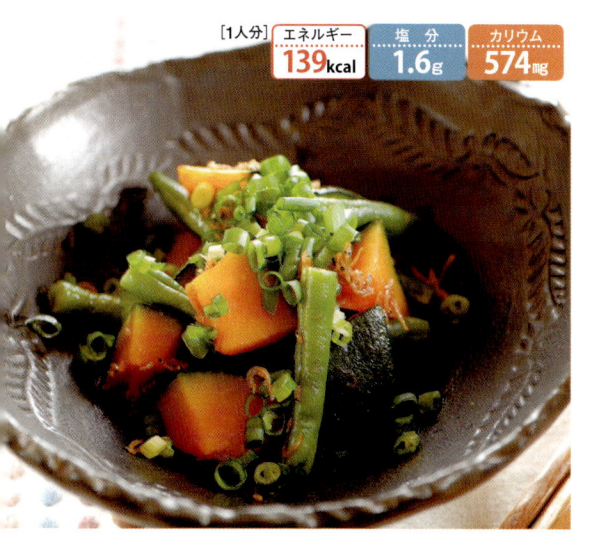

[1人分] エネルギー **139**kcal　塩分 **1.6**g　カリウム **574**mg

ごま油と山椒の香りで深い味わいに
かぼちゃの酢じょうゆあえ

[材料] 4人分
かぼちゃ……1/2個
さやいんげん……12本
小ねぎ……4本
ちりめん山椒……20g
（なければ普通のちりめんじゃこ40g）
A ┌ 酢、ごま油……各大さじ1
　└ しょうゆ……大さじ2 1/2

[作り方]
1　かぼちゃは一口大に切り、いんげんは筋を取って3cm長さに切る。小ねぎは小口切りにする。
2　かぼちゃといんげんを耐熱皿に平らにのせてラップをかけ、竹串がスッと通るまで電子レンジで約10分加熱する。
3　ボウルに**2**とちりめん山椒を入れ、Aを合わせてかけ、よく混ぜ合わせる。器に盛り、小ねぎを散らす。（今別府）

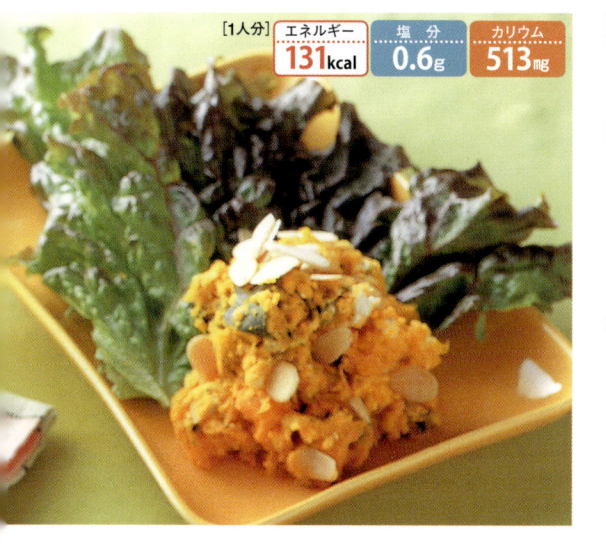

[1人分] エネルギー **131**kcal　塩分 **0.6**g　カリウム **513**mg

サニーレタスで巻いて食べるサラダ
かぼちゃのサニーレタス巻き

[材料] 4人分
かぼちゃ（冷凍）…300g
サニーレタス……8枚
スライスアーモンド……大さじ2
クリームチーズ……50g
塩、こしょう……各少々

[作り方]
1　かぼちゃは凍ったまま耐熱容器に並べ、ラップをして電子レンジに5〜6分かける。やわらかくなったらざっとつぶし、あら熱をとる。
2　サニーレタスは大きいものは半分に裂く。アーモンドはオーブントースターで軽くローストする。
3　**1**にクリームチーズ、アーモンドの半量を加えてざっくり混ぜ、塩、こしょうで調味する。
4　器にサニーレタス、**3**を盛って残りのアーモンドを散らす。（村田）

冷やすと苦みがやわらいで食べやすい
ゴーヤのひんやり煮びたし

[1人分] エネルギー 14kcal / 塩分 0.8g / カリウム 171mg

[材料] 4人分
- ゴーヤ……1本
- ちりめんじゃこ……10g
- しょうが……大1かけ
- A [だし……1 1/2カップ
     塩……小さじ1/3]

[作り方]
1 ゴーヤは縦半分に切り、スプーンで種とわたをかき出し、薄切りにする。しょうがはせん切りにする。
2 鍋にAを入れてひと煮立ちさせ、じゃこ、1を加えてさっと煮る。
3 あら熱がとれたら、冷蔵庫で冷やす。(浜内)

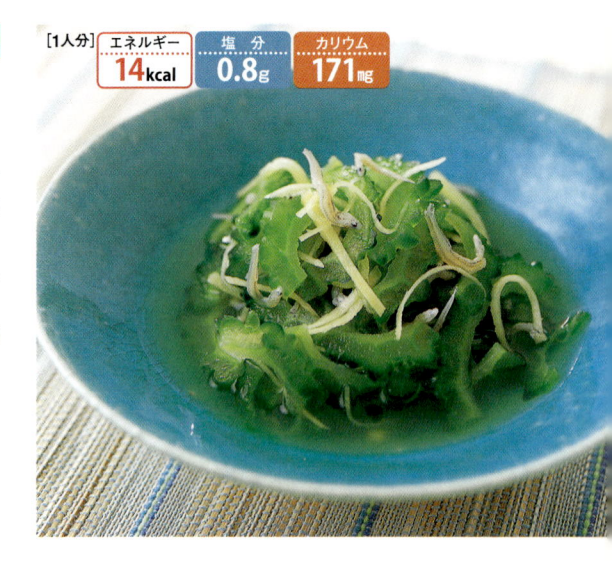

ビタミンEの豊富なアボカドとくるみで老化防止
アボカドとカッテージチーズのサラダ

[1人分] エネルギー 139kcal / 塩分 0.3g / カリウム 353mg

[材料] 4人分
- アボカド……1個
- レモン汁……大さじ1
- セロリ……15cm
- くるみ……15g
- カッテージチーズ……80g
- 塩……適量
- こしょう……少々
- オリーブ油……大さじ1/2

[作り方]
1 セロリは筋を取り、縦2〜3つに切ってから5mm幅に切り、塩少々を振る。しんなりしたら水気をしぼる。
2 くるみはさっとからいりし、あらく刻む。
3 アボカドは半分に切って、種をはずし、スプーンで少しずつ果肉をすくい取り、レモン汁をかける。
4 ボウルに1、3、カッテージチーズを入れて混ぜ、塩少々、こしょう、オリーブ油で調味し、器に盛って2を散らす。(髙城)

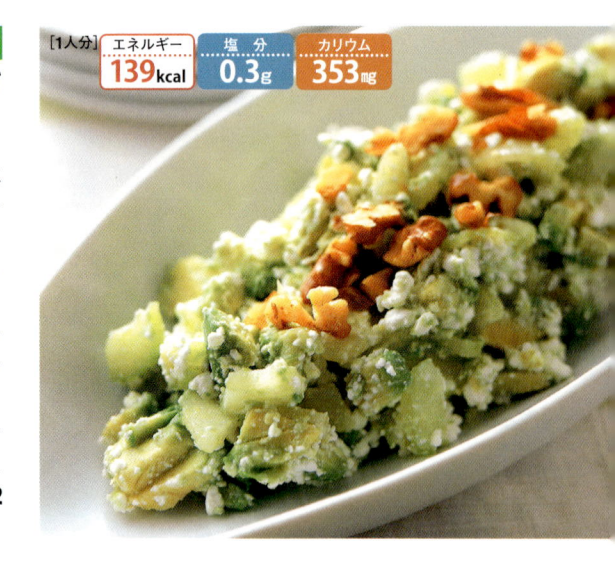

たけのこと相性のよい白みそドレッシングで
キャベツとゆでたけのこの和風サラダ

[1人分] エネルギー 137kcal / 塩分 0.8g / カリウム 318mg

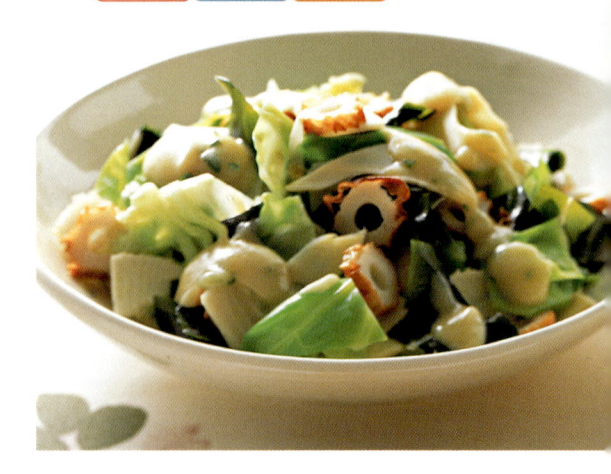

[材料] 4人分
- たけのこ(ごく鮮度のよいもの)…1本(正味150g)
- キャベツ…3枚(200g)
- わかめ(もどしたもの)…30g
- ちくわ……2本
- A [サラダ油…大さじ3
     白みそ(西京みそ)……大さじ1 1/2
     水……大さじ1 1/2
     酢……大さじ1/2
     木の芽……7〜8枚
     塩……少々]

＊たけのこの鮮度が落ちる場合は下ゆでする。

[作り方]
1 たけのこは穂先を少し切って縦に切り目を入れて皮をむき、やわらかい部分を取り出す。穂先はくし形の薄切り、根元は半月形の薄切りにし、塩(分量外)を加えた熱湯で3分ゆで、ざるにとって手早く冷ます。
2 キャベツは塩(分量外)を加えた熱湯でゆで、ざるに取って冷まし、3cm角に切る。わかめは筋を取り一口大に切る。ちくわは小口に切る。
3 Aの木の芽を細かくちぎり、全材料を混ぜ合わせる。
4 1、2を合わせ3をかける。(小田)

副菜　野菜/果菜・葉菜

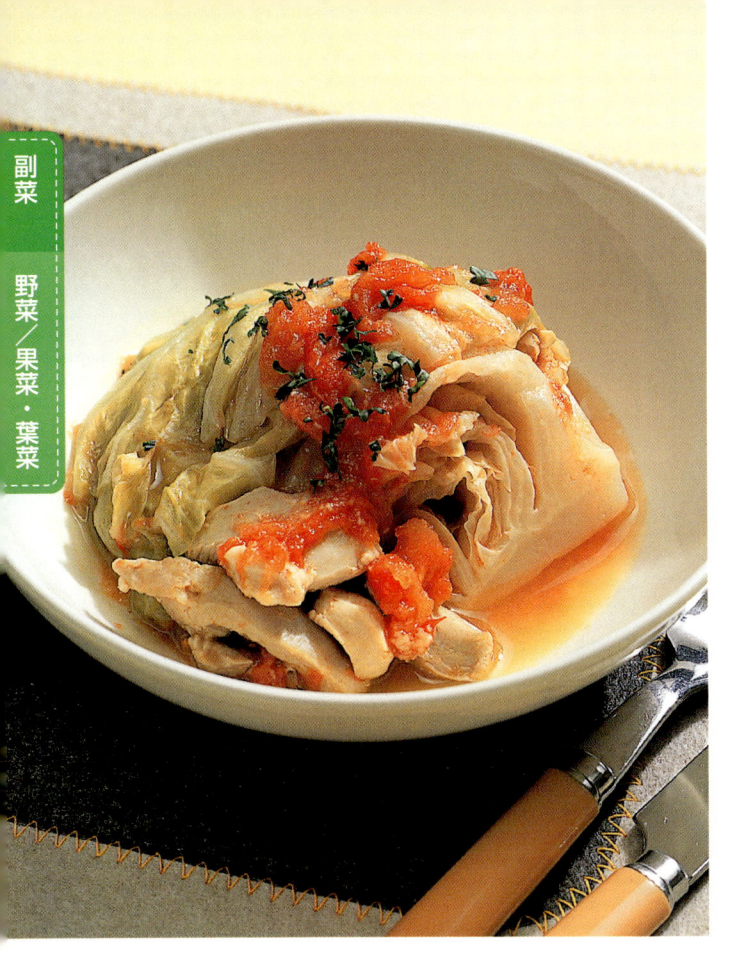

じっくり煮てキャベツの甘みを引き出す
キャベツのトマト煮

[1人分] エネルギー 133kcal　塩分 0.8g　カリウム 662mg

[材料] 4人分
- キャベツ……800g（大1/2個）
- トマト（水煮でも可）……2個
- 鶏もも肉……150g
- パセリ……少々
- A
  - 固形スープ……1個
  - 白ワイン…1/2カップ
  - 塩、こしょう…各少々
  - おろしにんにく……1かけ分
  - トマトケチャップ……大さじ1

[作り方]
1. キャベツは芯をつけたまま4等分のくし形に切る。鶏肉は皮を除き、食べやすい大きさに切る。トマトは皮と種を除いて刻む。
2. 鍋にAとトマトを入れて火にかけ、スープを溶かす。鶏肉とキャベツを加えて鍋にぴったりとふたをし、30～40分間（春キャベツは25分くらい）弱火にかける。
3. トロトロにやわらかくなったら器に盛り、煮汁をかけてパセリのみじん切りを振る。（池上）

4種の春野菜で食べごたえも十分
キャベツの八宝菜風

[1人分] エネルギー 181kcal　塩分 0.6g　カリウム 728mg

[材料] 4人分
- キャベツ…500g（小1/2個）
- にんじん……1/2本
- たけのこ（水煮）…200g
- さやえんどう……60g
- きくらげ……8枚
- えび……12尾
- A
  - 塩少々　酒小さじ1
  - 片栗粉小さじ1
- B
  - 湯1カップ　固形スープ1/4個
  - 酒大さじ1　塩小さじ1/4
- C
  - 砂糖、オイスターソース各小さじ1/2　こしょう少々
- 片栗粉……小さじ1/2
- サラダ油……大さじ2

[作り方]
1. キャベツの葉はざく切り、芯は薄切りにする。にんじんは短冊切り、たけのこは薄切りにする。
2. さやえんどうは筋を取る。きくらげは水でもどし、一口大に切る。えびは尾を残して殻をむき、背わたを取ってAをからめ、フライパンにサラダ油大さじ1を熱して炒め、取り出す。
3. フライパンを洗い、残りのサラダ油で1を炒める。Bを加えてふたをし、2～3分蒸し煮にする。
4. Cで調味し、2を加えて炒め、片栗粉を倍量の水で溶いて混ぜる。（検見﨑）

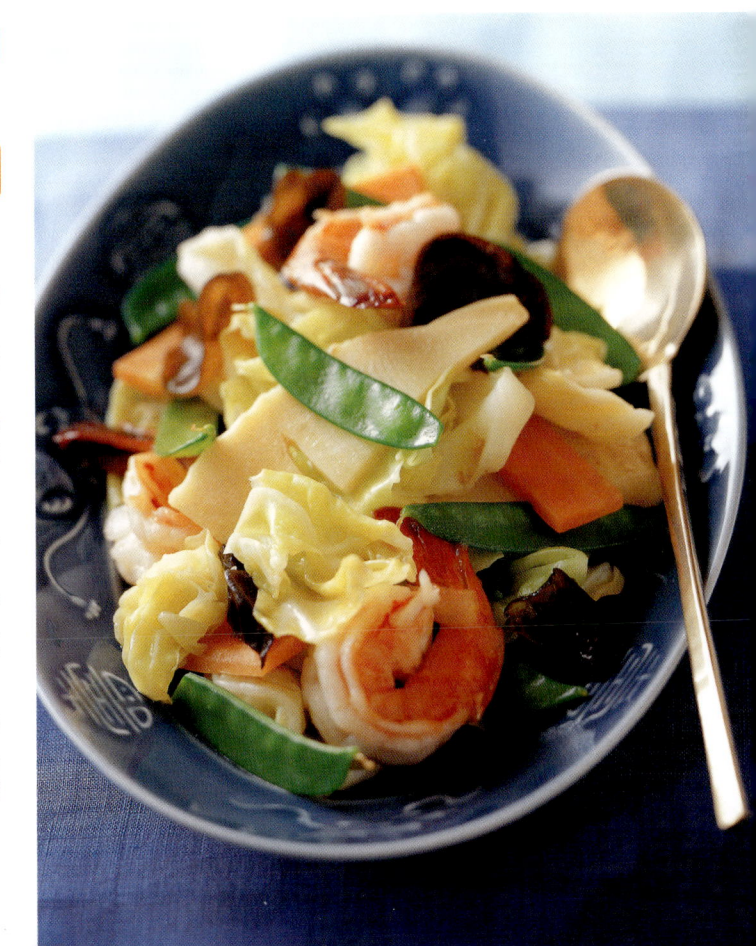

ヨーグルト仕立てでエネルギーカット
あっさりコールスロー

[1人分] エネルギー **41kcal** / 塩分 **0.7g** / カリウム **228mg**

[材料] 4人分
- キャベツ……4枚（200g）
- きゅうり……1本
- にんじん……40g
- 玉ねぎ……30g
- パセリのみじん切り……大さじ2
- 塩……小さじ1弱
- 酢……大さじ1
- ボンレスハム……30g

A
- プレーンヨーグルト……大さじ3
- 粒マスタード……小さじ1
- 顆粒スープ……小さじ1/2
- イタリアンパセリ（あれば）……少々

[作り方]
1 キャベツ、きゅうり、にんじん、玉ねぎは、あらみじんに切る。
2 パセリを1に混ぜ、塩と酢を振ってもみ込み、しんなりしたら水気をよくしぼる。
3 ハムはあらみじんに切る。
4 Aを混ぜ合わせてドレッシングを作り、2と3をあえて器に盛る。あればイタリアンパセリなどを飾る。（大沼）

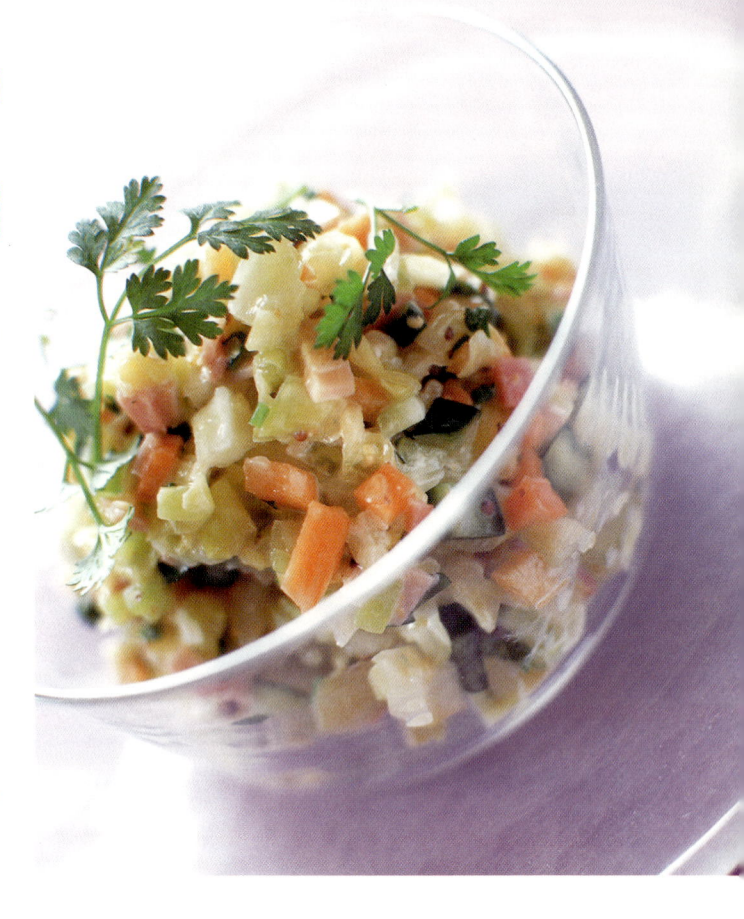

食材の個性を生かす味つけで
春菊とかつおの韓国風辛みあえ

[1人分] エネルギー **105kcal** / 塩分 **0.2g** / カリウム **373mg**

[材料] 4人分
- 春菊……1/2束（100g）
- かつお（刺身用）……180g
- きゅうり……1本

A
- みそ……小さじ2/3
- コチュジャン……小さじ2
- おろしにんにく……1/2かけ分
- しょうが汁……小さじ1/2
- 酢……大さじ1 1/2
- いり白ごま……大さじ1/2
- 砂糖、レモン汁……各小さじ1

[作り方]
1 春菊は葉を摘んで水につけてパリッとさせ、水気をきって、食べやすくちぎる。きゅうりは縦半分に切り、斜め薄切りにする。
2 かつおは7～8mm幅に切り、冷蔵庫で冷やす。
3 Aを混ぜ合わせて2を加え、水気をきった春菊、きゅうりを加えてあえる。（髙城）
＊かつおは表面を焼いたたたき用でもよい。
＊コチュジャンは韓国のとうがらしみそ。量は好みで加減する。

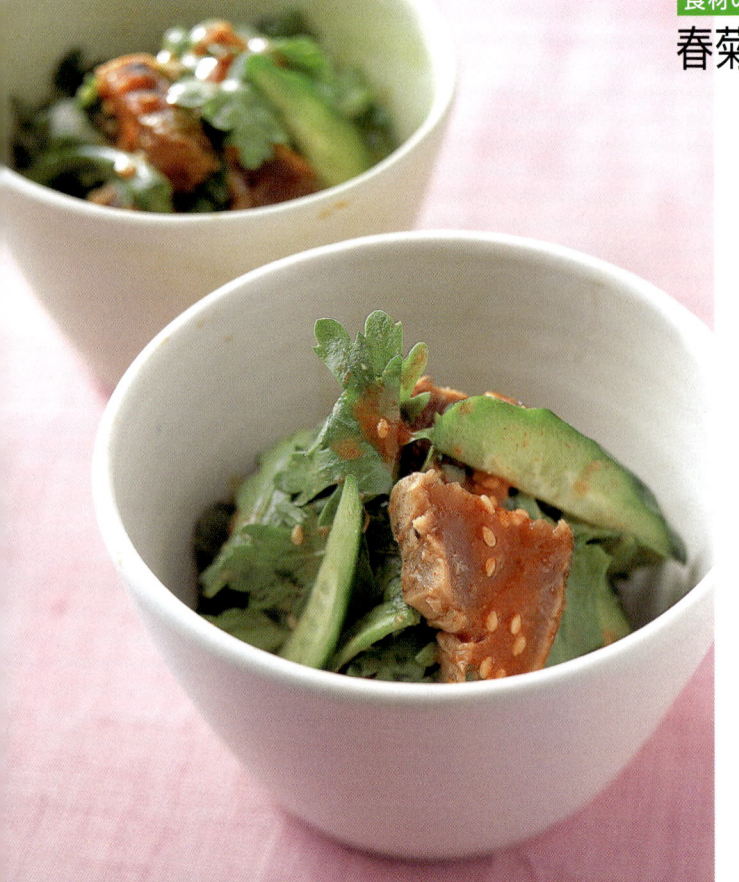

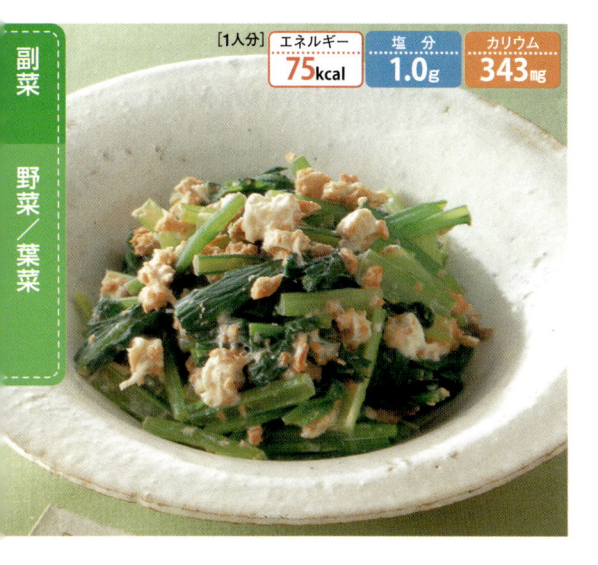

カルシウムをしっかりとりたいときに
小松菜とさけの中骨サラダ

[1人分] エネルギー 75kcal／塩分 1.0g／カリウム 343mg

[材料]4人分
- 小松菜……300g
- A［しょうゆ、だし……各大さじ1］
- B［マヨネーズ……大さじ1 1/2／レモン汁……小さじ1／牛乳……小さじ1］
- さけ中骨（缶詰）……70g

[作り方]
1　小松菜は塩（分量外）を加えた熱湯でゆでて水に取り、水気をしぼって3cm幅に切り、Aを混ぜ合わせてかける。
2　さけ中骨は軽く汁をきってほぐし、Bを混ぜ、1を加えてざっくりあえる。（髙城）

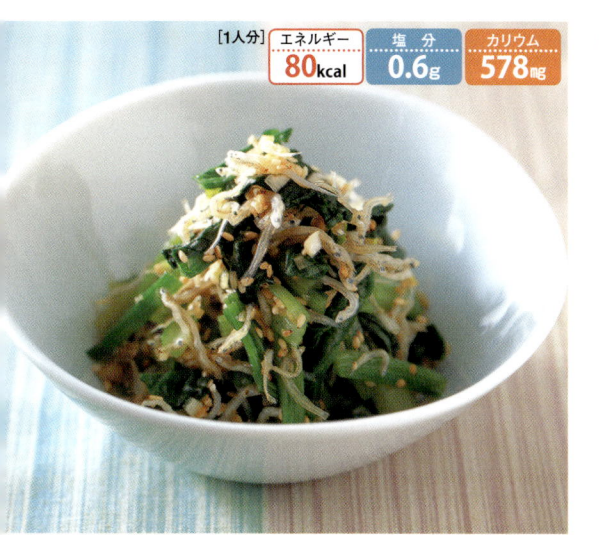

薄味で2種類の青菜をよく味わって
青菜とじゃこの香味あえ

[1人分] エネルギー 80kcal／塩分 0.6g／カリウム 578mg

[材料]4人分
- 小松菜……1/2束
- ほうれんそう……1/2束
- ちりめんじゃこ……40g
- ねぎ……5cm
- 酢……小さじ1
- しょうゆ……小さじ2
- いり白ごま……大さじ2

[作り方]
1　小松菜、ほうれんそうはそれぞれゆでて冷水に取り、水気をしぼって3cm長さに切る。
2　ねぎをみじん切りにしてボウルに入れ、酢、しょうゆ、ごま、じゃこの順に加えてよく混ぜ、1を加えてあえる。（田沼）

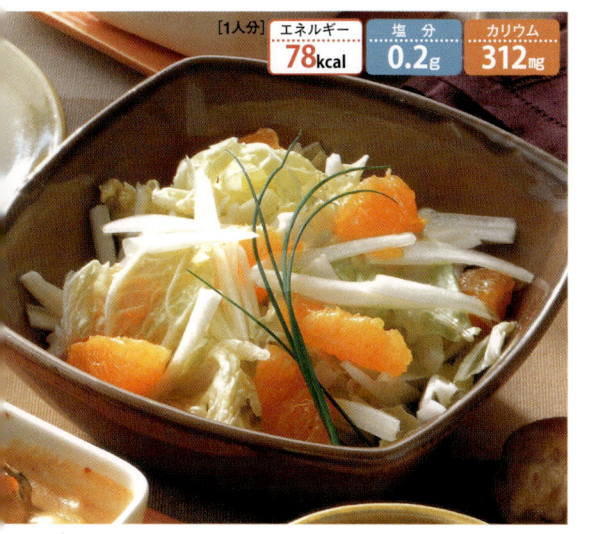

さわやかなかんきつ系の香りが広がる
白菜とオレンジのサラダ

[1人分] エネルギー 78kcal／塩分 0.2g／カリウム 312mg

[材料]4人分
- 白菜……4枚（400g）
- オレンジ……2個
- A［酢、オリーブ油……各大さじ2／塩……小さじ1/4／こしょう……少々］
- チャイブ（あれば）……少々

[作り方]
1　白菜は葉と軸に切り分け、葉は3cm角、軸は5mm幅の細切りにする。
2　オレンジは皮と薄皮をむき、1房ずつに分ける。
3　Aを混ぜてドレッシングを作り、1、2をあえて器に盛り、チャイブがあれば飾る。（髙城）

加熱すれば葉野菜もたっぷりとれる
水菜と桜えびの煮びたし

[1人分] エネルギー 30kcal ／ 塩分 0.8g ／ カリウム 294mg

[材料] 4人分
- 水菜……………200g
- 桜えび（乾燥）………20g
- だし……………2/3カップ
- A
  - 酒………大さじ2
  - しょうゆ、砂糖……各大さじ1/2
  - 塩………ひとつまみ

[作り方]
1. 水菜は4cm長さに切る。
2. 鍋にだしを入れて火にかけ、沸とうしたら桜えび、Aを加えてさっと煮る。
3. 水菜を加えてときどき混ぜながら2～3分煮る。（髙城）

＊生や釜揚げの桜えびを使ってもよい。

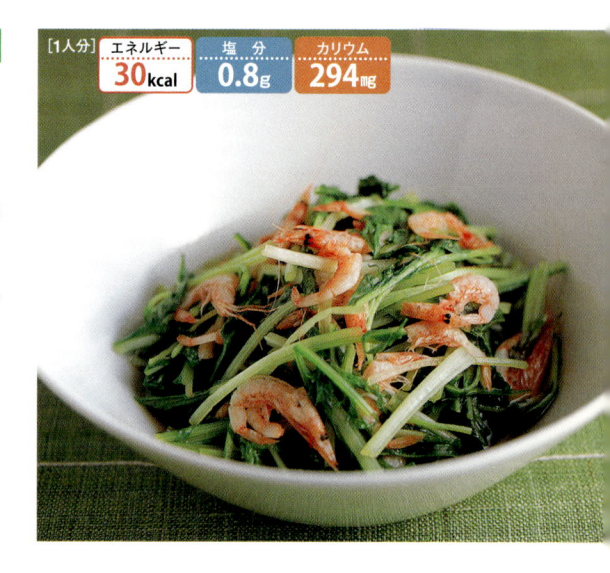

夏の納豆ごはんはこれで決まり！
モロヘイヤのカレー納豆あえ

[1人分] エネルギー 85kcal ／ 塩分 0.5g ／ カリウム 375mg

[材料] 4人分
- モロヘイヤ……………1束（120g）
- 納豆……………3パック
- カレー粉………小さじ1
- 塩………………少々

[作り方]
1. モロヘイヤは葉を摘み、塩を加えた熱湯でさっとゆで、包丁で細かくたたいてボウルに入れる。
2. 納豆、添付のたれとからしを1に加えて混ぜ、器に盛ってカレー粉を振る。（浜内）

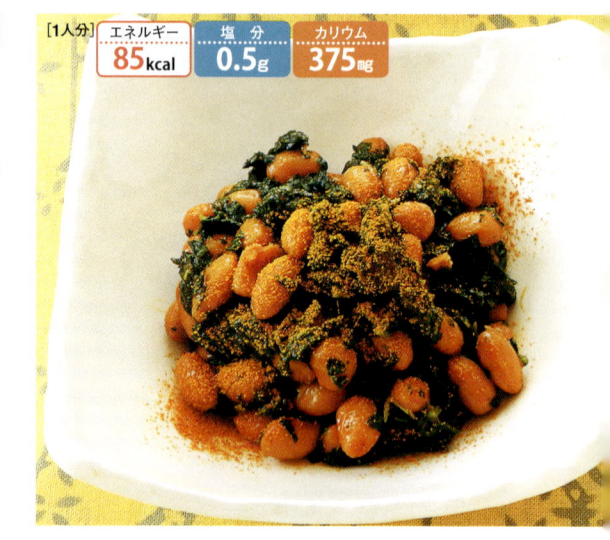

玉ねぎに含まれる成分には血栓の予防効果も
玉ねぎとたこのマリネサラダ

[1人分] エネルギー 113kcal ／ 塩分 0.6g ／ カリウム 188mg

[材料] 4人分
- 玉ねぎ（小）………2個
- ゆでだこ…………100g
- フレンチドレッシング（市販品）………大さじ4
- 一味とうがらし……少々

[作り方]
1. たこは8mm角に切る。
2. 玉ねぎは縦半分に切って芯を切り落とし、1cm角に切る。
3. ボウルに1、2を入れ、ドレッシング、一味とうがらしを加えて混ぜ、少ししんなりするまで20分ほど冷蔵庫で冷やしてマリネする。（大庭）

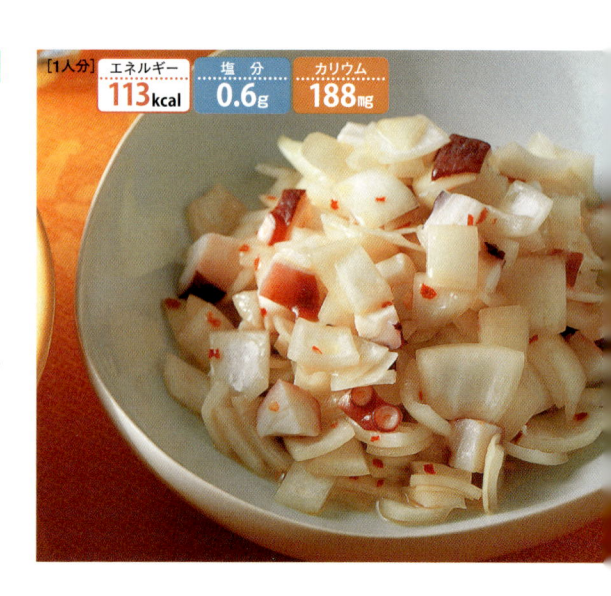

副菜　野菜／葉菜・根菜

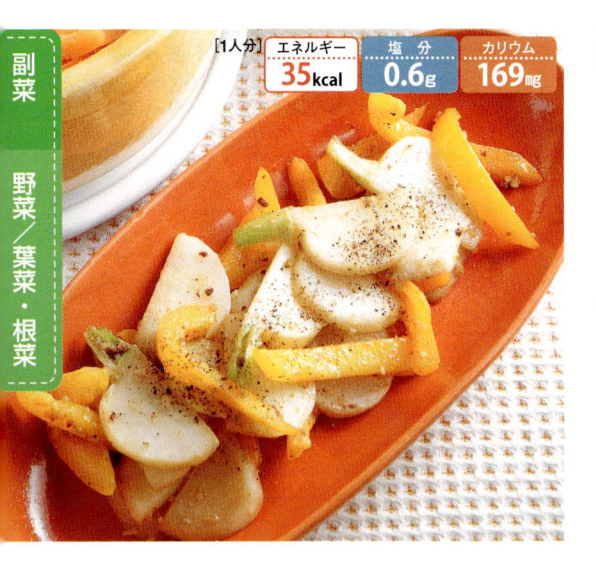

アンチョビの塩気を調味に生かす
かぶのアンチョビ炒め

[1人分] エネルギー 35kcal ／ 塩分 0.6g ／ カリウム 169mg

[材料] 4人分
- かぶ……………………2個
- パプリカ（黄）…………1個
- アンチョビ……………3枚
- にんにく………………1/2かけ
- 塩、あらびき黒こしょう……………各少々
- オリーブ油……大さじ1/2

[作り方]
1　かぶは茎を少し残して切り、縦半分に切ってから1cm幅に切る。パプリカは種を取って1cm幅に切る。
2　アンチョビは包丁で細かくたたき、にんにくはみじん切りにする。
3　フライパンにオリーブ油を熱して1を手早く炒める。しんなりしたら2を加えてからめ、塩、こしょうで味をととのえる。（牧野）

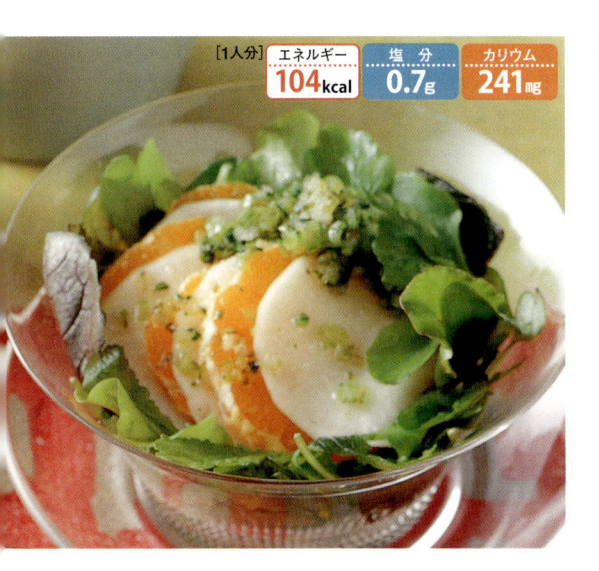

ビタミンCが肌荒れやかぜ予防にも効く
かぶとみかんのサラダ

[1人分] エネルギー 104kcal ／ 塩分 0.7g ／ カリウム 241mg

[材料] 4人分
- かぶ……………………2個
- みかん…………………2個
- ピクルス………………1本
- A ┌ 酢、サラダ油………各大さじ2
    │ 砂糖………小さじ1/2
    │ 塩…………小さじ1/4
    └ こしょう…………少々
- ベビーリーフ…………50g

[作り方]
1　かぶは皮をむいて横に薄切りにし、塩少々（分量外）を振ってしんなりさせる。みかんは皮をむき、横に薄切りにする。
2　かぶの葉は塩少々（分量外）を加えた熱湯でゆで、ピクルスとともにみじん切りにし、Aと混ぜる。
3　ベビーリーフを器に敷き、かぶとみかんを交互に重ねて盛り、2をかける。（村田）
＊ベビーリーフがなければサラダ菜やレタスを使ってもよい。

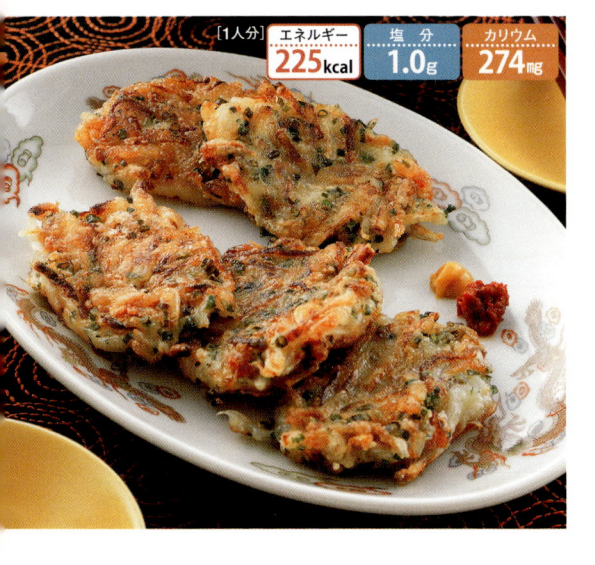

ギュッと栄養の詰まった一皿
簡単大根もち

[1人分] エネルギー 225kcal ／ 塩分 1.0g ／ カリウム 274mg

[材料] 4人分
- 大根……………………300g
- 塩………………小さじ2/3
- 万能ねぎ………………5本
- 白玉粉…………………100g
- A ┌ 桜えび、ちりめんじゃこ………各20g
    └ ごま油………小さじ1
- サラダ油…………大さじ3
- B ┌ 豆板醤、練りがらし………各適量

[作り方]
1　大根は皮をむかずに長さ4cm、2〜3mm角に切り、塩を振って10回もみ、20分おいて水気をきる。万能ねぎは小口切りにする。
2　ボウルに白玉粉を入れ、水大さじ6を少しずつ加えてなじませ、1とAを加えて混ぜ、12等分する。
3　フライパンにサラダ油を中火で熱し、2を丸く広げて6個並べる。4分焼いて焼き色がついたら裏返して4分焼く。残りも同様に焼く。
4　好みでBをつけて食べる。（小田）

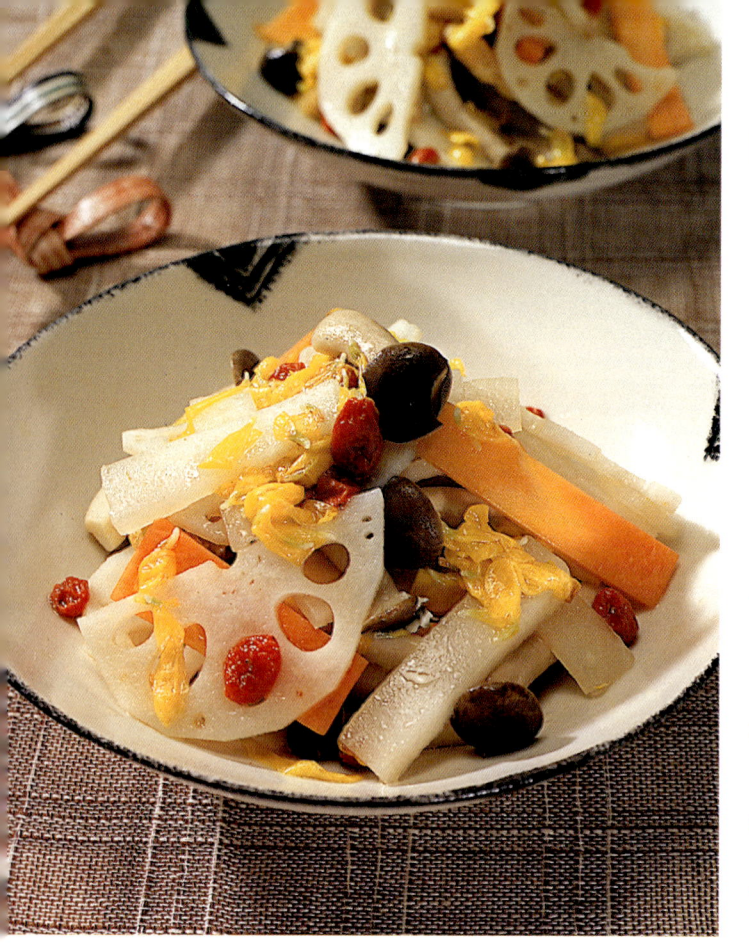

おもてなしやおせちにも向く

かわり七福レンジなます

[1人分] エネルギー 115kcal ／ 塩分 0.2g ／ カリウム 306mg

[材料] 4人分
- 大根……………200g
- にんじん…………40g
- れんこん…………80g
- しめじ……………1パック
- 油揚げ……………1枚
- オリーブ油………大さじ1
- 食用菊……1/2パック
- 酢…………大さじ1
- A ┌ 酢…………大さじ4
- 　├ 砂糖………大さじ2
- 　└ しょうゆ、塩…各少々
- クコの実…………大さじ2

[作り方]
1 大根とにんじんは4cm長さの短冊切りにする。れんこんは薄い半月切りにして酢水（分量外）にさらす。しめじは石づきを取ってほぐす。油揚げは油抜きをして4cm長さの短冊切りにする。
2 ボウルに水気をきった1を入れ、オリーブ油を全体にまぶし、ラップをして電子レンジで4分加熱する。
3 菊は花びらを摘み、酢を入れた熱湯でさっとゆでて水に取り、水気をしぼる。
4 Aをよく混ぜて2に加え、菊の花、水でもどしたクコの実を入れて混ぜる。（池上）

ふんわりやさしいおかずのスフレ

にんじんとポテトのスフレ

[1人分] エネルギー 187kcal ／ 塩分 0.8g ／ カリウム 448mg

[材料] 4人分
- にんじん…大1本（220g）
- A ┌ 水…………1/2カップ
- 　├ バター……大さじ1
- 　├ 塩…………小さじ1/4
- 　└ 砂糖………大さじ1
- じゃがいも…2個（250g）
- 卵……………3個
- バター………大さじ1
- 牛乳…………大さじ2
- 塩……………小さじ1/4強

[作り方]
1 にんじんはすりおろす。Aと鍋に入れて火にかけ、沸とうしたら弱火にして10～15分煮る。
2 じゃがいもは皮をむいて乱切りにし、水からゆで始める。沸とうしたら中火にし、火が通ったら湯を捨て、水分を飛ばして粉ふきいもにする。熱いうちにつぶすか、裏ごしする。
3 卵は卵黄と卵白に分ける。
4 1と2を混ぜ、バター、牛乳、卵黄、塩を加えながら混ぜ合わせる。
5 卵白をしっかり泡立て、1/3量を4によく混ぜてから、残りの卵白を加えて泡をつぶさないようにさっくり混ぜる。
6 耐熱容器にバター（分量外）を塗って5を器の八分目まで入れる。天板に並べて湯をはり、180℃のオーブンで30～40分焼く。（髙城）

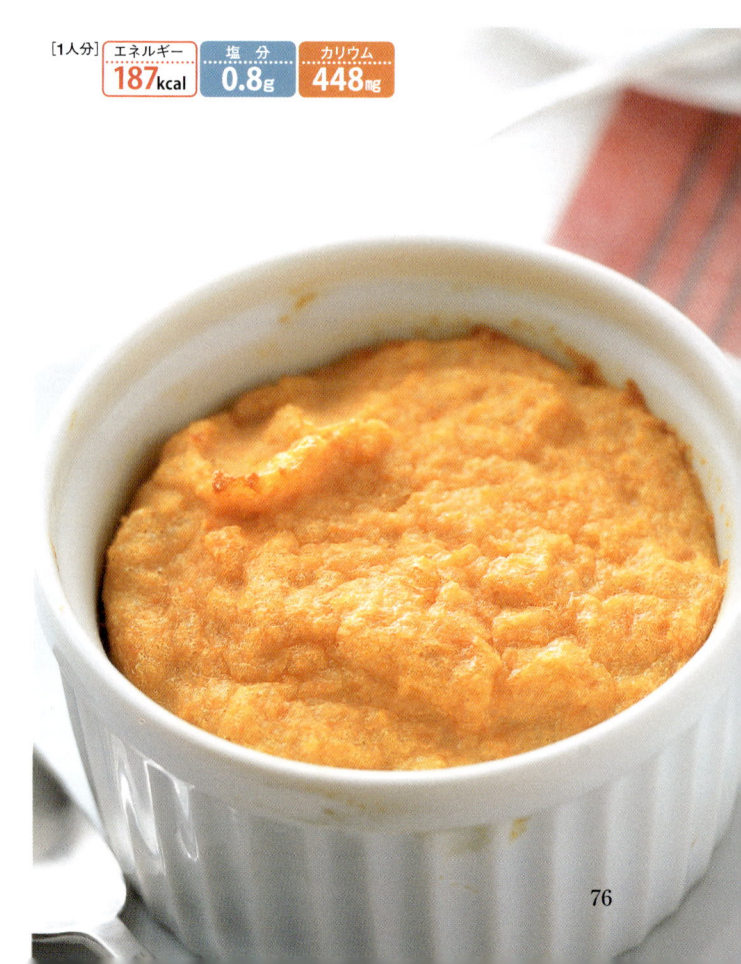

副菜 / 野菜／根菜・茎菜

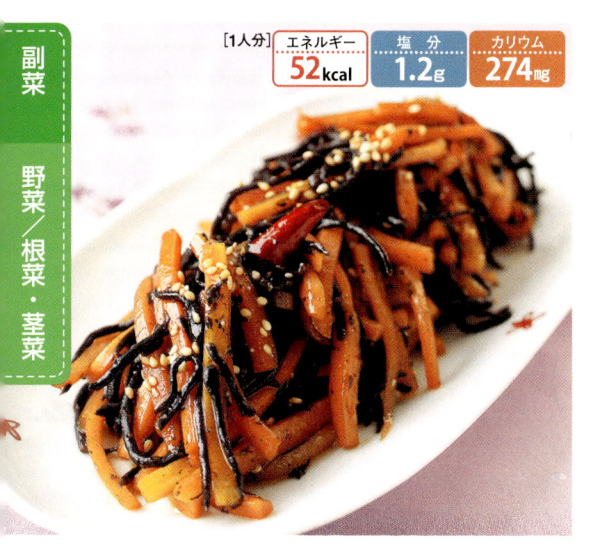

[1人分] エネルギー 52kcal 塩分 1.2g カリウム 274mg

常備菜にしたい栄養満点おかず
にんじんとひじきのきんぴら

[材料] 4人分
にんじん……………1本
ひじき（乾燥）………10g
砂糖…………………少々
赤とうがらし…………1本
A ┌ オイスターソース
　│　　　………小さじ1
　│ 酒…………大さじ2
　│ しょうゆ、砂糖
　│　　　……各大さじ1
　└ 塩…………………少々
ごま油………………小さじ1
いり白ごま……………小さじ1

[作り方]
1　熱湯に砂糖を加え、ひじきをつけてもどす。Aは混ぜ合わせる。
2　にんじんは皮をむいて細切りにし、赤とうがらしは種を取る。
3　フライパンにごま油、赤とうがらしを入れて熱し、水気をきったひじき、にんじんを入れてよく炒める。全体に油がまわったらAを加え、汁気がほとんどなくなるまで炒める。
4　器に盛り、白ごまを振る。（浜内）
＊辛みを控えたいときは、赤とうがらしはAと一緒に加える。

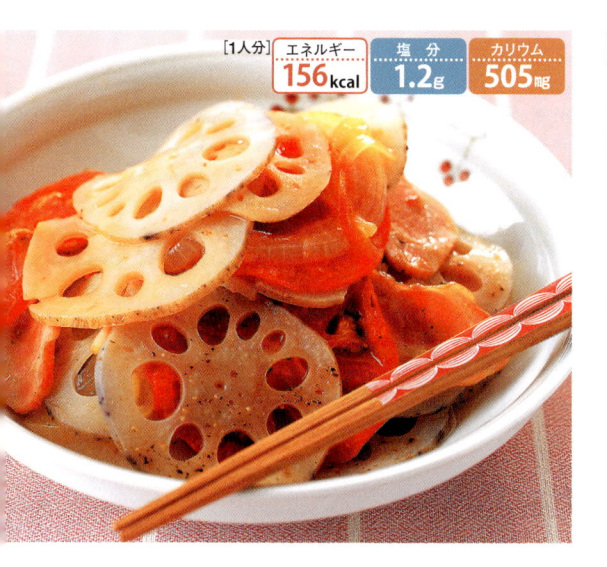

[1人分] エネルギー 156kcal 塩分 1.2g カリウム 505mg

シャキッとした歯ごたえの温サラダ風
れんこんとトマトの蒸し煮

[材料] 4人分
れんこん……………300g
トマト………………1個
玉ねぎ………………1個
ベーコン……………4枚
塩……………………小さじ1/2
こしょう……………適量

[作り方]
1　れんこんはよく洗い、皮つきのまま3〜4mm厚さの輪切りにする（スライサーを使ってもよい）。
2　トマトと玉ねぎも同じ厚さの輪切りにする。
3　ベーコンは3cm長さに切る。
4　鍋に1、2、3を交互に重ねて入れながら塩、こしょうを振り、ふたをして中火で10〜12分蒸し煮にする。
（浜内）

[1人分] エネルギー 136kcal 塩分 0.5g カリウム 478mg

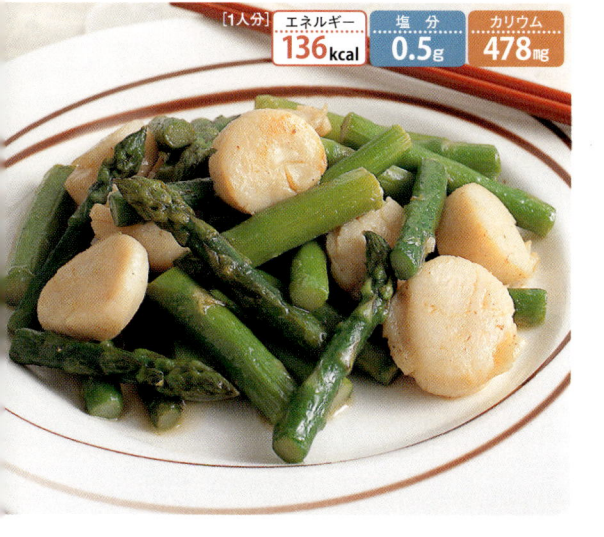

アスパラに含まれるルチンやカリウムが高血圧に効く
アスパラガスとほたての炒め物

[材料] 4人分
グリーンアスパラガス
　　　　　……………12本
ほたて貝柱……………12個
バター…………………大さじ1
サラダ油………………大さじ1
塩、こしょう……各少々

[作り方]
1　アスパラガスは根元のかたい部分の皮をむき、かためにゆでてざるに上げて冷ます。あら熱がとれたら食べやすい大きさに切る。
2　鍋にサラダ油を熱し、ほたてを焼き、1を加えて炒め、バター、塩、こしょうを加えて味をととのえる。
（池上）
＊アスパラガスは、切ってからゆでると栄養やうまみの損失が大きいので、丸ごとゆでる。

うどの歯ごたえと独特の香りを楽しむ
うどと豚肉のたっぷりサラダ

[1人分] エネルギー **310kcal** ／ 塩分 **0.7g** ／ カリウム **807mg**

[材料] 4人分
- うど……………… 2本
- 豚バラ肉………… 200g
- トマト…………… 2個
- レタス…………… 1個
- ベビーリーフ…… 適量
- 酢………………… 適量

A
- しょうがのしぼり汁…… 2かけ分
- しょうゆ……… 大さじ2
- 煮きり酒……… 小さじ2
- 煮きりみりん… 小さじ2
- 酢……………… 大さじ4
- サラダ油……… 大さじ4

＊煮きりは煮立ててアルコール分を飛ばすこと。

[作り方]
1　豚バラ肉をフライパンに並べ、弱火にかけて余分な脂分を落とし、カリッと焼き上げる。
2　うどはタワシでこすりながらよく水洗いし、皮つきのまま細切りにして約10分酢水にさらす。
3　トマトはくし形に切る。レタス、ベビーリーフは一口大にちぎり、水にくぐらせ、パリッとさせる。
4　1、2、3を器に盛る。ボウルにAを入れて混ぜ合わせ、食卓で全体をあえて食べる。（浜内）

＊うどは一般に皮をむくが、春うどは皮もやわらかいので、タワシで表面をこする程度でよい。

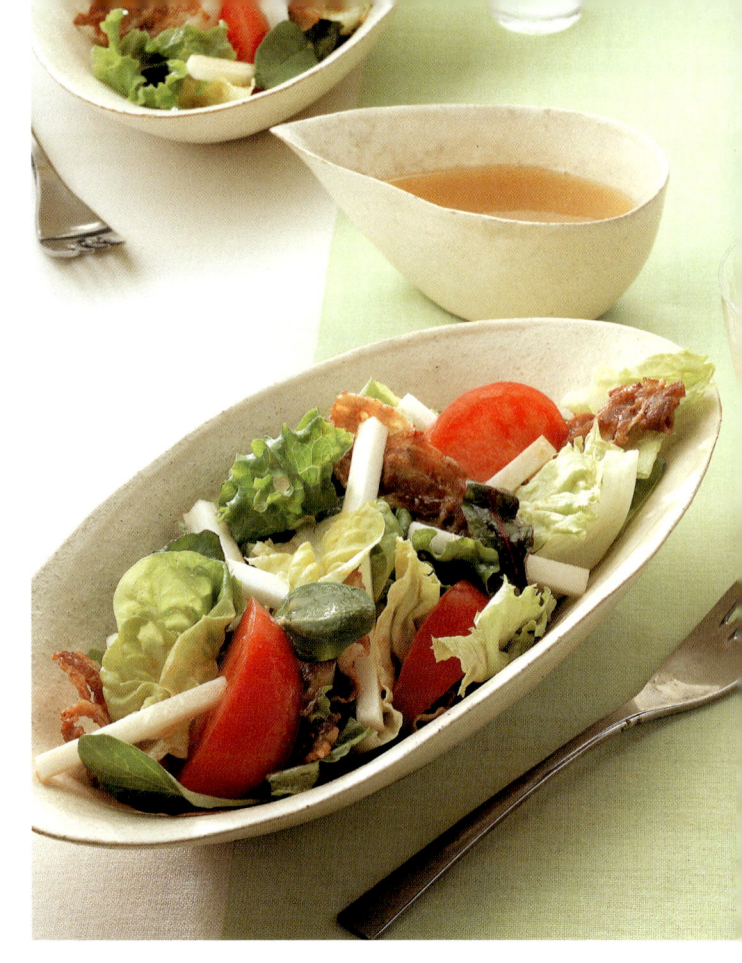

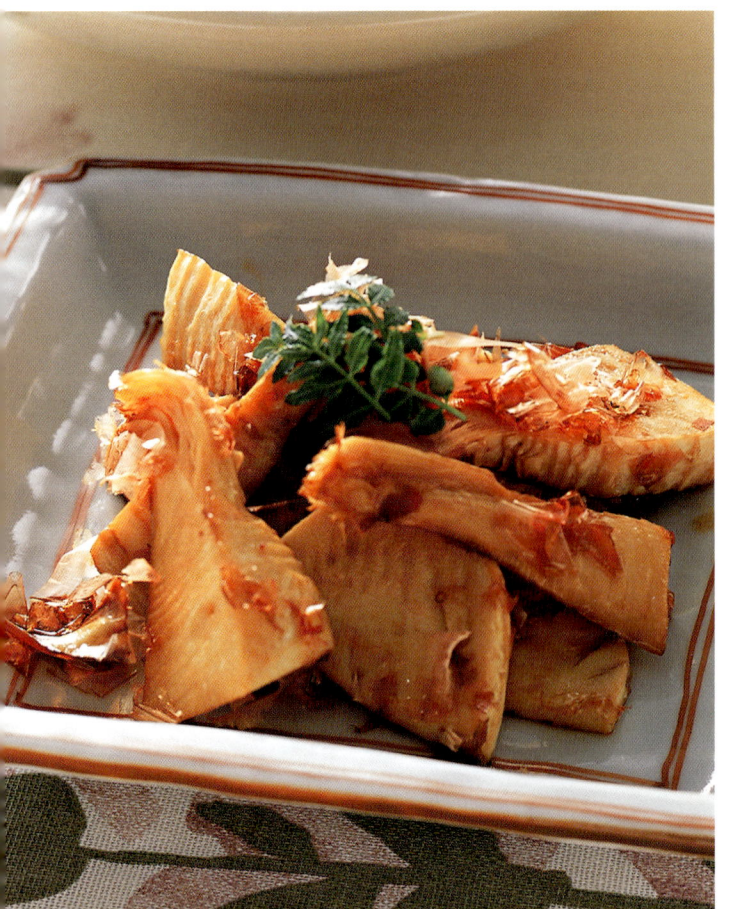

削り節をたっぷりかけて春の味覚を楽しむ
たけのこの照り焼き

[1人分] エネルギー **76kcal** ／ 塩分 **1.3g** ／ カリウム **371mg**

[材料] 4人分
- たけのこ（ごく鮮度のよいもの）…小2本（正味250g）
- ごま油……………… 大さじ1

A
- みりん……… 大さじ2
- しょうゆ…… 大さじ2
- 削り節……… 1/2カップ
- 木の芽……… 適量

＊たけのこは鮮度が落ちる場合は下ゆでして用いる。

[作り方]
1　たけのこは穂先を少し切って縦に切り目を入れて皮をむき、白くやわらかい部分を取り出す。
2　穂先はくし形切り、根元は5mm厚さの半月に切り、水に5分さらす。
3　フライパンにごま油を熱し、水気をきったたけのこを中火で焼く。両面とも焼き色がついたら、弱火にして中まで火を通す。
4　Aを混ぜ合わせてまわし入れ、たけのこにからめ、削り節をまぶす。
5　器に盛り、好みで木の芽を添える。（小田）

副菜 野菜/花菜・茎菜

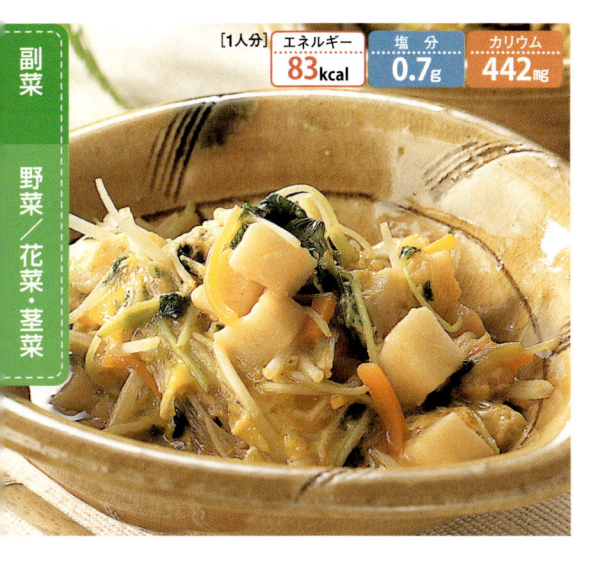

[1人分] エネルギー 83kcal　塩分 0.7g　カリウム 442mg

三つ葉の香りを生かして薄味に仕立てる
三つ葉の卵とじ

[材料] 4人分
- 三つ葉……………200g
- にんじん……………40g
- はんぺん……………1枚
- 卵……………………2個
- だし…………………1カップ
- A ┌ しょうゆ、みりん
　　│　　……各大さじ1/2
　　└ 塩…………………少々

[作り方]
1　三つ葉は3cm長さに切る。にんじんは細切りにし、はんぺんは1cm角に切る。
2　だしを沸とうさせ、にんじんを入れて煮る。
3　にんじんがやわらかくなったらAを加えて味をととのえ、はんぺん、三つ葉を入れてひと煮立ちさせる。
4　割りほぐした卵を回しかけ、半熟になったら火を止める。（池上）

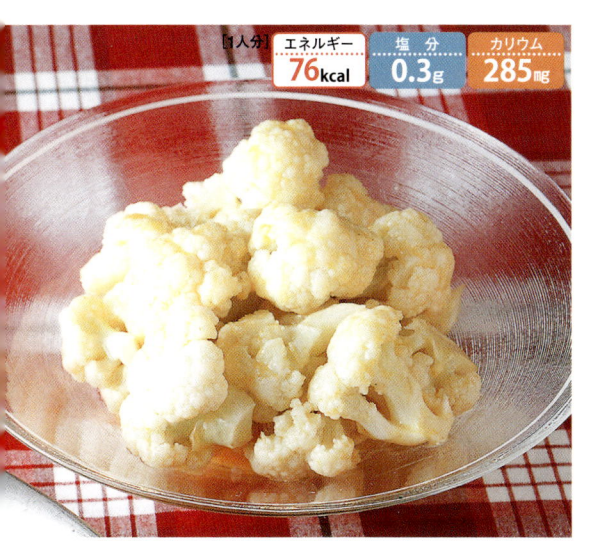

[1人分] エネルギー 76kcal　塩分 0.3g　カリウム 285mg

ピリッと辛くてすっきりとしたおいしさ
カリフラワーのマスタードドレッシング

[材料] 4人分
- カリフラワー………1株（約550g）
- 塩……………………適量
- こしょう……………少々
- A ┌ マスタード…………小さじ1/2
　　│ 酢、レモン汁……各大さじ1/3
　　│ 塩………小さじ1/4弱
　　│ こしょう…………少々
　　└ オリーブ油……大さじ2

[作り方]
1　カリフラワーは小房に分け、塩を加えた熱湯でゆで、ざるに上げて湯をきる。ボウルに入れ、温かいうちに塩小さじ1/2弱、こしょうを振る。
2　Aを混ぜ合わせてドレッシングを作り、1のボウルに加えてカリフラワーをあえる。（髙城）

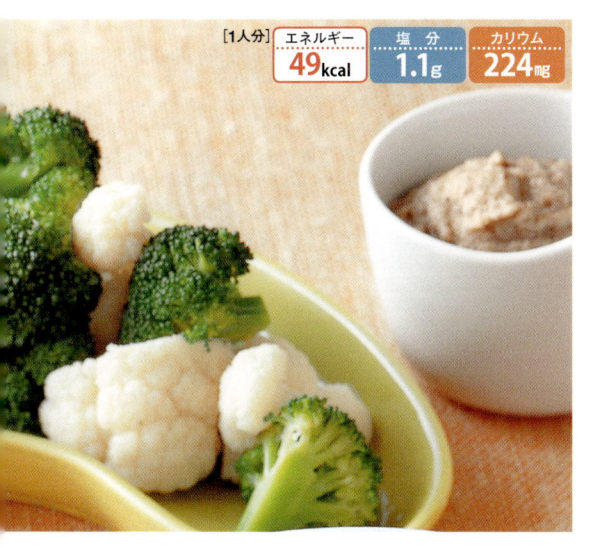

[1人分] エネルギー 49kcal　塩分 1.1g　カリウム 224mg

ゆで野菜を温かいサラダソースで
花野菜のバーニャカウダ

[材料] 4人分
- ブロッコリー、カリフラワー………各1/2株
- 生しいたけ……………6枚
- にんにく………………3かけ
- アンチョビ……………6枚
- 塩………………………適量
- こしょう………………少々
- A ┌ オリーブ油、バター
　　└　　……各大さじ1

[作り方]
1　ブロッコリー、カリフラワーは小房に分け、塩を加えた熱湯でゆでる。
2　しいたけ、にんにく、アンチョビはざく切りにする。
3　鍋にAを熱し、2を加えて香りが出るまで炒める。しんなりしたら、水1/2カップを加えて煮、塩少々、こしょうで調味し、ミキサーにかける。
4　1を器に盛り、3を添える。（村田）

旬の野菜で春色のサイドディッシュを
菜の花とそら豆のからしマヨあえ

[1人分] エネルギー **139kcal** / 塩分 **0.2g** / カリウム **282mg**

[材料]4人分
- 菜の花……1束
- 塩……適量
- そら豆(さやなし)……100g
- A
  - マヨネーズ……大さじ3
  - 練りがらし、砂糖……各小さじ1
  - 酢……大さじ1

[作り方]
1 菜の花はかたい茎を切り落とし、塩を加えた熱湯でゆで、半分に切る。そら豆も同様に塩ゆでし、薄皮をむく。
2 Aでからしマヨネーズを作り、1を加えてさっくりあえる。(村田)

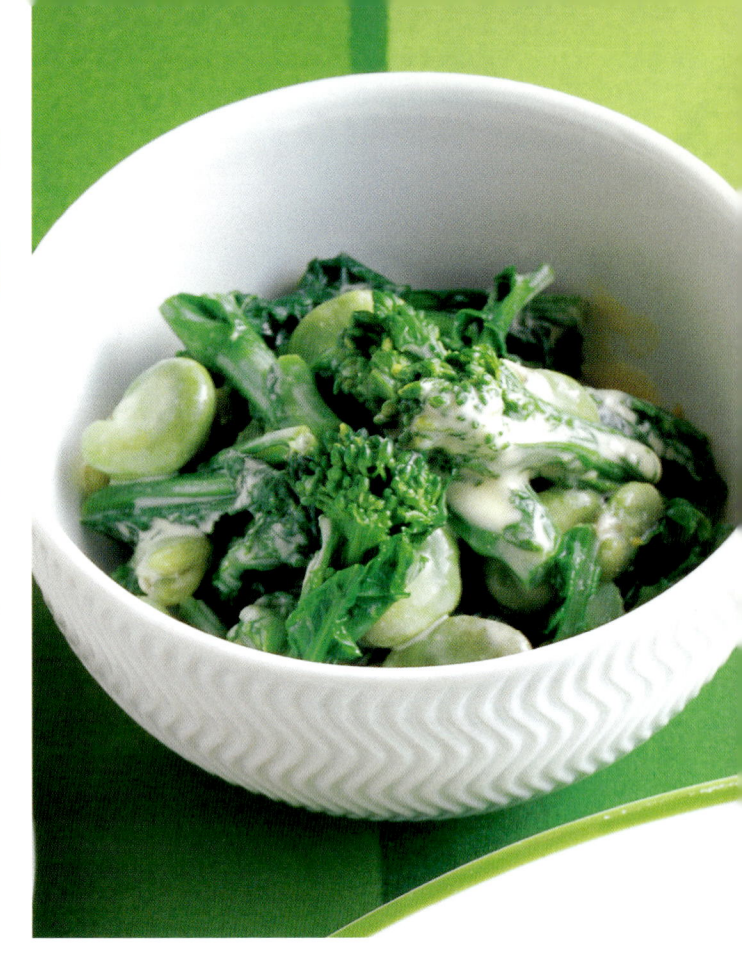

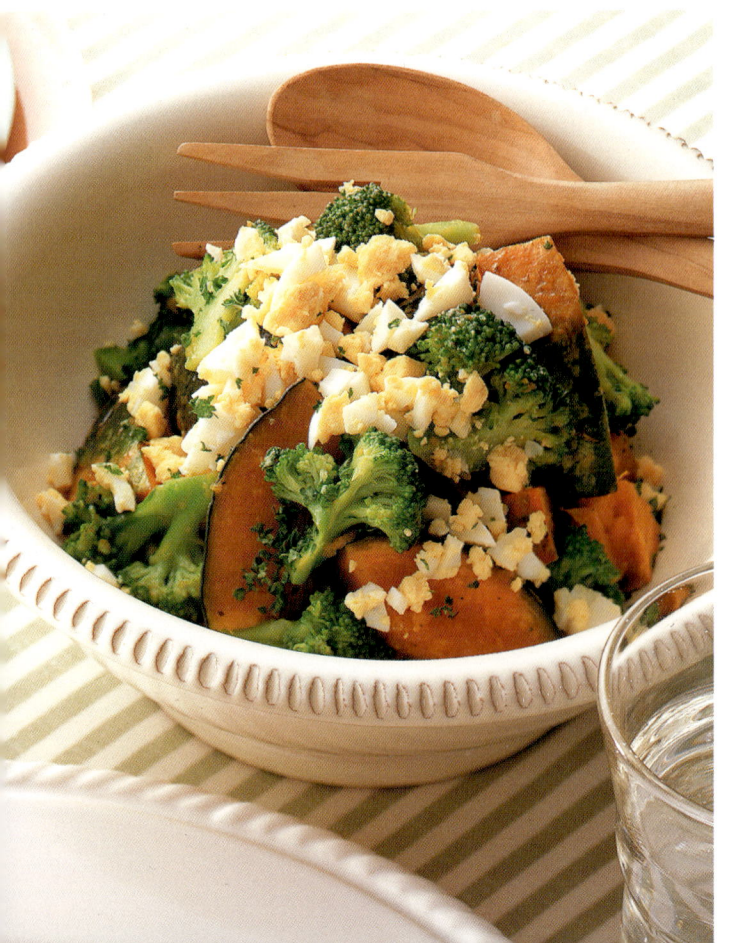

老化防止に役立つ抗酸化成分が豊富
ブロッコリーとかぼちゃのサラダ

[1人分] エネルギー **106kcal** / 塩分 **0.5g** / カリウム **283mg**

[材料]4人分
- ブロッコリー……100g
- かぼちゃ……150g
- A
  - サラダ油……大さじ1 1/2
  - 酢……大さじ1
  - 塩……小さじ1/3
- A
  - こしょう……少々
  - 砂糖……小さじ2/3
- 卵……1個
- パセリのみじん切り……大さじ1

[作り方]
1 ブロッコリーは小房に分けて塩(分量外)を加えた湯でゆでる。
2 かぼちゃは3〜4mm幅のくし形切りにし、ラップで包み電子レンジに約3分かける。
3 卵はかたゆでにし、あらみじんに切る。
4 Aを混ぜ合わせてドレッシングを作り、1、2、パセリを加えて混ぜ、器に盛って3を散らす。
(竹内)

副菜 野菜/花菜・豆

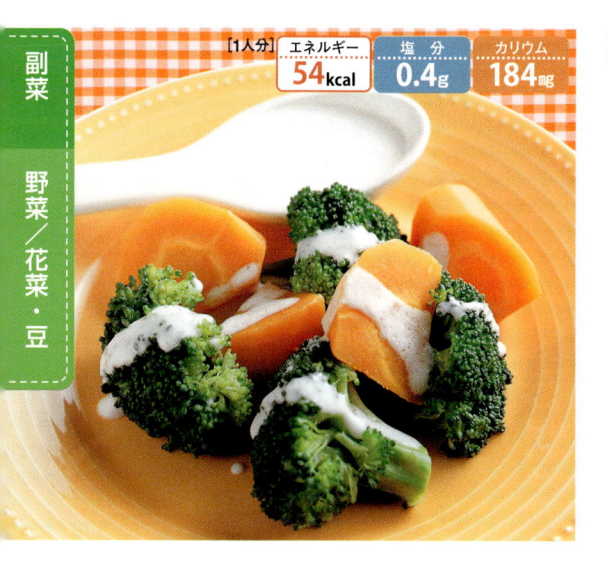

温野菜のヨーグルトドレッシング
マヨネーズよりも軽くてヘルシー

[1人分] エネルギー 54kcal 塩分 0.4g カリウム 184mg

[材料] 4人分
- ブロッコリー……1/2株
- にんじん……1/2本
- A
  - ヨーグルト……1/2カップ
  - 穀物酢……大さじ1
  - オリーブ油……小さじ2
  - おろしにんにく、タバスコ、塩、こしょう……各少々

[作り方]
1 ブロッコリーは小房に分け、にんじんは皮をむいて乱切りにし、それぞれ塩少々（分量外）を加えた湯でゆでる。
2 Aを混ぜ合わせてドレッシングを作る。
3 1を器に盛り、2をかける。（牧野）

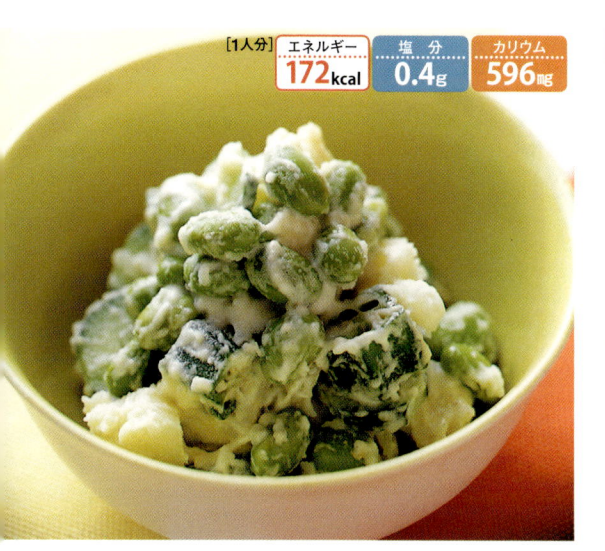

枝豆ポテトサラダ
オクラが入って口当たりなめらか

[1人分] エネルギー 172kcal 塩分 0.4g カリウム 596mg

[材料] 4人分
- 枝豆（さやつき）……400g
- きゅうり……1本
- オクラ……8本
- じゃがいも……1個（200g）
- A
  - 塩、こしょう……各少々
  - 酢……小さじ2
- マヨネーズ……大さじ3

[作り方]
1 じゃがいもは皮をむいて一口大に切り、耐熱容器に入れてラップをかけ、電子レンジ（600W）に約4分かける。
2 枝豆はゆでて豆を取り出す。きゅうりは皮を縞にむいて小口切りにする。オクラはさっとゆでて冷水に取り、水気をきって1cm幅に切る。
3 1をつぶしてAで調味し、2を混ぜ合わせ、マヨネーズであえる。
（検見﨑）

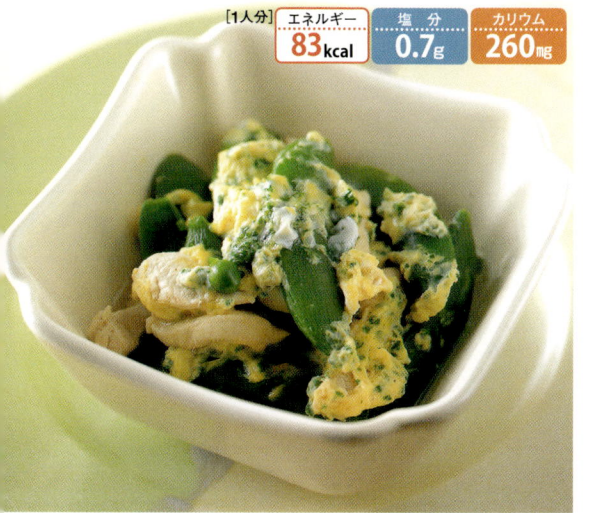

スナップえんどうのスープ煮
シャキッとした歯ごたえで味わいはやさしく

[1人分] エネルギー 83kcal 塩分 0.7g カリウム 260mg

[材料] 4人分
- スナップえんどう……250g
- 鶏ささ身……2〜3本（100g）
- 顆粒スープ……小さじ1弱
- 塩……小さじ1/3強
- こしょう……少々
- 卵……1個
- パセリのみじん切り……1/2カップ

[作り方]
1 スナップえんどうは筋を取り、塩少々（分量外）を加えた熱湯でさっとかためにゆでる。
2 ささ身は斜めに5mm幅に切る。
3 鍋に湯1 2/3カップ、顆粒スープ、2を入れ、煮立ったら弱火にして5〜6分煮る。
4 1、塩、こしょうを3に加えて中火で2〜3分煮、卵を溶きほぐして流し入れ、パセリを加えて半熟に煮る。
（髙城）

色素を含む皮をむかずにクッキング
さつまいもとじゃこのサラダ

[1人分] エネルギー 166kcal　塩分 0.3g　カリウム 575mg

[材料] 4人分
- さつまいも……小4本（400g）
- ちりめんじゃこ……10g
- 玉ねぎ……1/2個
- 三つ葉……60g
- A
  - 塩……小さじ1/6
  - こしょう……少々
  - 砂糖……小さじ1
  - 酢……大さじ3
- ごま油……小さじ1

[作り方]
1. さつまいもは1cm厚さのいちょう切りにして10分ほど水にさらし、水からゆで始める。
2. じゃこは熱湯をかけてから、からいりする。
3. 玉ねぎは薄切りにして水にさらし、水気をきる。三つ葉は1cm長さに切る。
4. 1がやわらかくなったら湯をきり、熱いうちにAを順に加えてよく混ぜる。続いて2、3を加えて混ぜ、ごま油で香りづけする。（検見﨑）

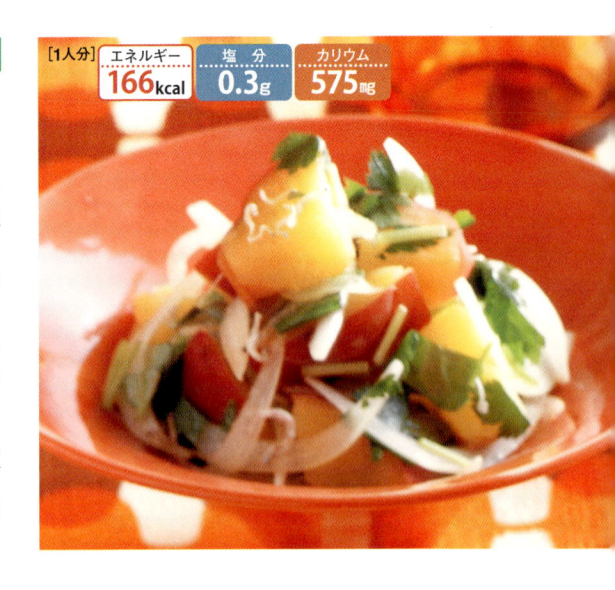

サンドイッチにも合う濃厚な味
さつまいものクリームチーズあえ

[1人分] エネルギー 135kcal　塩分 0.1g　カリウム 244mg

[材料] 4人分
- さつまいも……200g
- クリームチーズ……80g
- あらびき黒こしょう……少々

[作り方]
1. さつまいもは皮つきのまま大きめのさいの目切りにし、水にさらす。
2. 1の水気をきってラップに包み、電子レンジ（600W）に約3分かける。
3. 2をボウルに移し、熱いうちにクリームチーズを混ぜ、器に盛ってこしょうをかける。（牧野）

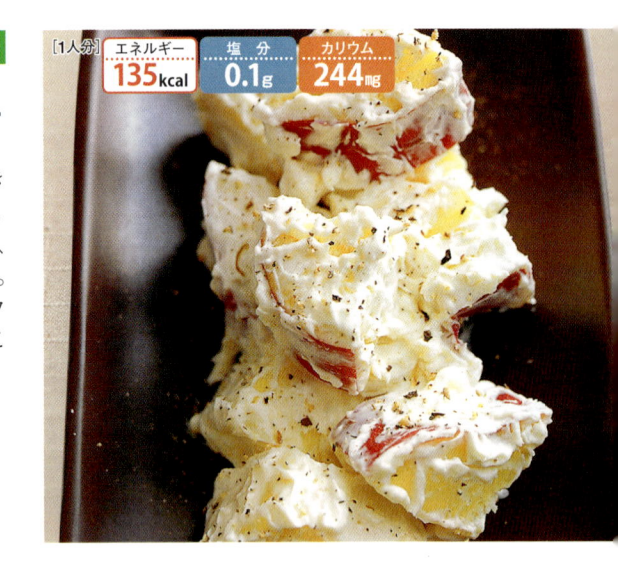

カリウムの含有量はいも類のなかでもトップクラス
里いものごまあえ

[1人分] エネルギー 56kcal　塩分 0.7g　カリウム 387mg

[材料] 4人分
- 里いも……250g
- さやいんげん……20g
- いり白ごま……大さじ1 1/2
- A
  - しょうゆ……大さじ1
  - 砂糖……小さじ1
  - だし……大さじ1
- 塩……適量

[作り方]
1. 里いもは厚めに皮をむき、大きいときは2～3つに切り、塩少々を振ってもみ、水で洗う。
2. 鍋に1とかぶるくらいの水を入れて火にかけ、沸とうしたら湯をきり、ぬめりを洗う。再び鍋に入れ、水をはって火にかけ、竹串がスッと通るまでゆでる。ぬるま湯でぬめりを洗い、ざるに上げる。
3. いんげんは筋を取り、塩少々を加えた熱湯でゆで、2cm長さに切る。
4. すり鉢でごまをあらくすってAを混ぜ、2、3をあえる。（髙城）

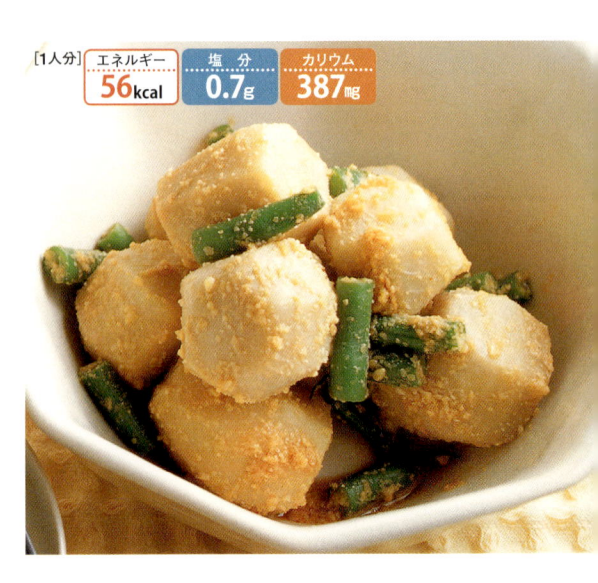

副菜 野菜／いも

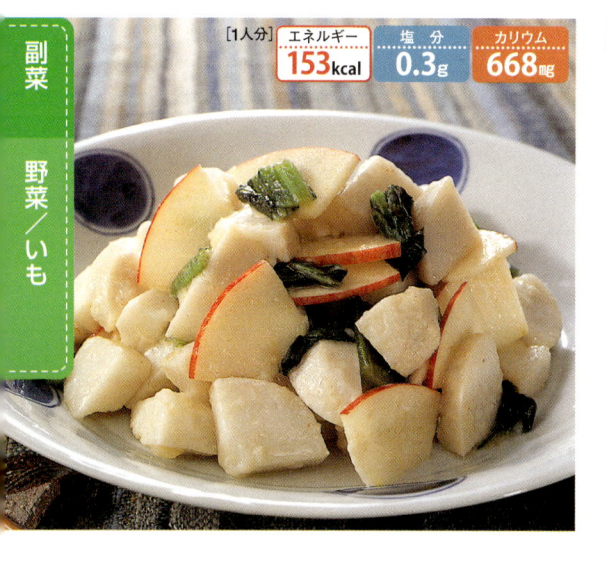

シャキシャキ＆ほくほくが楽しい
里いもと小松菜のピリッとサラダ

[1人分] エネルギー 153kcal　塩分 0.3g　カリウム 668mg

[材料] 4人分
- 里いも……400g
- 塩、こしょう……各少々
- 小松菜……100g
- りんご……50g
- A
  - 酢……大さじ2
  - サラダ油……大さじ3
  - しょうゆ……小さじ1/2
  - 練りがらし……小さじ1/2

[作り方]
1 里いもは洗い、上下のかたい部分を切り落として耐熱皿にのせ、ラップをかけて電子レンジで約8分加熱する。竹串がスーッと通るのを確かめて（通らなければ数分再加熱）皮をむく。5mm厚さの輪切りにし、熱いうちに塩、こしょうを振っておく。
2 小松菜はゆでて水に取り、水気をしぼって2cm長さに切り、りんごは皮つきのままいちょう切りにする。
3 Aを混ぜ合わせ、1、2をあえて器に盛る。（池上）

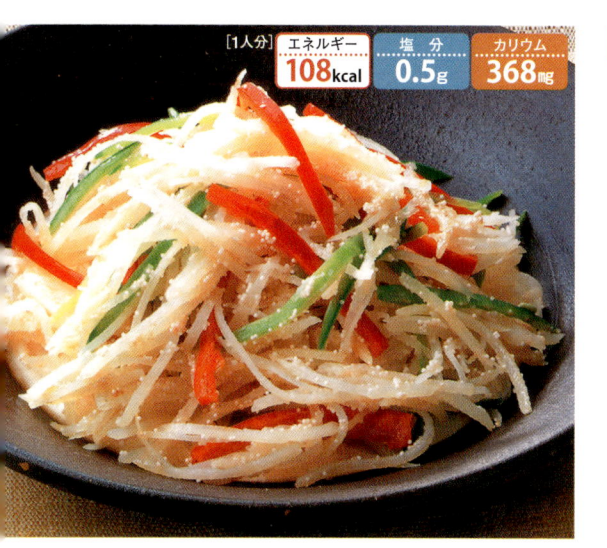

歯ごたえを残すのがおいしく仕上げるコツ
じゃがいものたらこ炒め

[1人分] エネルギー 108kcal　塩分 0.5g　カリウム 368mg

[材料] 4人分
- じゃがいも……3個
- さやえんどう……40g
- 赤ピーマン……1個
- たらこ……40g
- 酒……大さじ1
- オリーブ油……大さじ1
- こしょう……少々

[作り方]
1 じゃがいもは皮をむいて細切りにし、水をくぐらせてざるに上げる。耐熱容器に広げてラップをかけ、電子レンジに約2分30秒かける。
2 さやえんどうは筋をとって細切りにし、赤ピーマンはせん切りにする。
3 たらこは薄皮を除いて、酒を混ぜる。
4 フライパンにオリーブ油を熱して1、2を炒め、弱火にして3を加え、ほぐすように手早く炒めて、こしょうを振る。（髙城）

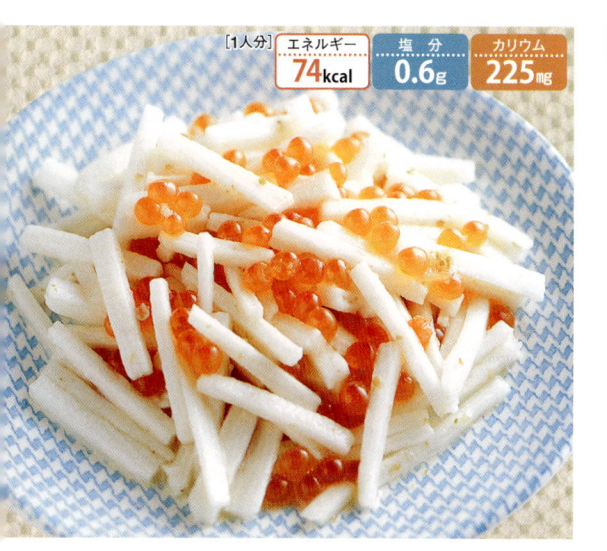

味つけはゆずこしょうだけの簡単さ
長いもとイクラのゆずこしょう風味

[1人分] エネルギー 74kcal　塩分 0.6g　カリウム 225mg

[材料] 4人分
- 長いも……200g
- イクラ……60g
- ゆずこしょう……小さじ1/2

[作り方]
1 長いもは皮をむき、太めのせん切りにする。
2 ゆずこしょうで1とイクラをあえる。（牧野）

ゆでる調理でエネルギーを大幅にダウン
小松菜のえのきほたてあん

[1人分] エネルギー 64kcal | 塩分 0.4g | カリウム 473mg

[材料] 4人分
- 小松菜……………1束
- えのきたけ…………1袋
- ほたて貝柱（缶詰）……1缶（65g）
- 鶏がらスープの素……小さじ1/4
- A ┌ サラダ油…大さじ2
    └ 塩…………大さじ1
- B ┌ 酒…………大さじ1
    └ 塩、こしょう…各少々
- ごま油………大さじ1/2
- C ┌ 片栗粉…大さじ1 1/2
    └ 水…………大さじ3

[作り方]
1 えのきたけは石づきを切り落とし、長さを半分に切る。貝柱は身をほぐし、汁は水を足して1 1/2カップにして鶏がらスープの素を混ぜる。
2 小松菜は食べやすい長さに切り、Aを加えた熱湯でゆで、水気をきって器に盛る。
3 フライパンにごま油を熱し、1のスープを加えて煮立てる。えのきたけ、貝柱を加えてBで調味し、混ぜ合わせたCでとろみをつけて2にかける。
（髙城）

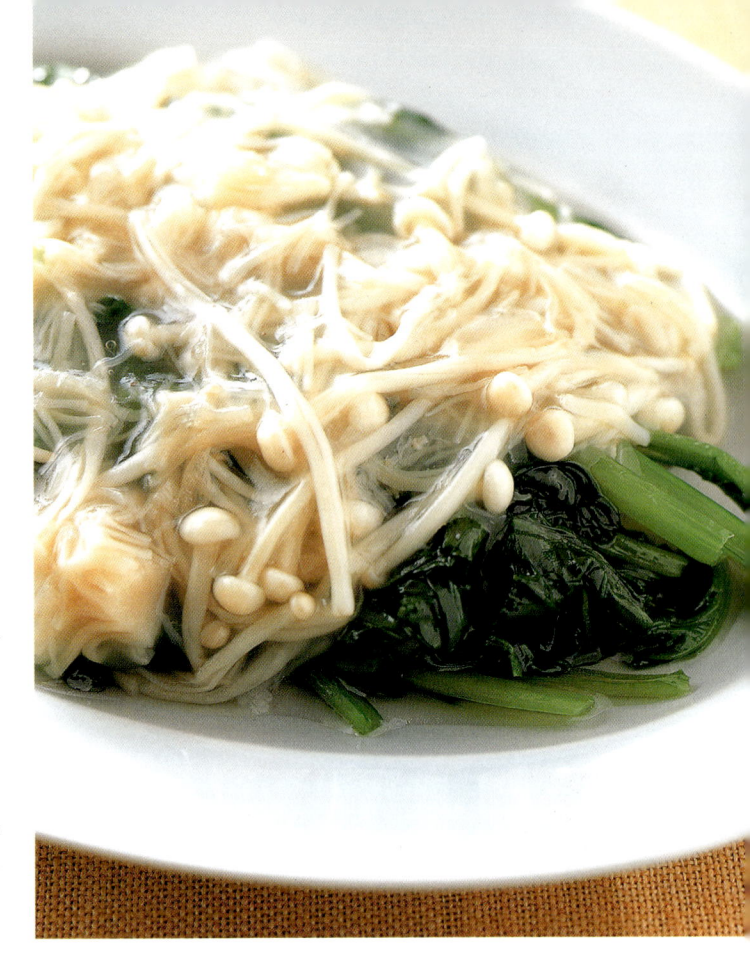

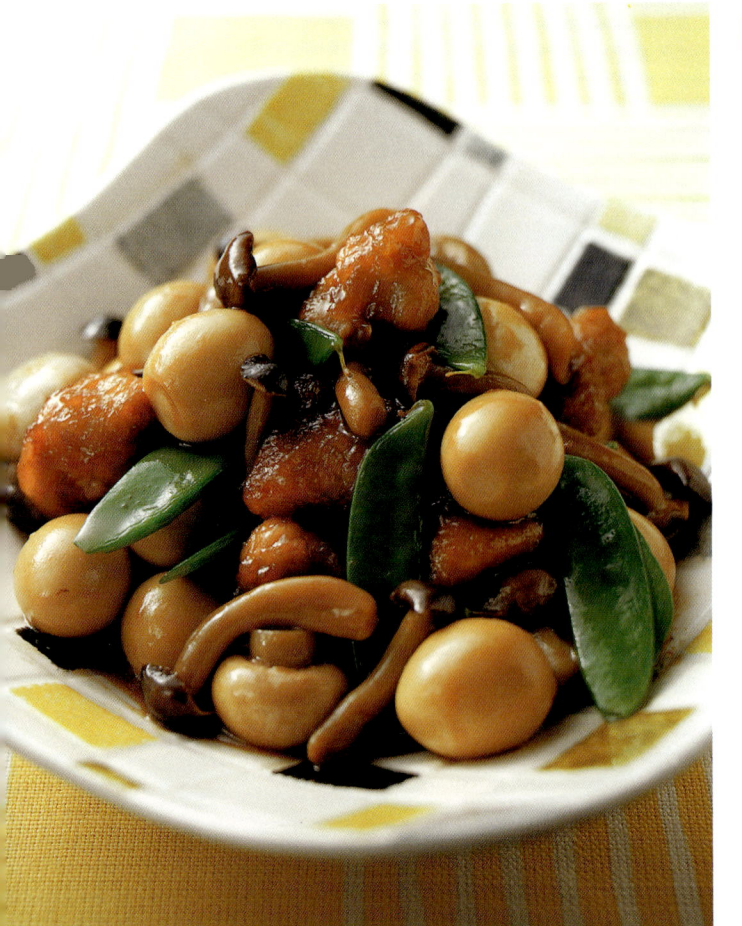

2種類のきのこで食物繊維量をアップ
きのことうずら卵のうま煮

[1人分] エネルギー 205kcal | 塩分 0.7g | カリウム 379mg

[材料] 4人分
- マッシュルーム……100g
- しめじ…………1パック
- うずら卵（水煮）…20個
- 豚角切り肉………150g
- A ┌ しょうが汁小さじ1
    └ しょうゆ、酒各小さじ1/2
- さやえんどう………100g
- B ┌ 顆粒スープ小さじ1/2　水1/2カップ　オイスターソース大さじ1　酒大さじ2　砂糖大さじ1/2　しょうゆ小さじ1
- 片栗粉………………少々
- サラダ油………大さじ1
- ごま油………………少々

[作り方]
1 マッシュルームは石づきを除き、しめじは石づきを除いてほぐす。
2 豚肉は大きなものは小さめの一口大に切り、Aをからめる。さやえんどうは筋を取り、さっとゆでる。Bは混ぜ合わせておく。
3 中華鍋にサラダ油を熱し、豚肉に片栗粉をまぶして入れ、表面を焼きつける。うずら卵、1を加えてさっと炒め、Bを加えて、煮立ったら中火で7～8分煮る。
4 仕上げにさやえんどうを加えてさっと煮、器に盛ってごま油を振る。（藤井）

副菜
野菜/きのこ・加工品

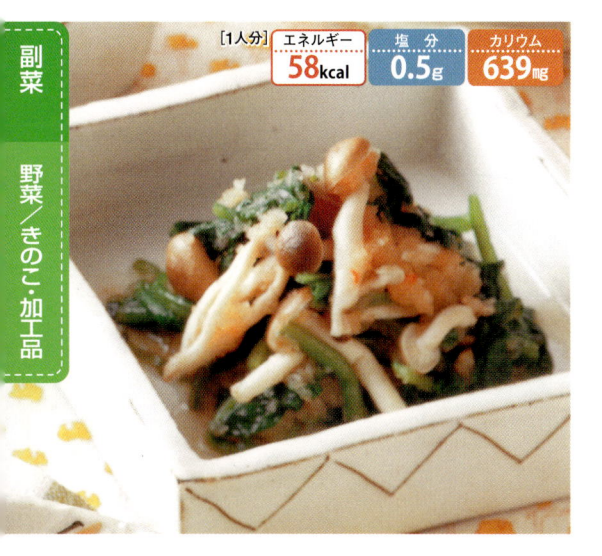

カリウムも食物繊維もたっぷりとれる
しめじとほうれんそうのおろしあえ

[1人分] エネルギー 58kcal　塩分 0.5g　カリウム 639mg

[材料] 4人分
- しめじ……………1パック
- ほうれんそう……1束
- 大根………………1/4本
- にんじん…………1/5本
- 塩…………………少々
- A
  - 酢……………大さじ4
  - 塩……………小さじ1/4
  - 砂糖…………大さじ2 1/2
  - しょうゆ……2～3滴
  - 寒ずり………小さじ1/2
  - （または一味とうがらし少々）

[作り方]
1　しめじは小房に分け、熱湯でさっとゆでる。ほうれんそうは塩少々を加えた熱湯でゆで、水にさらしてざく切りにし、水気をしぼる。
2　大根はすりおろして汁をよくきり、にんじんもすりおろして合わせ、Aを混ぜる。
3　2に1を加えてあえる。（村田）
＊寒ずりはすりつぶした赤とうがらしに塩や米こうじを加えた調味料。

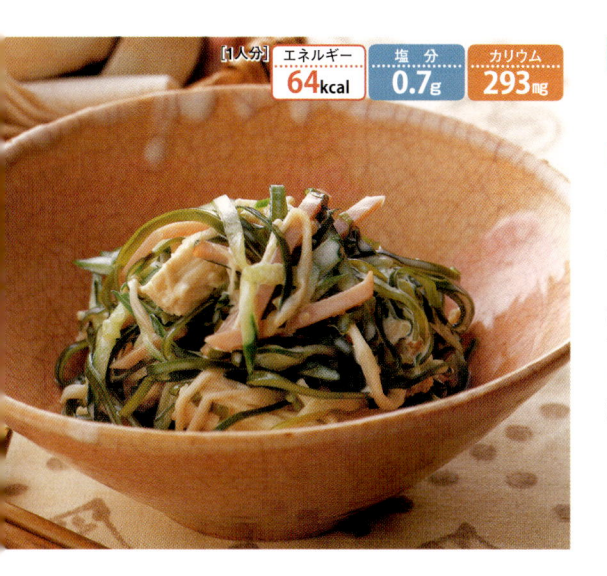

少しの辛みが味を引きしめる
えのきとすき昆布のサラダ

[1人分] エネルギー 64kcal　塩分 0.7g　カリウム 293mg

[材料] 4人分
- えのきたけ………1パック
- すき昆布…………150g
- ハム（薄切り）……2枚
- きゅうり…………1本
- 塩…………………少々
- マヨネーズ………大さじ2
- しょうゆ…………小さじ1
- 溶きがらし………適量

[作り方]
1　えのきたけは石づきを切り落とし、小房に分けて熱湯でさっとゆでておく。すき昆布は水洗いし、食べやすい長さに切る。
2　ハムときゅうりはせん切りにし、きゅうりは塩を振ってしんなりさせ、洗って水気をしぼる。
3　1、2をボウルに入れ、マヨネーズ、しょうゆ、好みで溶きがらしを加えてあえる。（竹内）

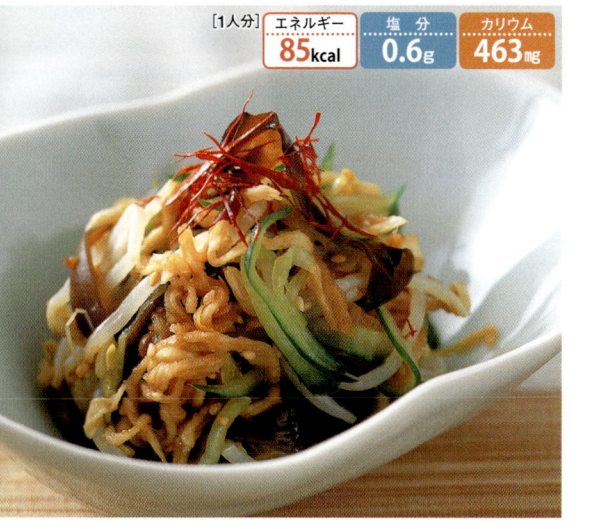

乾物の歯ごたえを最大限に生かす
切り干し大根のナムル風

[1人分] エネルギー 85kcal　塩分 0.6g　カリウム 463mg

[材料] 4人分
- 切り干し大根………40g
- きくらげ……………4g
- きゅうり……………1本
- もやし………………200g
- 塩……………………適量
- A
  - いり白ごま、ねぎのみじん切り各大さじ1　にんにくのみじん切り、ごま油各小さじ1　しょうゆ大さじ2　砂糖小さじ1/4
- 糸とうがらし………少々

[作り方]
1　切り干し大根はぬるま湯でさっと洗い、水気をきって食べやすい長さに切る。きくらげは水でもどし、細切りにする。
2　きゅうりは細切りにして塩少々を振って軽くもむ。もやしはさっとゆでてざるに上げ、塩少々を振る。
3　Aを混ぜ、1、2をあえ、器に盛って糸とうがらしをのせる。（田沼）

大豆やひよこ豆でもおいしくできる
豆とりんごのサラダ

[1人分] エネルギー 189kcal　塩分 0.5g　カリウム 459mg

[材料] 4人分
- キドニービーンズ(水煮缶) ……200g
- グリンピース(冷凍) ……50g
- りんご ……1個
- セロリ ……1本
- クリームチーズ ……大さじ2 2/3
- A ┌ 粉チーズ…大さじ2 1/2
  │ マヨネーズ…大さじ1
  │ ヨーグルト…大さじ4
  └ 塩、こしょう…各少々

[作り方]
1. キドニービーンズは缶から出して手早く洗う。グリンピースはさっとゆでる(または水を加えて電子レンジで約1分加熱する)。りんごはいちょう切りにし、セロリは筋を取って8mm角に切る。
2. クリームチーズは電子レンジで30秒ほど加熱してやわらかくし、Aを混ぜる。
3. 2で1をあえる。(池上)

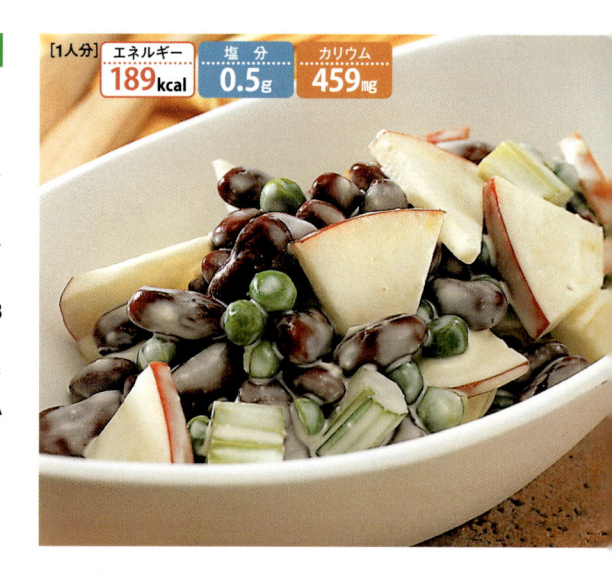

食物繊維たっぷりの食材コンビ串
こんにゃくとセロリのみそ漬け焼き

[1人分] エネルギー 24kcal　塩分 0.6g　カリウム 136mg

[材料] 4人分
- 黒こんにゃく ……1枚
- 塩 ……適量
- セロリ ……1本
- A ┌ 赤みそ、みりん
  └ ……各大さじ1 1/2
- 七味とうがらし ……少々

[作り方]
1. こんにゃくは塩もみし、洗ってふき、両面に格子状に切り目を入れる。セロリは筋を取って半分に切る。
2. Aを合わせて保存袋に入れ、1を一晩漬ける。
3. 食べやすく切って串に刺し、フライパンで焼く。好みで七味とうがらしを振る。(牧野)

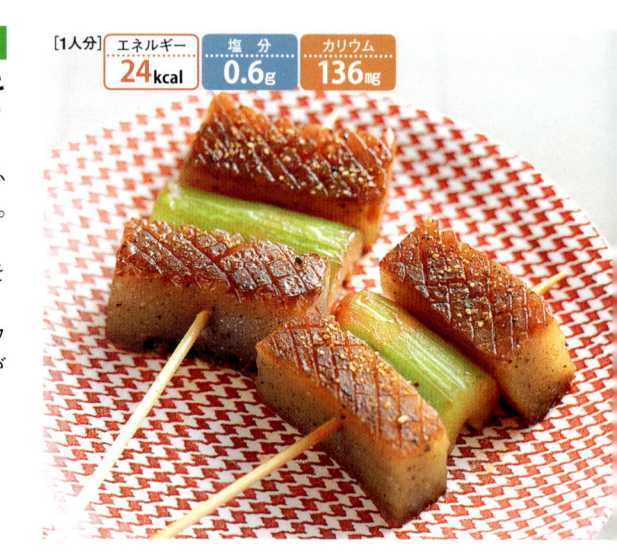

いつものお刺身をカナッペ風に
まぐろのタルタルわさび風味

[1人分] エネルギー 155kcal　塩分 0.6g　カリウム 238mg

[材料] 4人分
- まぐろ(赤身・刺身用) ……200g
- 新玉ねぎ ……1/4個
- 万能ねぎ ……2本
- A ┌ オリーブ油…大さじ2
  │ レモン汁…大さじ1
  │ 練りわさび
  └ …小さじ1〜1 1/2
- 塩 ……小さじ1/5
- こしょう ……少々
- クラッカー ……8枚
- レモン(いちょう切り) ……8枚

[作り方]
1. まぐろは包丁で細かくたたく。玉ねぎはみじん切り、万能ねぎは小口切りにする。
2. まぐろに玉ねぎ、Aを加えて混ぜ合わせ、塩、こしょうで味をととのえる。
3. 2をクラッカーにのせて万能ねぎを振り、レモンを添える。(村田)
＊新玉ねぎでない場合は、切ってから水にさらし、水気をしぼって使う。

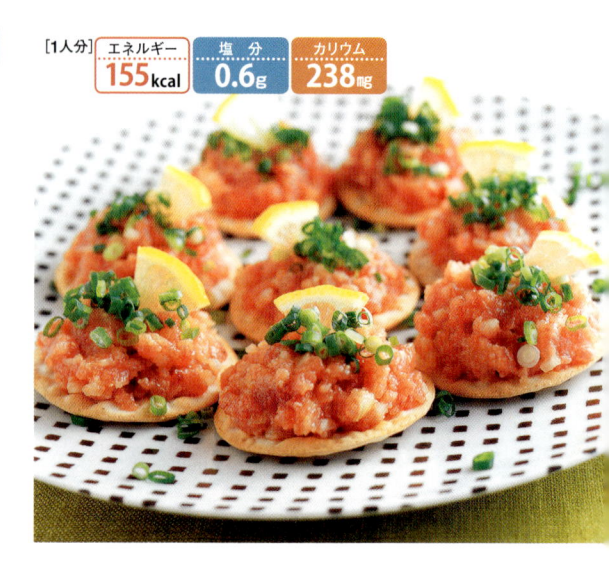

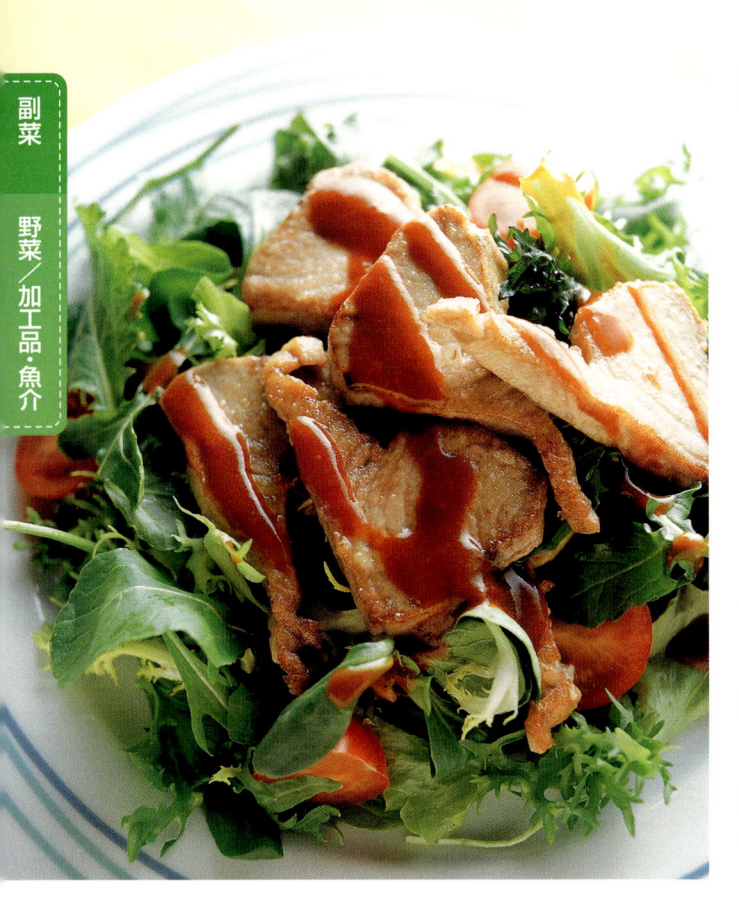

> おもてなしにも向くサラダ仕立てのオードブル

かつおのワイン風味ムニエル

[1人分] エネルギー 110kcal　塩分 0.4g　カリウム 577mg

[材料] 4人分
かつお（刺身用）…200g
塩、こしょう……各少々
小麦粉………大さじ1 1/2
サラダ油………大さじ1
A ┌ 白ワイン……大さじ2
　├ ワインビネガー
　└ …………………大さじ1
B ┌ ドミグラスソース（市販品）………カップ1/4
　├ 白ワイン……大さじ1
　├ レモン汁……大さじ1/2
　└ 塩、こしょう…各少々
好みのサラダ野菜（ベビーリーフ、エンダイブ、ハーブ、ミニトマトなど）
………………………300g

[作り方]
1　かつおは1cm幅に切って塩、こしょうを振り、小麦粉を薄くまぶす。サラダ野菜は洗って水気をきり、食べやすく切る。
2　フライパンにサラダ油を熱してかつおを入れ、両面に薄く焼き色をつける。Aをかけてゆすりながら水分を飛ばし、取り出す。
3　2のフライパンにBを入れて煮立てる。
4　混ぜ合わせたサラダ野菜を器に盛ってかつおをのせ、3の熱いソースをかける。（藤井）

> 低エネルギーの材料でパパッと炒め物

たことセロリのアンチョビ炒め

[1人分] エネルギー 142kcal　塩分 1.0g　カリウム 572mg

[材料] 4人分
ゆでだこ…………250g
アンチョビ…………3枚
セロリ……3本（300g）
玉ねぎ………………1個
にんじん…1本（200g）
A ┌ にんにく（薄切り）
　│ ……………1かけ分
　└ 赤とうがらし（ちぎる）
　　………………………1本
塩……………………少々
オリーブ油………大さじ1

[作り方]
1　たこは一口大のそぎ切りにする。アンチョビは細かく刻む。
2　セロリは筋を取って1cm幅の斜め切りにする。玉ねぎは1cm幅のくし形に切る。にんじんは一口大の乱切りにし、かためにゆでる。
3　フライパンにオリーブ油、Aを入れて中火にかけ、油が熱くなったら2を加えて炒める。
4　セロリと玉ねぎが透き通ったら1を加えて炒め合わせ、塩で味をととのえる。（検見崎）

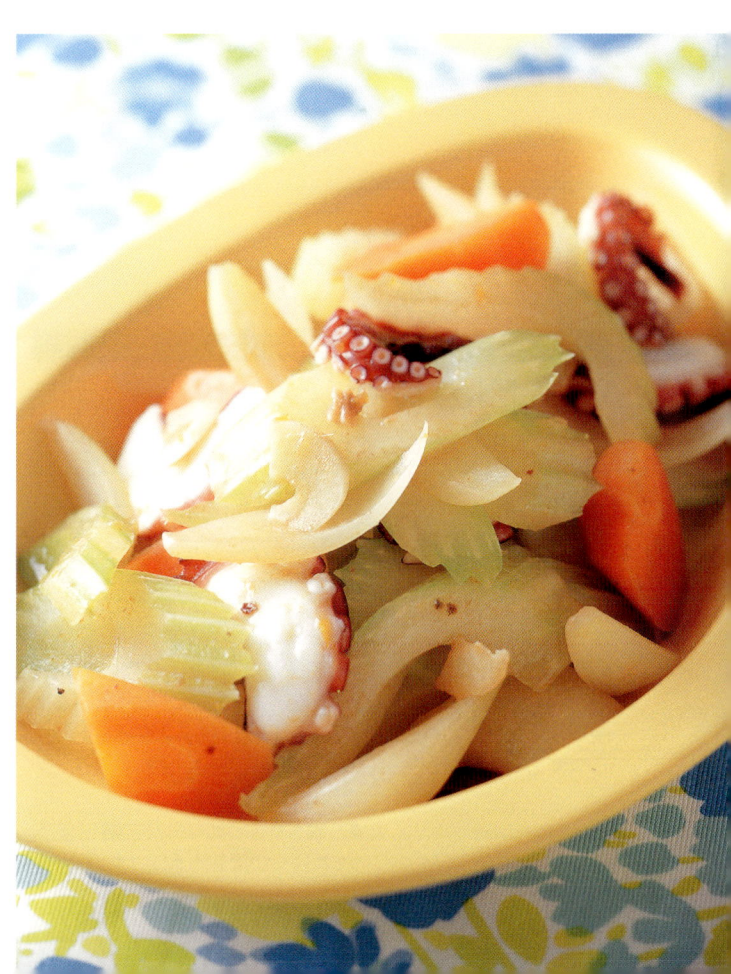

かみごたえのあるメニューには肥満防止効果も
赤貝ときゅうりの酢の物

[1人分] エネルギー 32kcal / 塩分 0.4g / カリウム 188mg

[材料] 4人分
海藻（わかめ、とさかのりなど）……………8g
赤貝（刺身用）……100g
きゅうり……………2本
A ┌ だし、酢………各大さじ2
　└ しょうゆ……小さじ1
しょうがのせん切り
　……………1かけ分

[作り方]
1 海藻は水につけてもどし、水気をきる。赤貝は薄くそぎ切りにする。きゅうりは塩（分量外）を振ってこすり、塩を流して乱切りにする。
2 Aは混ぜ合わせる。
3 1を混ぜて器に盛り、2をかけ、しょうがをのせる。（田沼）

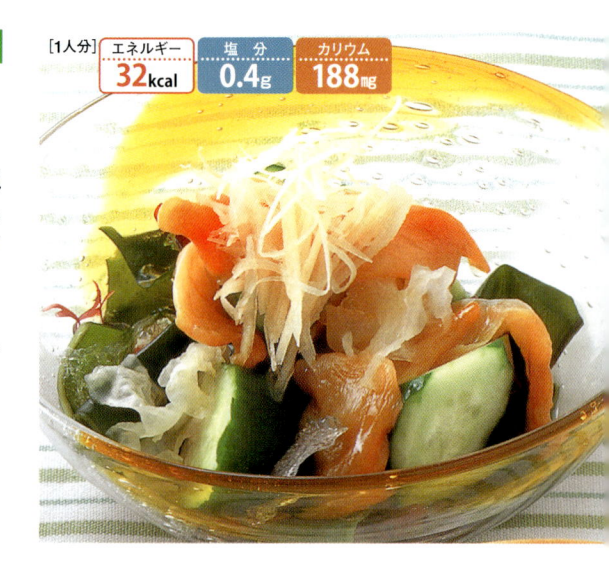

みかんの甘みと香りとビタミンCをフル活用
かにときゅうりのみかんあえ

[1人分] エネルギー 37kcal / 塩分 0.6g / カリウム 109mg

[材料] 4人分
みかん………………2個
かに（缶詰）………50g
きゅうり……………1本
塩………………小さじ1/5
A ┌ みかんの果汁、酢、
　│ 砂糖………各大さじ1
　└ 塩………………少々

[作り方]
1 みかんは横半分に切って中身を取り出す（皮はカップとして使用）。1個は薄皮をむいて果肉に、もう1個は果汁を分量分（大さじ1）しぼる。
2 かには軟骨を除いて身をほぐす。きゅうりは薄切りにして塩を振り、しんなりしたら水気をしぼる。
3 Aを混ぜ合わせてみかんの果肉、2をあえ、みかんのカップに盛る。
（牧野）

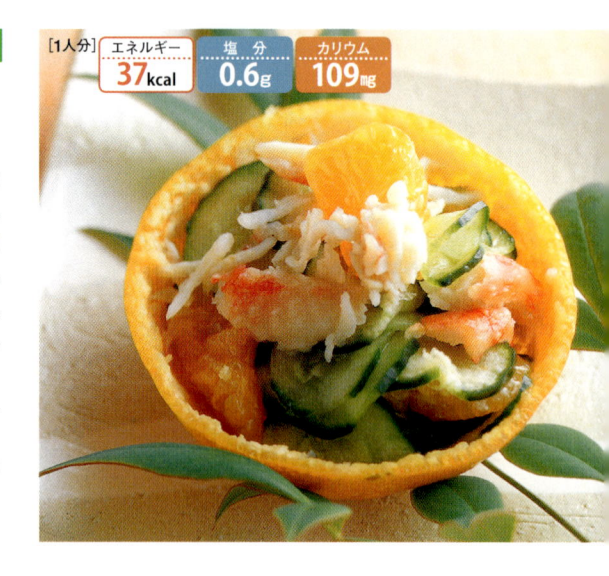

お弁当やおつまみにもぴったり
ひき肉のり巻き

[1人分] エネルギー 100kcal / 塩分 0.8g / カリウム 716mg

[材料] 4人分
鶏ささ身ひき肉…200g
干ししいたけ………8枚
にんじん……………100g
たけのこ（水煮）…200g
A ┌ しょうゆ……小さじ2
　└ だしの素……小さじ1
B ┌ 片栗粉………小さじ2
　└ だしの素……小さじ1
焼きのり（全型）…4枚
三つ葉（あれば）…少々

[作り方]
1 干ししいたけはもどし、もどし汁もとっておく。
2 1のしいたけ、にんじん、たけのこを3mm角に切って鍋に入れ、1の汁と水をかぶるくらいまで加えて火にかける。煮立ったらアクを取り、Aを加えて煮汁がなくなるまで煮詰める。
3 ひき肉にBを加えて粘りが出るまで混ぜ、2を混ぜる。4等分し、のりにぬり広げて巻き、1本ずつラップで包み、電子レンジに約8分かける。
4 食べやすく切り分けて器に盛る（あれば三つ葉を飾る）。（大沼）

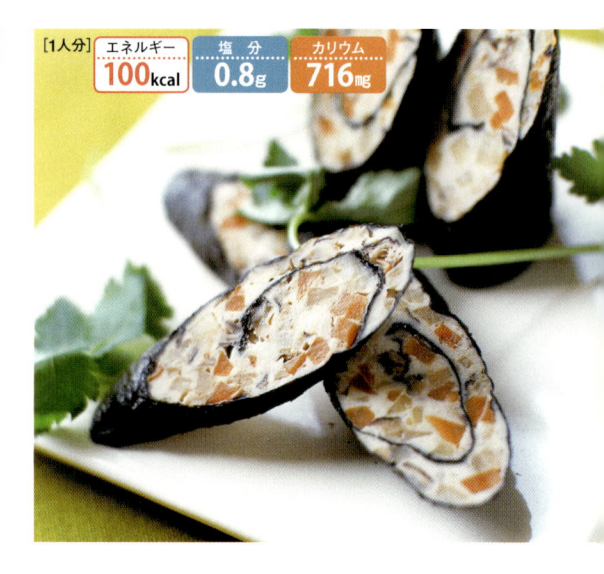

副菜　魚介・肉・加工品

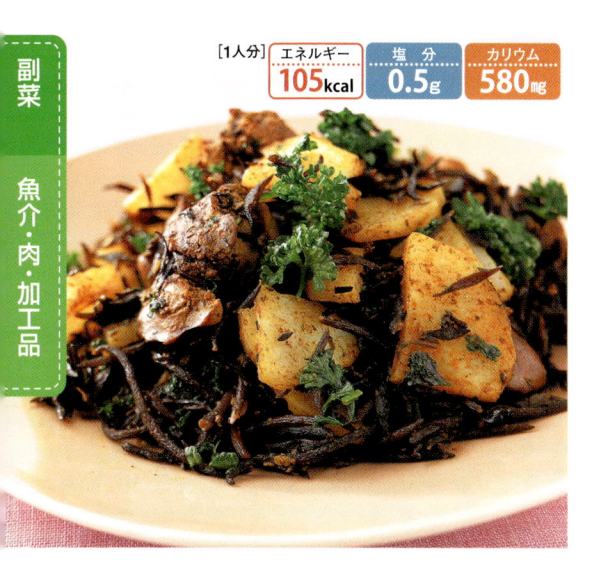

カレー粉としょうがの風味でエスニック風に
レバーとひじきのカレー炒め

[1人分] エネルギー 105kcal　塩分 0.5g　カリウム 580mg

[材料] 4人分
- 鶏レバー……………200g
- ひじき(乾燥)………25g
- じゃがいも…………1個
- A
  - おろししょうが…1かけ
  - しょうゆ…小さじ1/2
  - カレー粉…小さじ1/3
- B
  - カレー粉…小さじ1/3
  - 酒、しょうゆ……各大さじ1/2
- パセリ………………10g
- サラダ油……大さじ1/2

[作り方]
1　ひじきはさっと洗い、水につけてもどす。じゃがいもは皮をむいて薄いいちょう切りにし、熱湯で1～2分ゆでてざるに上げる。
2　レバーは一口大に切り、水にさらして血抜きをする。熱湯で1～2分ゆでて湯をきり、Aをからめる。
3　フライパンにサラダ油を熱して2を炒め、焼き色がついたらじゃがいも、ひじきの順に加え、よく炒めてBで調味し、ちぎったパセリを混ぜる。(髙城)

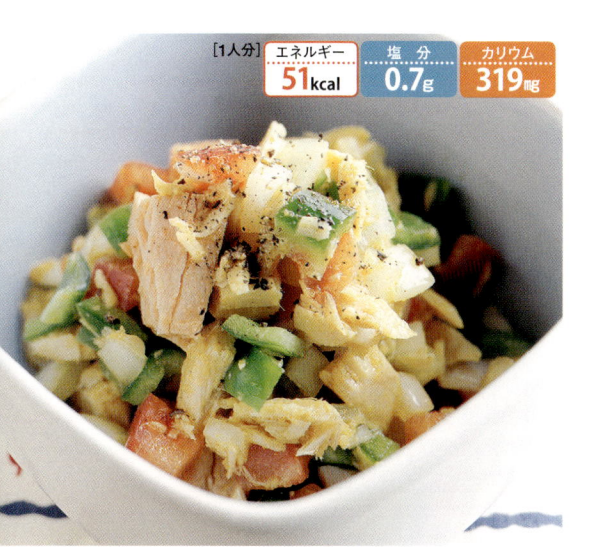

ツナ缶の油をドレッシングに利用する
3色野菜のツナサラダ

[1人分] エネルギー 51kcal　塩分 0.7g　カリウム 319mg

[材料] 4人分
- ツナ………1缶(135g)
- 玉ねぎ………………1/2個
- トマト………………1個
- きゅうり……………1本
- ピーマン……………2個
- A
  - 白ワインビネガー……………大さじ1
  - 塩…………小さじ1/3
  - あらびき黒こしょう……………少々
  - カレー粉……………小さじ1/2

[作り方]
1　玉ねぎはみじん切りにし、残りの野菜は1cm角に切る。
2　耐熱容器にツナを油ごと入れて玉ねぎを混ぜ、ラップをかけて電子レンジに約1分30秒かける。
3　2にAを加えてよく混ぜてから、残りの野菜を混ぜ合わせる。(藤井)

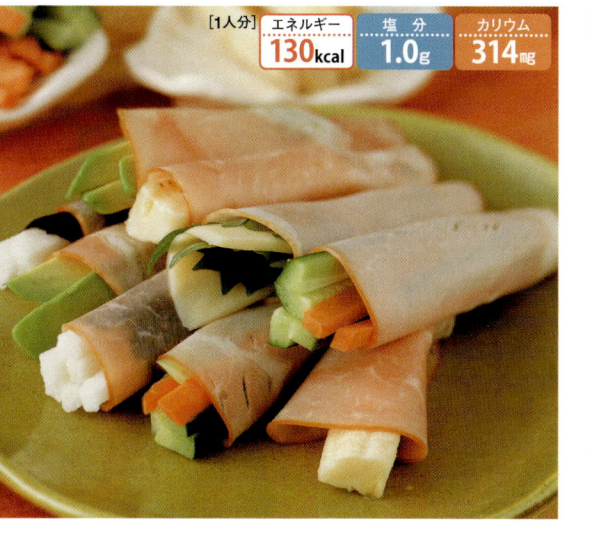

好きな野菜やくだものを巻いて
ハムのお好み巻き

[1人分] エネルギー 130kcal　塩分 1.0g　カリウム 314mg

[材料] 4人分
- ハム…………………20枚
- バナナ………………2/5本
- レモン汁……………少々
- きゅうり……………2/5本
- にんじん……少々(12g)
- 長いも………………40g
- アボカド…4/5個(60g)
- スライスチーズ……2枚
- しその葉……………8枚
- 焼きのり(全型)…1/4枚

[作り方]
1　バナナは縦1/4に切り、レモン汁をかける。きゅうり、にんじん、長いも、アボカドはハムの長さに合わせて太めのせん切りにする。
2　ハムに1の具やスライスチーズ、しその葉、のりなど好みの材料をのせ、クルリと巻く。(井上)

らっきょうの甘酢っぱさとカリカリの食感がアクセント
卵とカリフラワーのらっきょうマヨサラダ

[1人分] エネルギー **149**kcal　塩分 **0.5**g　カリウム **267**mg

[材料] 4人分
- カリフラワー ……………1株（400g）
- 半熟ゆで卵 ………… 3個
- A
  - 甘酢漬けらっきょうのみじん切り … 40g
  - マヨネーズ ……… 大さじ2 1/2
  - パセリのみじん切り ……… 大さじ1/2

[作り方]
1. カリフラワーは小房に分け、たっぷりの熱湯でややかためにゆで、ざるに上げて水気をきる。
2. ゆで卵は殻をむき、8～10等分に切る。
3. ボウルでAを混ぜ合わせ、1、2を加えてざっくりあえる。（藤原）

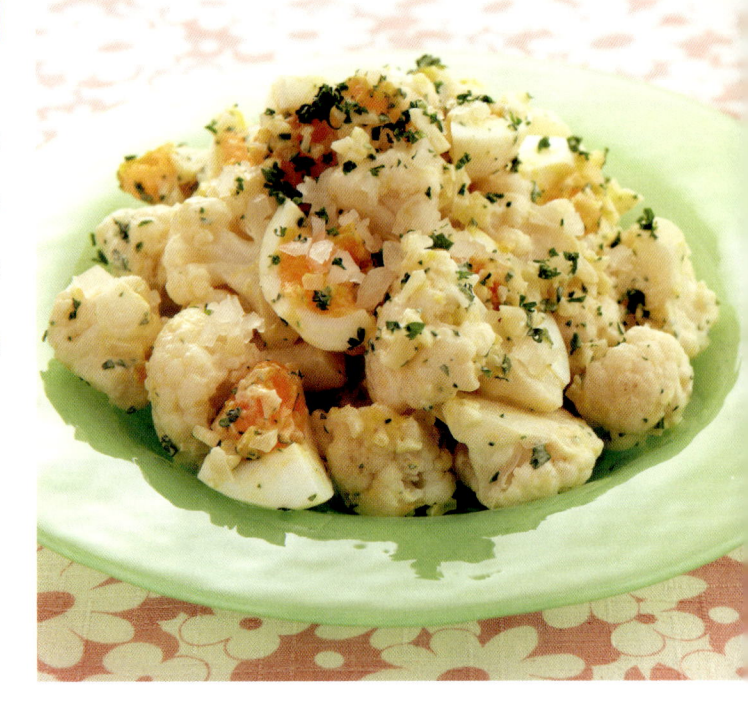

甘酢しょうがや青じそが味を引きしめる
納豆入り香り卵焼き

[1人分] エネルギー **132**kcal　塩分 **0.9**g　カリウム **233**mg

[材料] 4人分
- 卵 …………… 4個
- 納豆 ………… 1パック
- 甘酢漬けしょうが … 30g
- 青じそ ………… 3枚
- ねぎ ………… 1/2本
- サラダ油 ……… 小さじ2
- 大根 ………… 80g
- しょうゆ ……… 小さじ2

[作り方]
1. 甘酢しょうがはあらみじんに切って汁気を軽くしぼり、青じそはせん切り、ねぎはみじん切りにする。
2. 卵を溶きほぐし、納豆、1を加えてよく混ぜ合わせる。
3. 卵焼き器にサラダ油を入れて熱し、2を数回に分けて流して巻く。
4. 大根は皮をむいてすりおろす。
5. 3のあら熱が取れたら切り分け、器に盛って4を添え、しょうゆをたらす。（藤原）

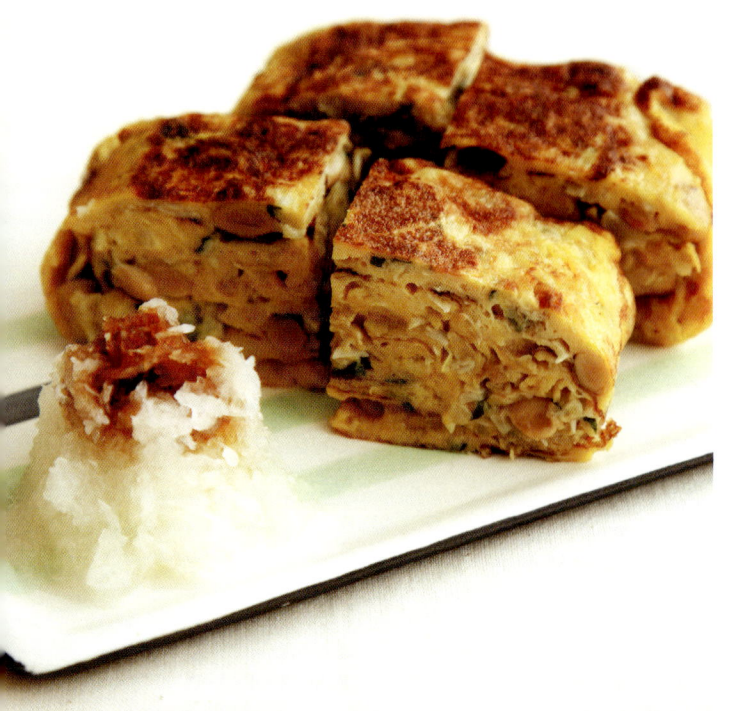

キムチ冷ややっこ

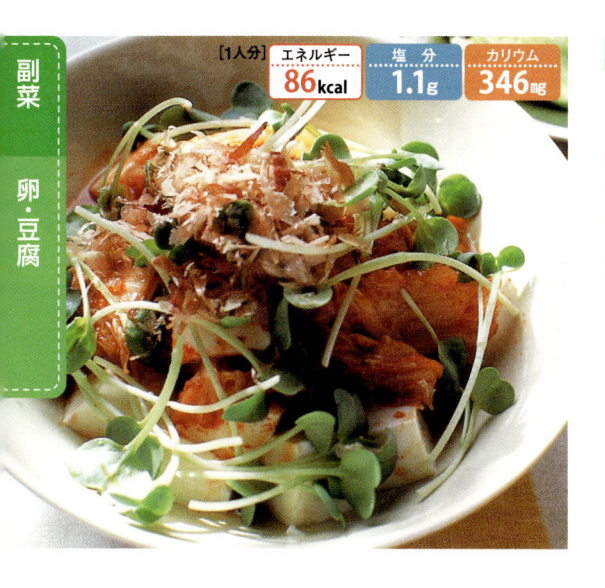

キムチの塩気と辛みで食べる

[1人分] エネルギー 86kcal ／ 塩分 1.1g ／ カリウム 346mg

[材料] 4人分
- 絹ごし豆腐 …… 400g
- 白菜キムチ …… 200g
- 貝割れ菜 …… 80g
- 削り節 …… 適量

[作り方]
1. 豆腐は小さめの角切りにする。キムチは食べやすく切る。貝割れ菜は根を切る。
2. 豆腐とキムチをざっと混ぜて器に盛り、貝割れ菜、削り節をのせる。（大沼）

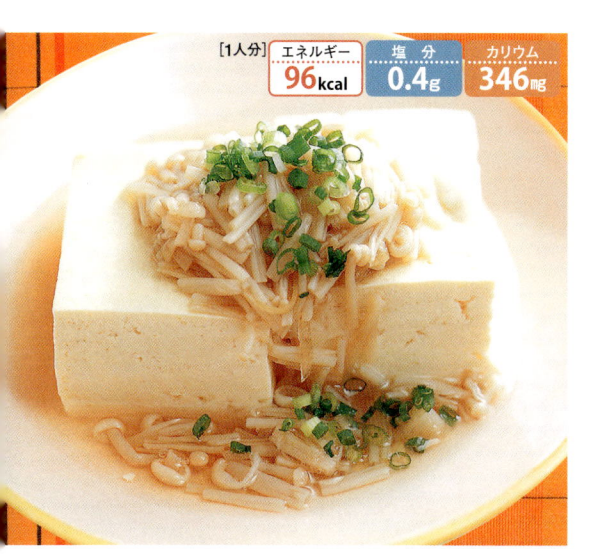

豆腐のえのきあんかけ

えのきたけ特有のとろみを生かして

[1人分] エネルギー 96kcal ／ 塩分 0.4g ／ カリウム 346mg

[材料] 4人分
- 木綿豆腐 … 2丁（700g）
- えのきたけ … 大1パック
- しょうがのせん切り …… 1/2かけ分
- A
  - だし …… 1/2カップ
  - 酒 …… 大さじ2
  - 塩 …… 小さじ1/4
- 万能ねぎの小口切り …… 4本分

[作り方]
1. えのきたけは根元を切り落とし、1〜2cm長さに切る。
2. 鍋でAを煮立て、1、しょうがを入れ、軽くとろみがつくまで煮る。
3. 豆腐はやっこに切って耐熱容器に入れ、電子レンジ（600W）に3〜4分かけて温める。
4. 器に豆腐を盛って2をかけ、万能ねぎを散らす。（牧野）

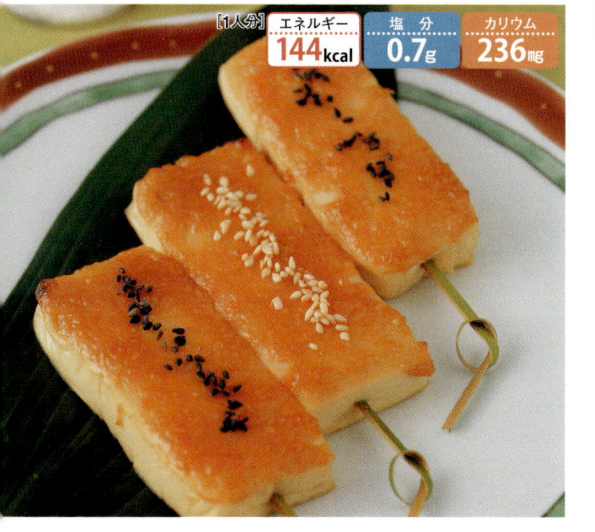

豆腐の田楽

みんなが好きな豆腐料理の定番

[1人分] エネルギー 144kcal ／ 塩分 0.7g ／ カリウム 236mg

[材料] 4人分
- 木綿豆腐 …… 2丁
- A
  - みそ …… 大さじ1 1/3
  - 砂糖 …… 小さじ2 2/3
  - 酒 …… 小さじ1 1/3
- ごま（黒・白）…… 各適量

[作り方]
1. 豆腐はペーパータオルに20分ほど包んで水きりをし、長方形に切る。
2. Aは耐熱の器に入れてよく混ぜ、電子レンジで1分程度加熱する。
3. グリルやオーブントースターで1を軽く焼き、2を塗り、もう一度焦げ目がつく程度に焼く。
4. ごまを振り、器に盛る。（井上）

副菜　卵・豆腐

ごま油の香りが隠し味に
木綿豆腐のオイスターソースがけ

[1人分] エネルギー 68kcal ／ 塩分 0.7g ／ カリウム 223mg

[材料]4人分
- 木綿豆腐………1 1/3丁
- チンゲンサイ……1 1/3株
- わかめ（もどしたもの）………40g
- ごま油…………小さじ1
- A ┌ オイスターソース………大さじ2
　　└ 酢………大さじ1 1/3
- 七味とうがらし……少々
- 青のり……………少々

[作り方]
1　鍋に湯をわかし、豆腐をスプーンですくいとって入れ、温める。
2　チンゲンサイ、わかめは一口大に切り、ごま油を入れた湯でさっとゆでる。
3　Aはよく混ぜる。
4　器に2を敷いて1を盛る。3のたれをかけて、七味とうがらしと青のりを振る。（井上）

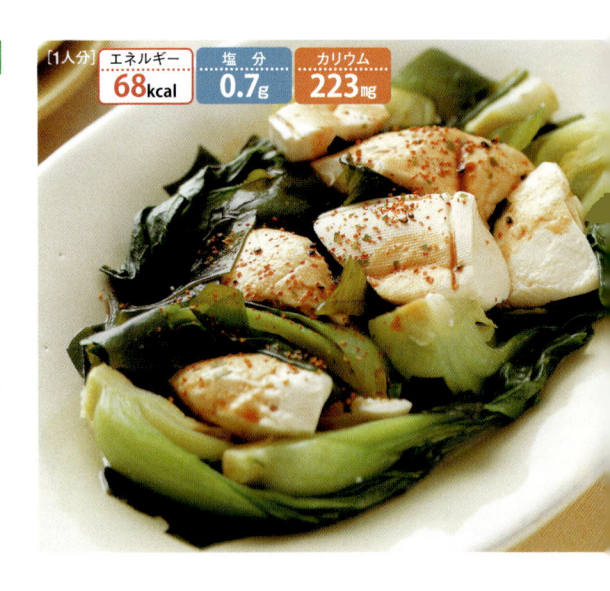

薄味で上品に仕上げる
高野豆腐入り煮なます

[1人分] エネルギー 132kcal ／ 塩分 0.8g ／ カリウム 246mg

[材料]4人分
- 高野豆腐…………2枚
- ごぼう……………100g
- 大根………………100g
- にんじん…………50g
- きゅうり…………100g
- A ┌ 酢、みりん………各大さじ5
　　├ 塩………小さじ1/2
　　└ だし………1カップ

[作り方]
1　高野豆腐はぬるま湯につけてもどし、手のひらにはさんで押し洗いをし、短冊切りにする。
2　ごぼうは5cm長さの短冊切りにし、水にさらしてアクを抜き、熱湯でさっとゆでる。
3　Aを鍋に入れて火にかけ、1を入れ、10分ほど煮てから2を加え、5分ほど煮て冷ます。
4　大根、にんじん、きゅうりは短冊切りにし、軽く塩（分量外）を振る。10分ほどおいてからもみ、水気をしぼって、3と混ぜる。（池上）

2つのネバネバ食材で血液サラサラに
納豆とモロヘイヤの春巻き

[1人分] エネルギー 273kcal ／ 塩分 0.3g ／ カリウム 171mg

[材料]4人分
- 納豆………………2パック
- モロヘイヤ………1束
- しょうゆ…………小さじ1
- 春巻きの皮………10枚
- 小麦粉……………適量
- 揚げ油……………適量

[作り方]
1　納豆に添付のたれとからしを混ぜる。
2　モロヘイヤは葉を摘んでさっとゆで、水気をしぼって刻む。
3　1、2としょうゆを混ぜ、春巻きの皮で包み、小麦粉を水で溶いたのりで巻き終わりをとめる。
4　中温の揚げ油でカラリと揚げ、食べやすく切り分ける。（牧野）

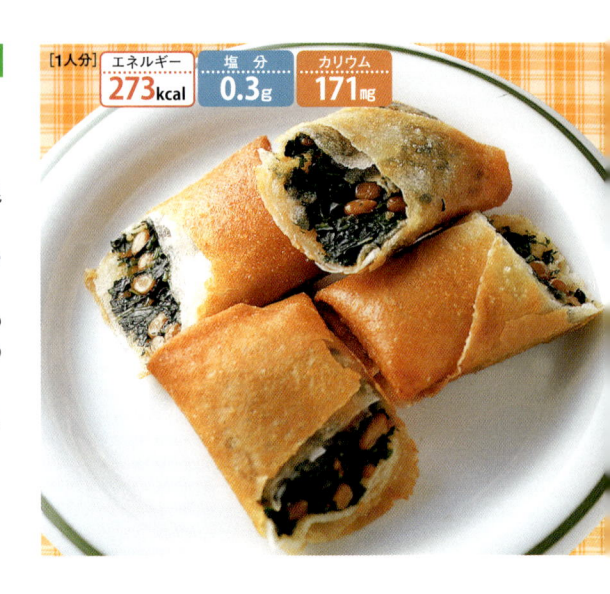

あと一品の小さなおかず

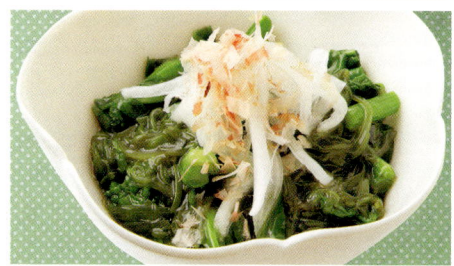

野菜料理がもう一品欲しい…そんなときすぐに役立つ少ない材料、手間いらずの小鉢、小皿料理12品。ボリューム主菜や、丼物、パスタに添えるにも最適です。

小さなおかず

3種のきのこで食物繊維いっぱい
きのこのナムル

[1人分] エネルギー 40kcal　塩分 0.3g　カリウム 338mg

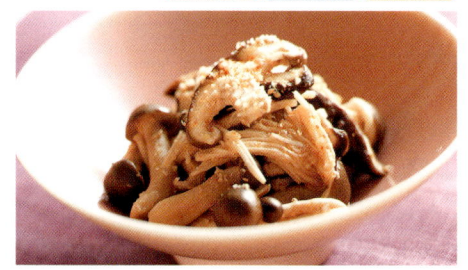

[材料] 4人分
えのきたけ1袋　しめじ2パック　生しいたけ6枚　A [ねぎ10cm　にんにく、しょうが各1かけ]　B [白ごま（半ずり）大さじ1　一味とうがらし少々　しょうゆ大さじ1/2　砂糖小さじ1/2　ごま油小さじ1]

[作り方]
1　えのきたけ、しめじはほぐし、しいたけは薄切りにして、電子レンジに2分30秒かける。
2　1にみじん切りにしたA、Bを加えてよく混ぜる。（検見﨑）

食感バツグンでツルッと食べられる
菜の花とめかぶのポン酢あえ

[1人分] エネルギー 31kcal　塩分 1.1g　カリウム 218mg

[材料] 4人分
菜の花、めかぶ各160g　新玉ねぎ60g　ポン酢じょうゆ大さじ3　削り節少々

[作り方]
1　菜の花は3cm長さに切り、塩少々（分量外）を入れた熱湯でゆで、冷水にさらし、水気をしっかりとしぼる。玉ねぎは薄切りにして、さっと水にさらし、水気をきる。
2　ボウルに菜の花とめかぶとポン酢じょうゆを入れてよく混ぜ合わせる。器に盛り、玉ねぎと削り節をのせる。（松尾）

フルーツ入りで子どもにも人気
かぶとりんごのサラダ

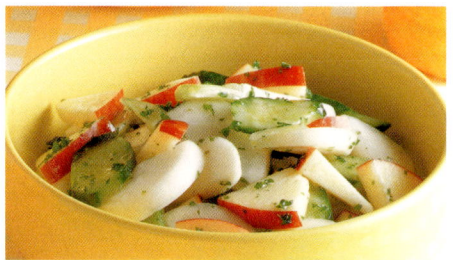

[1人分] エネルギー 101kcal　塩分 0.6g　カリウム 352mg

[材料] 4人分
かぶ4個　きゅうり1本　りんご小1個　A [酢大さじ4　塩小さじ1/2　こしょう少々　サラダ油大さじ2　パセリのみじん切り適量]

[作り方]
1　かぶは5mm厚さの半月切りに、きゅうりは皮を縞にむき、5mm厚さの斜め切りにして、塩水（分量外）に漬け、しんなりしたら水気をしぼる。
2　りんごは5mm厚さのいちょう切りにし、1の塩水にくぐらせ、水気をきる。
3　Aを混ぜ、1、2をあえる。（検見﨑）

塩もみでかさを減らしてたっぷり食べる
塩もみなすのほたてマヨあえ

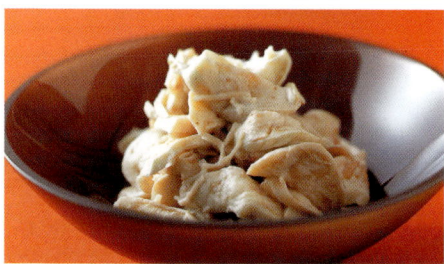

[1人分] エネルギー 73kcal　塩分 0.4g　カリウム 277mg

[材料] 4人分
なす5本　塩小さじ2　ほたて水煮缶小1缶　A [しょうが汁小さじ1　マヨネーズ大さじ2]

[作り方]
1　なすは皮をむいて縦半分に切り、3～4mm厚さの斜め切りにする。水にくぐらせ、塩を振って手でもむ。
2　しんなりしたら水気をしぼり、3～4回水洗いしてさらに水気をよくしぼる。
3　ほたては缶汁をきってAと混ぜ合わせ、2をあえる。（検見﨑）

ごまのビタミンEで老化を予防
れんこんといんげんのごまあえ

[1人分] エネルギー 94kcal　塩分 0.4g　カリウム 252mg

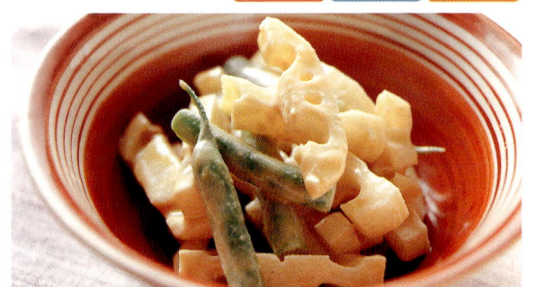

[材料] 4人分
れんこん200g　さやいんげん100g　A[練り白ごま大さじ2　しょうゆ小さじ2　砂糖小さじ2　だし小さじ2]

[作り方]
1　れんこんは皮をむき、7～8mm厚さの輪切りにしてから棒状に切る。いんげんは3～4cm長さに切る。
2　熱湯で1を2分ほどゆで、冷水に取って冷まし、水気をしっかりきる。
3　Aを混ぜ合わせて2をあえる。（検見﨑）

電子レンジ調理でビタミンをキープ
さつまいものたらこあえ

[1人分] エネルギー 168kcal　塩分 0.5g　カリウム 468mg

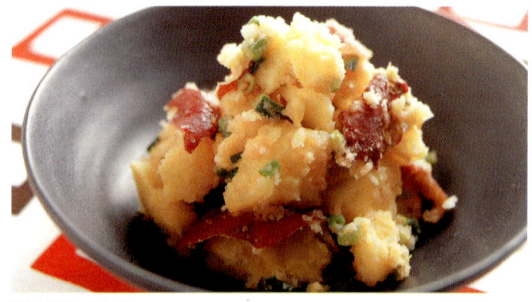

[材料] 4人分
さつまいも小4本　たらこ1腹（40g）　万能ねぎの小口切り20g　マヨネーズ大さじ1

[作り方]
1　さつまいもは1本ずつラップに包み、全部一緒に電子レンジ（600W）に6分40秒かける。
2　たらこは薄皮を取り除く。
3　1をボウルに移してフォークでざっとつぶし、2、万能ねぎ、マヨネーズを加えてよく混ぜる。（検見﨑）

熟成したお酢を使った甘酸っぱいマリネ
ミニトマトのバルサミコ酢漬け

[1人分] エネルギー 41kcal　塩分 0g　カリウム 137mg

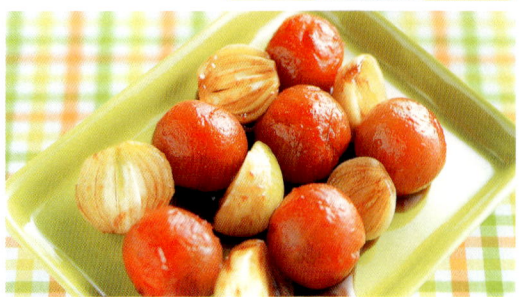

[材料] 4人分
ミニトマト12個　小玉ねぎ4個　砂糖大さじ2　バルサミコ酢大さじ2

[作り方]
1　ミニトマトは皮を湯むきし、小玉ねぎはさっとゆでて縦半分に切る。
2　密閉容器に1を入れて砂糖を振り、全体になじんだらバルサミコ酢をまわしかけ、半日以上漬ける。
（牧野）

こってりした料理に合わせたい
春菊の甘酢おろしあえ

[1人分] エネルギー 32kcal　塩分 0.6g　カリウム 389mg

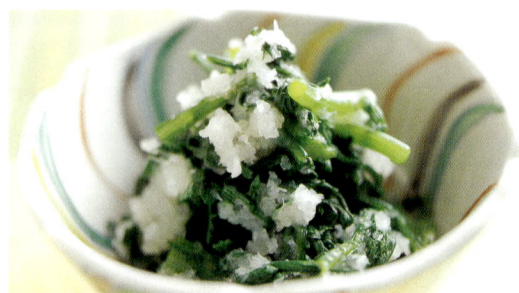

[材料] 4人分
春菊1束　大根1/4本　A[酢大さじ3　砂糖大さじ1　塩小さじ1/2]

[作り方]
1　春菊は熱湯でさっとゆでて冷水に取り、水気をしぼって2～3cm長さに切る。
2　大根は皮をむいてすりおろし、ざるに取って汁気をきり、ボウルに入れる。
3　Aを混ぜ合わせ、2に少しずつ加えて混ぜ、1をあえる。
（検見﨑）

小さなおかず

食物繊維と乳酸菌でヘルシーレシピ
ヨーグルトサラダ

[1人分] エネルギー **46kcal** / 塩分 **0.6g** / カリウム **347mg**

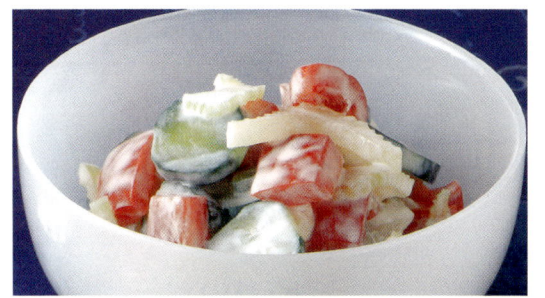

[材料] 4人分
セロリ2本　きゅうり2本　塩小さじ1 1/2　赤ピーマン1個　プレーンヨーグルト1/2カップ　A[塩、こしょう各少々　砂糖小さじ1]

[作り方]
1　セロリ、きゅうりは3～4mm厚さの小口切りにして塩を振り、混ぜ合わせる。しんなりしたら水気をしぼる。
2　赤ピーマンは1.5cm角に切ってさっとゆで、冷水に取って冷まし、水気をきる。
3　1、2をヨーグルトであえ、Aで調味する。（検見崎）

焼きたてのにんにくの香りが格別
カリフラワーのアンチョビ焼き

[1人分] エネルギー **44kcal** / 塩分 **0.3g** / カリウム **262mg**

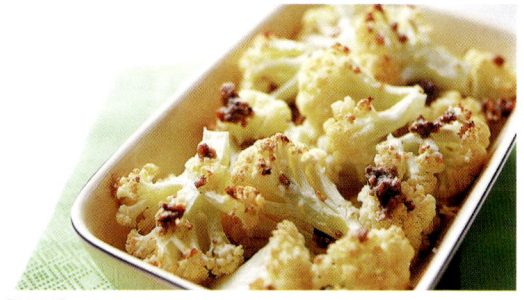

[材料] 4人分
カリフラワー1株　アンチョビ2切れ　にんにくのみじん切り1/2かけ分　塩、こしょう各少々　オリーブ油大さじ1

[作り方]
1　カリフラワーは小さめの小房に分け、アンチョビは包丁でたたいて細かくする。
2　耐熱容器に1、にんにくを入れ、塩、こしょうを振って混ぜ、オリーブ油をまんべんなくかける。
3　オーブントースターで10～12分焼く。（藤井）

キュートな盛りつけのおもてなしサラダ
グレープフルーツとかにのマヨサラダ

[1人分] エネルギー **104kcal** / 塩分 **0.5g** / カリウム **206mg**

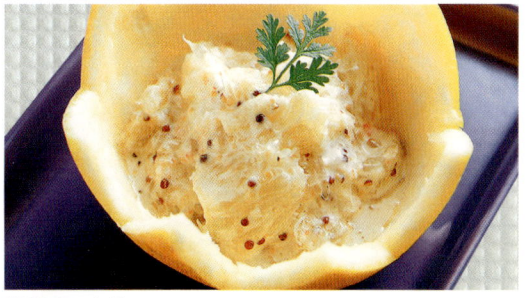

[材料] 4人分
グレープフルーツ2個　かに（缶詰）1/2缶（55g）　A[マヨネーズ大さじ2　粒マスタード小さじ2]　セルフィーユ（あれば）少々

[作り方]
1　グレープフルーツは横半分の飾り切りにして果肉を取り出し、皮は器にする。
2　かには軟骨を除いて身をほぐす。
3　Aを混ぜ合わせ、1、2をあえてグレープフルーツの皮に盛り、あればセルフィーユを飾る。（牧野）

ごはんによく合う、こっくりした味
ピーマンのみそ炒め

[1人分] エネルギー **74kcal** / 塩分 **0.8g** / カリウム **125mg**

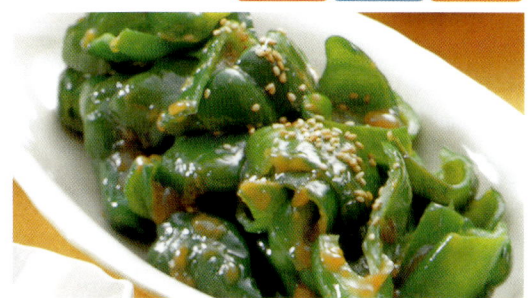

[材料] 4人分
ピーマン8個　A[みそ大さじ1 1/3　砂糖大さじ2 1/3　しょうゆ少々]　ごま油大さじ1/2　酒小さじ1　白ごま小さじ1

[作り方]
1　ピーマンは一口大に切り、塩少々（分量外）を加えた熱湯で1分ほどゆでる。
2　Aを混ぜ合わせる。
3　フライパンにごま油を熱して1を炒め、酒を振る。汁気が飛んだら2を加えて調味し、白ごまを振る。（浜内）

主菜もかねた ごはん・めん・パスタ

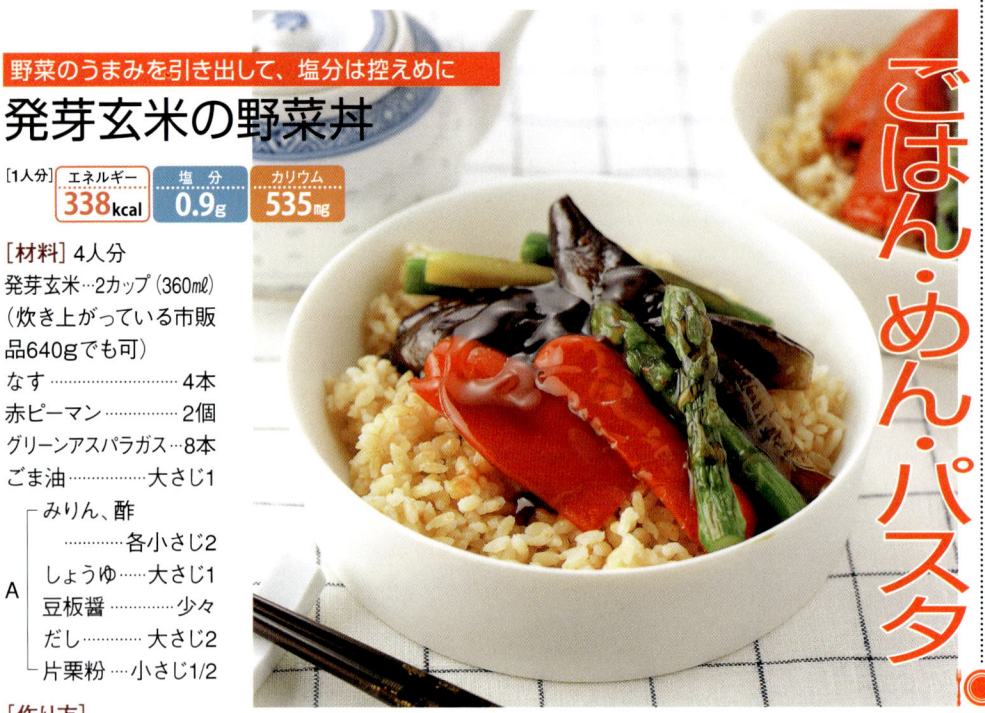

食物繊維豊富な玄米や野菜、きのこの両得をねらいます。低エネルギーと満足感の両得をねらいます。野菜の小鉢やスープを添え、栄養バランスに配慮を。

発芽玄米の野菜丼
野菜のうまみを引き出して、塩分は控えめに

[1人分] エネルギー 338kcal ／ 塩分 0.9g ／ カリウム 535mg

[材料] 4人分
- 発芽玄米…2カップ（360mℓ）（炊き上がっている市販品640gでも可）
- なす…4本
- 赤ピーマン…2個
- グリーンアスパラガス…8本
- ごま油…大さじ1
- A
  - みりん、酢…各小さじ2
  - しょうゆ…大さじ1
  - 豆板醤…少々
  - だし…大さじ2
  - 片栗粉…小さじ1/2

[作り方]
1. 発芽玄米を炊く。
2. なすはへたを取り、縦4つに切る。赤ピーマンはへたと種を取り、縦4つに切る。
3. アスパラガスは根元の皮をむき、半分または3等分にし、電子レンジで火が通るまで（600Wで2分が目安）加熱する。
4. フライパンにごま油を入れて熱し、2と3を焼く。
5. Aを小鍋に入れて火にかけ、薄くとろみがつくまで火を通す。
6. 器にごはんを盛り、4をのせ、上から5をかける。（池上）

シーフードのトマトパエリア
トマトジュースで炊いた真っ赤な元気ごはん

[1人分] エネルギー 427kcal ／ 塩分 1.5g ／ カリウム 468mg

[材料] 4人分
- 米…2カップ（360mℓ）
- えび…6尾（約150g）
- あさり（砂出ししたもの）…150g
- やりいか…小1ぱい
- 玉ねぎのみじん切り…2/3個分
- ピーマン…2個
- 白ワイン…大さじ2
- サラダ油…大さじ1 1/3
- A
  - 固形スープ2/3個　水1 1/3カップ　トマトジュース2/3カップ　塩小さじ2/3　こしょう少々

[作り方]
1. えびは背わたを取り、あさりは洗う。いかは胴を1cm幅に、足は食べやすく切る。
2. ピーマンは細長い乱切りにする。
3. パエリア鍋またはオーブンに入る浅鍋にサラダ油大さじ2/3を熱し、1を軽く炒め、白ワインを加えてふたをし、2〜3分蒸し焼きにする。具と汁を分けておく。
4. 3の鍋に残りのサラダ油を熱して、玉ねぎを炒め、米を洗わずに加えて炒める。米が透き通ってきたらA、3の汁を加えて混ぜ、火を止める。
5. 表面を平らにならし、3の具、ピーマンをのせ、アルミホイルでふたをし、250℃のオーブンで25〜30分焼く。（髙城）

ごはん・めん・パスタ

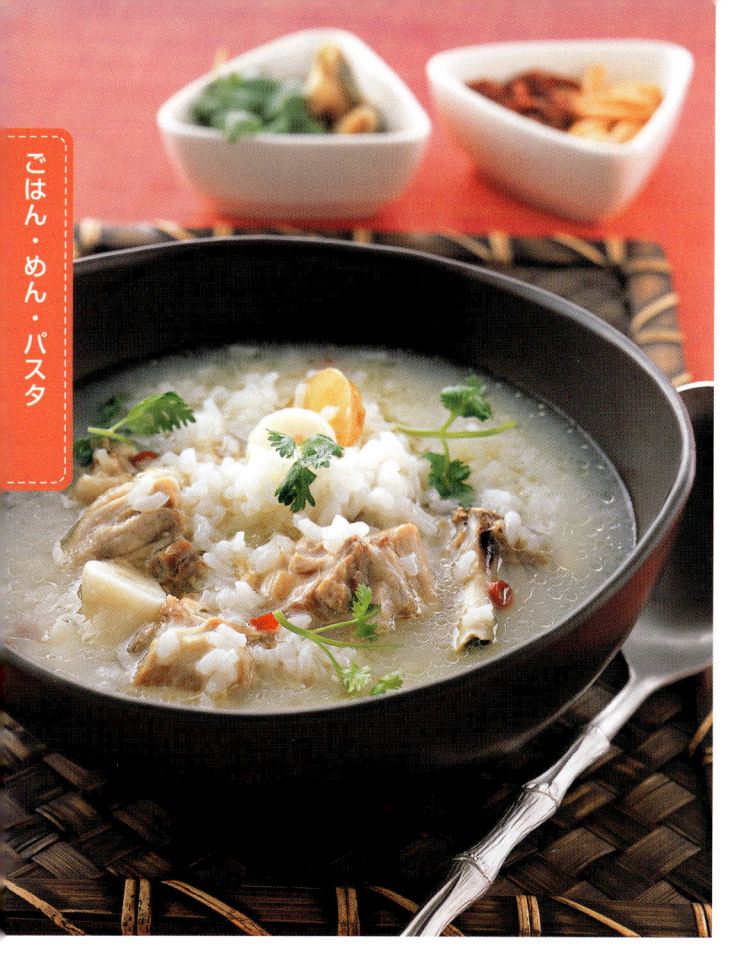

うまみたっぷりで滋養強壮にもなる
骨つき鶏肉のおかゆ

[1人分] エネルギー 240kcal　塩分 0.8g　カリウム 279mg

[材料] 4人分
- 鶏骨つきぶつ切り肉 …… 400g
- 米 …… 1/2カップ（90ml）
- しょうが …… 1かけ
- にんにく …… 3かけ
- A
  - 赤とうがらしの小口切り …… 1本分
  - 塩 …… 小さじ1/2
  - 水 …… 4カップ
- トッピング（香菜、クコの実、ザーサイ、柿の種、ごま油） …… 適量

[作り方]
1. 鶏肉はよく水洗いしてから水気をふきとる。
2. しょうがは皮をむいて薄切りにし、にんにくは半分に切る。
3. 米はさっと洗い、水気をきって鍋に入れ、Aを加えて中火にかける。煮立ったら1、2を加えてひと混ぜし、再び煮立ったら弱火からとろ火で20分煮る。
4. 器に盛って好みのトッピングを添える。

（小田）

具だくさんで栄養バランスのよいどんぶり
ヘルシー八宝菜の中華丼

[1人分] エネルギー 450kcal　塩分 1.8g　カリウム 805mg

[材料] 4人分
- シーフードミックス（冷凍） …… 320g
- A
  - 生しいたけ …… 4枚
  - にんじん …… 80g
  - たけのこ（水煮） …… 200g
- B
  - さやいんげん …… 8本
  - 白菜 …… 2枚
- しょうがのみじん切り …… 1かけ分
- サラダ油 …… 大さじ2
- C
  - 水 …… 1 1/2カップ
  - 鶏がらスープの素 …… 小さじ2
  - 酒 …… 大さじ2
  - しょうゆ …… 小さじ4
- D
  - 片栗粉 …… 小さじ4
  - 水 …… 大さじ2
- ごま油 …… 小さじ2
- ごはん …… 600g

[作り方]
1. シーフードミックスは電子レンジで解凍する。Aのしいたけは薄切り、にんじんは短冊切り、たけのこは一口大の薄切りにする。Bのいんげんは3cm長さに、白菜は一口大に切る。
2. フライパンにサラダ油としょうがを入れて弱火にかけ、香りが出たら中火にしてAを炒める。火が通ったらCを加えて煮立て、シーフードミックスとBを入れて5分ほど煮る。
3. Dを合わせてまわし入れ、とろみをつける。仕上げにごま油を加えてひと混ぜする。
4. 器にごはんを盛り、3をのせる。（松尾）

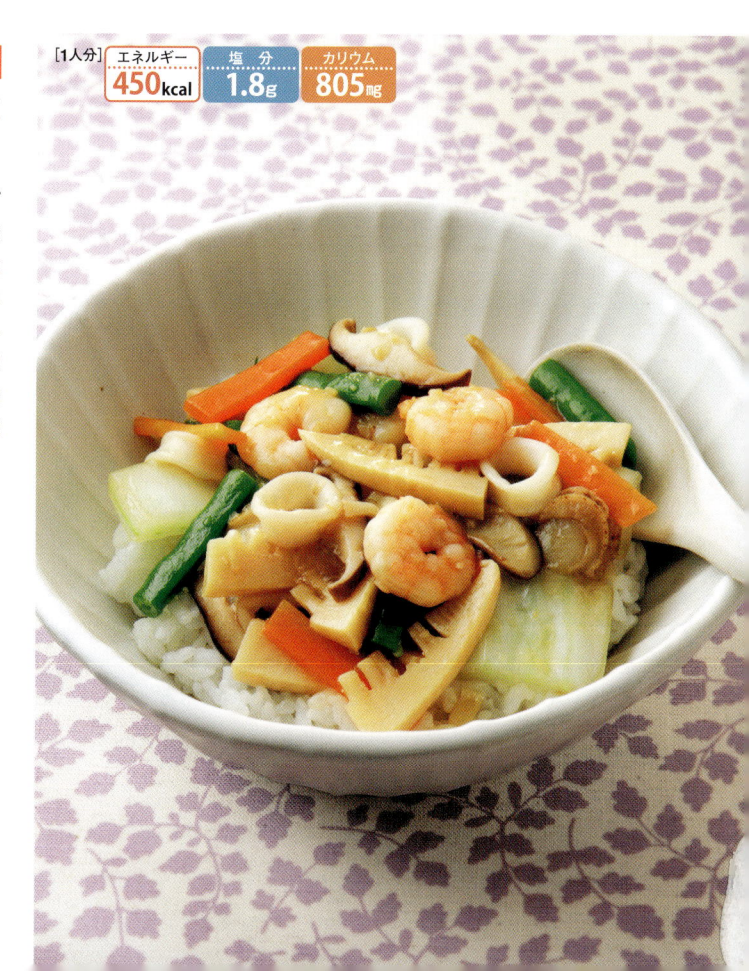

思い立ったらパパッと作れる
漬物の発芽玄米チャーハン

[1人分] エネルギー 389kcal　塩分 1.1g　カリウム 196mg

[材料] 4人分
- 発芽玄米入りごはん …… 700g
- A ┌ しば漬け、たくあん漬け …… 各30g
　　└ ねぎ …… 1/2本
- 卵 …… 2個
- B ┌ 酒 …… 大さじ1
　　└ しょうゆ、塩、こしょう …… 各少々
- サラダ油 …… 大さじ3

[作り方]
1. Aはすべてみじん切りにする。
2. フライパンにサラダ油大さじ1を熱し、卵を溶きほぐして流し入れ、大きくかき混ぜてさっと火を通し、取り出す。
3. 残りのサラダ油を熱して1を炒め、ごはん、2のいり卵の順に加えてよく炒め合わせ、Bで調味する。（大庭）

＊700gの発芽玄米入りごはんは、精白米7：発芽玄米3の割合で2カップ（360㎖）の米を炊く。

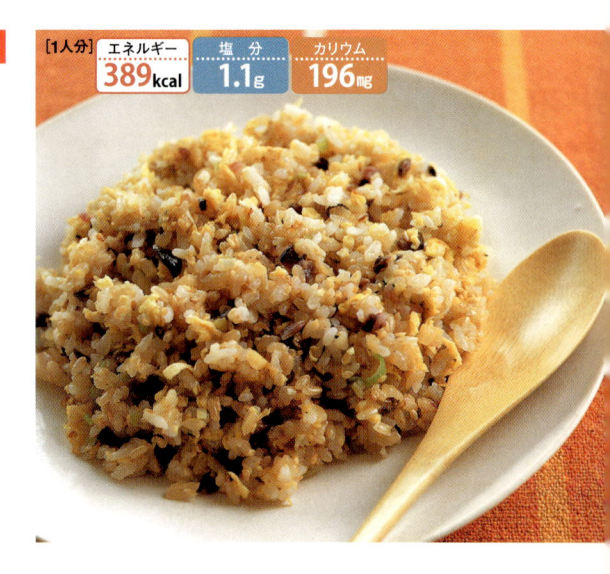

動脈硬化を防ぐEPAやDHAが豊富な旬のさばで
しめさばの一口ずし

[1人分] エネルギー 472kcal　塩分 1.1g　カリウム 251mg

[材料] 4人分
- さば …… 300g
- 塩 …… 少々
- A ┌ 酢 …… 1カップ
　　└ 砂糖 …… 大さじ2
- ごはん（かために炊いたもの）…… 640g
- B ┌ ゆず果汁 …… 大さじ4
　　└ 砂糖 …… 小さじ2
- おろししょうが …… 1かけ分
- 万能ねぎの小口切り、ゆず皮の細切り …… 各少々
- しょうゆ …… 少々

[作り方]
1. さばは三枚におろして塩を振り、しばらくおいて身をしめ、Aを合わせて漬ける。
2. 身がしまったら皮をはいで小骨を除き、食べやすくそぎ切りにする（20枚）。
3. ごはんにBを混ぜ、うちわなどであおぎながら冷まし、一口大ににぎる（20個）。
4. 3に2をのせて押さえ、しょうが、万能ねぎ、ゆず皮をのせる。しょうゆをたらして食べる。（池上）

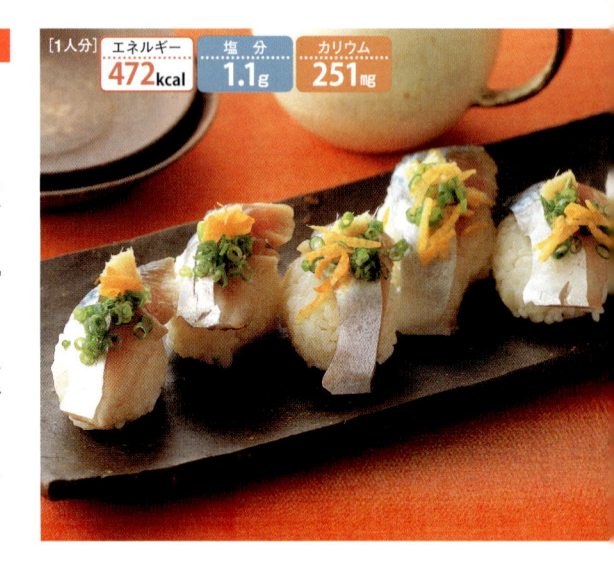

ゴーヤの苦みが苦手な人にも食べやすい
ゴーヤ豚そぼろごはん

[1人分] エネルギー 430kcal　塩分 1.3g　カリウム 306mg

[材料] 4人分
- ゴーヤ …… 1本
- 塩 …… 小さじ1/2
- ごま油 …… 小さじ2
- A ┌ 豚ひき肉 …… 200g
　　│ みそ、砂糖 …… 各小さじ2
　　└ しょうゆ …… 小さじ1
- ごはん …… 茶碗4杯分（700〜800g）

[作り方]
1. ゴーヤは縦半分に切り、スプーンでわたと種を除いて1mm厚さに切る。ボウルに入れて塩を振り、10分ほどおいて水気をしぼり、ごま油をまぶす。
2. Aを小鍋に入れてよく混ぜ、中火にかけて、菜箸4〜5本で絶えず混ぜながら、細かいそぼろを作る。
3. 器に盛ったごはんに1と2をのせ、混ぜて食べる。（小田）

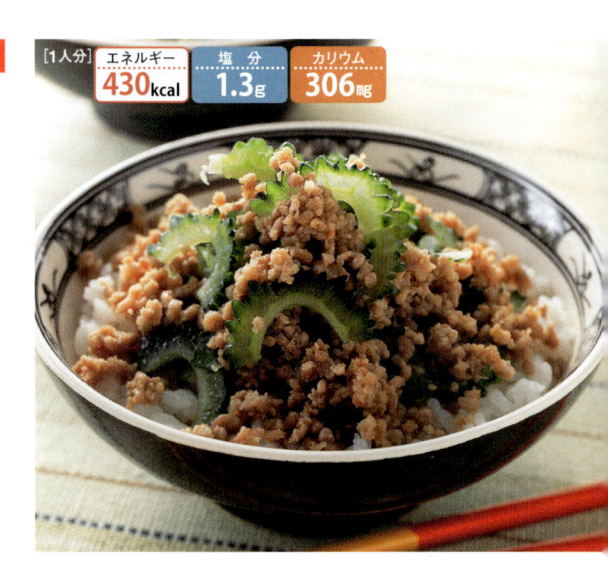

ごはん・めん・パスタ

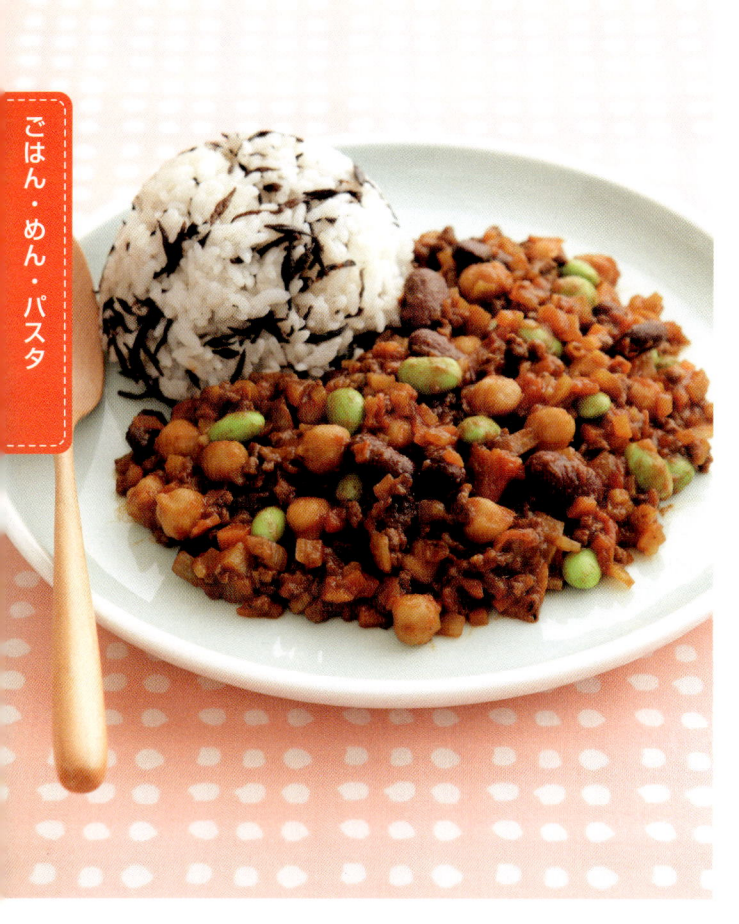

スパイスと野菜のうまみでおいしく減塩

3色お豆のキーマカレー

[1人分] エネルギー 552kcal　塩分 0.6g　カリウム 1118mg

[材料] 4人分

牛赤身ひき肉……200g
A [玉ねぎ………小1個
　　 にんじん……小1本
　　 セロリ………1/2本]
枝豆（塩ゆでしてさやから出す）………70g
B [レッドキドニー、ひよこ豆（ドライパック缶）…各缶（各130g)]
カレー粉………大さじ2
トマト水煮缶（カットタイプ）………1缶（400g）
C [ウスターソース…大さじ2
　　 砂糖………大さじ1/2]
ひじき（水でもどしたもの）…40g
ごはん………600g

[作り方]

1　Aの野菜はすべてみじん切りにする。
2　フッ素樹脂加工のフライパンでひき肉を炒め、色が変わったら1を加えて炒める。野菜が透き通ってきたらカレー粉を入れて炒め、トマトと缶汁、水1カップを加え、ふたをして5分ほど煮る。
3　Bの豆を加え、汁気を飛ばすように炒めてCで調味し、枝豆を混ぜる。
4　ひじきは水気をよくきって温かいごはんに混ぜ込み、3のカレーとともに器に盛る。（藤原）

わたのうまみとコクでやみつきになる

いかわた入りカレー

[1人分] エネルギー 546kcal　塩分 3.1g　カリウム 852mg

[材料] 4人分

A [米…2カップ（360ml)
　　 十六穀米………30g]
するめいか………2はい
さやいんげん………12本
玉ねぎのみじん切り…2個分
トマト（ざく切り）…2個分
サラダ油…大さじ2 1/2
酒………大さじ3
B [カレー粉…大さじ2
　　 ガラムマサラ（あれば）…小さじ1/2]
C [水2カップ　顆粒スープ小さじ1　塩小さじ1
　　 こしょう適量　おろしにんにく小さじ2　おろししょうが小さじ1]
しょうゆ………小さじ2

[作り方]

1　Aは洗い、水2 1/4カップを入れて炊く。
2　いかの胴は輪切りに、足とわたはぶつ切りにする。いんげんは2～3等分に切る。
3　深めのフライパンにサラダ油大さじ1/2を熱し、いかの胴と足をさっと炒め、酒大さじ2を加えてアルコール分を飛ばし、取り出す。
4　フライパンをふいて、サラダ油大さじ2、玉ねぎを入れ、中火であめ色に炒める。Bを加えて炒め、いかわたを加えて炒め、酒大さじ1を振る。トマトとCを順に加え、トマトをくずしながら約3分煮る。3といんげんを加えてさっと煮、しょうゆを加える。器に盛ったごはんにかける。（小林）

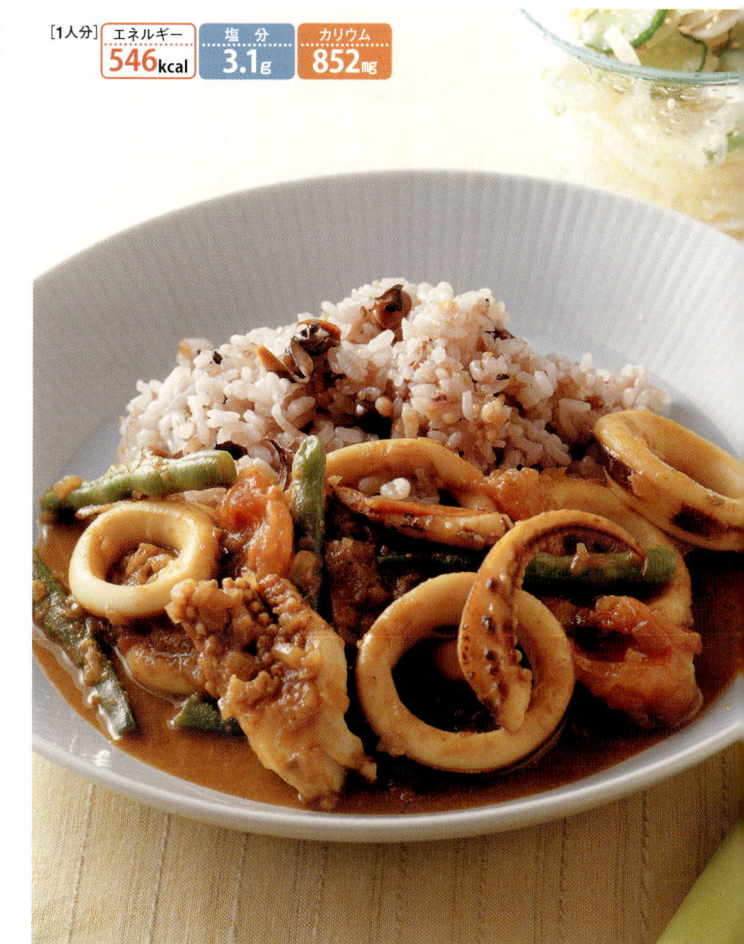

ごまの風味がきいた簡単"づけ"のすし
白身魚のごまじょうゆずし

[1人分] エネルギー 429kcal ／ 塩分 1.8g ／ カリウム 583mg

[材料] 4人分
- 白身魚（刺身用・たいなど）……200g
- A ┬ 酢……1/3カップ
    ├ 砂糖……大さじ1
    └ 塩……小さじ2/3
- ごはん……600g
- 長いも……100g
- 水菜……100g
- 生しいたけ……4枚
- 白ごま……大さじ5
- 薄口しょうゆ……大さじ1
- おろしわさび……適量

[作り方]
1. Aを合わせて熱いごはんに振り、切るように混ぜてすしめしを作る。
2. 長いもは皮をむいて8mm角に、水菜は2cm長さに切る。しいたけは軸を取り、グリルか焼き網で弱火で両面をさっと焼き、8mm角に切る。
3. 白身魚は1cm角に切る。白ごまは包丁でざっと刻む。
4. 薄口しょうゆでわさびを溶かし、魚にからめて、白ごまをまぶす。
5. 1に2を混ぜて器に盛り、4をのせ、好みでわさびをのせる。（大庭）

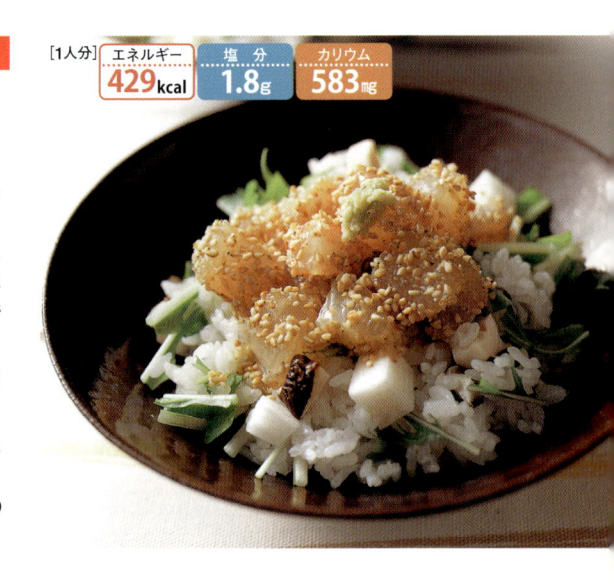

そぼろをごはんにのせて、かわいいラップおにぎりに
しょうが卵そぼろおにぎり

[2個分] エネルギー 270kcal ／ 塩分 0.6g ／ カリウム 88mg

[材料] 小おにぎり8個分
- 卵……2個
- しょうがのみじん切り……1かけ分
- しょうゆ……小さじ2
- 酒、みりん、砂糖……各大さじ1
- ごはん……480g

[作り方]
1. 鍋に卵を割りほぐし、ごはん以外の材料をすべて加えて混ぜる。
2. 弱火にかけ、かき混ぜながらポロポロになるまでいりつける。
3. ラップの中央に2のそぼろ大さじ1をおき、ごはんの1/8量をのせて、包んでにぎる。同様に8個を作る。（牧野）

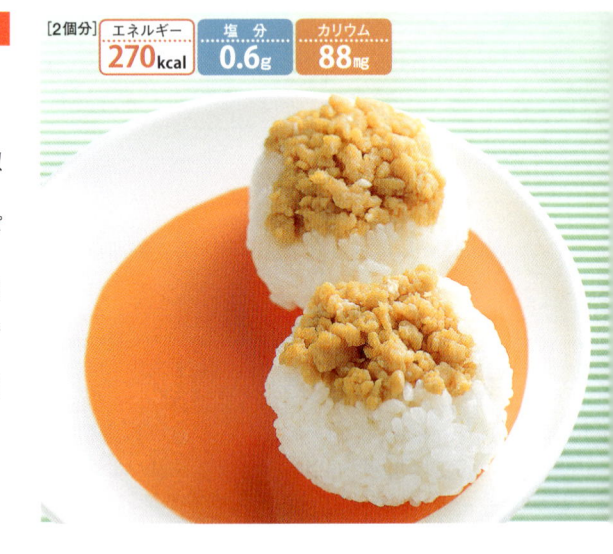

身近な素材だけで作れる
ひじきごはん

[1人分] エネルギー 360kcal ／ 塩分 0.9g ／ カリウム 232mg

[材料] 4人分
- 米……2カップ（360ml）
- ひじき（水でもどしたもの）……50g
- 油揚げ……1/2枚
- にんじん……1/4本
- さやいんげん……50g
- こんにゃく……1/3枚
- A ┬ だし……1/2カップ
    ├ 砂糖……小さじ1
    └ 酒、しょうゆ……各大さじ1/2
- 塩……小さじ1/3

[作り方]
1. 米はといでおく。
2. ひじきは2cm長さに切る。油揚げはさっと熱湯をかけ、にんじん、こんにゃくとともに5mm幅の細切りにする。
3. いんげんはゆでて斜めに薄く切る。
4. 鍋にAを煮立て、2を入れて7〜8分煮る。煮汁はこしておく。
5. 炊飯器に米と4の具、煮汁に水を加えた汁2カップ、塩を入れて炊く。炊き上がったらいんげんを加えて混ぜ合わせる。（信太）

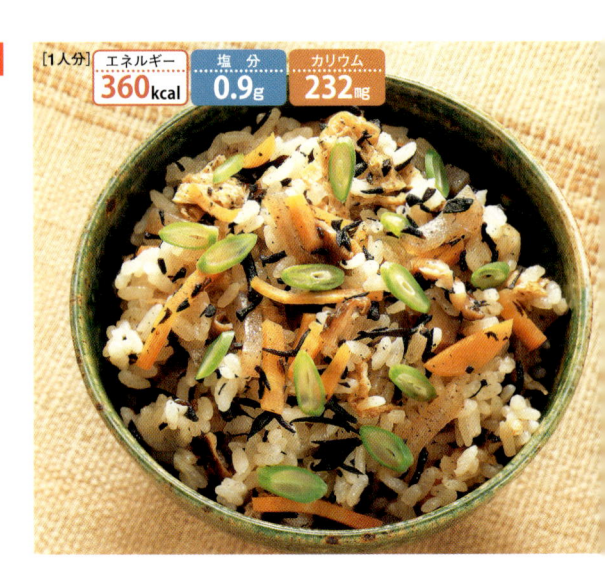

ごはん・めん・パスタ

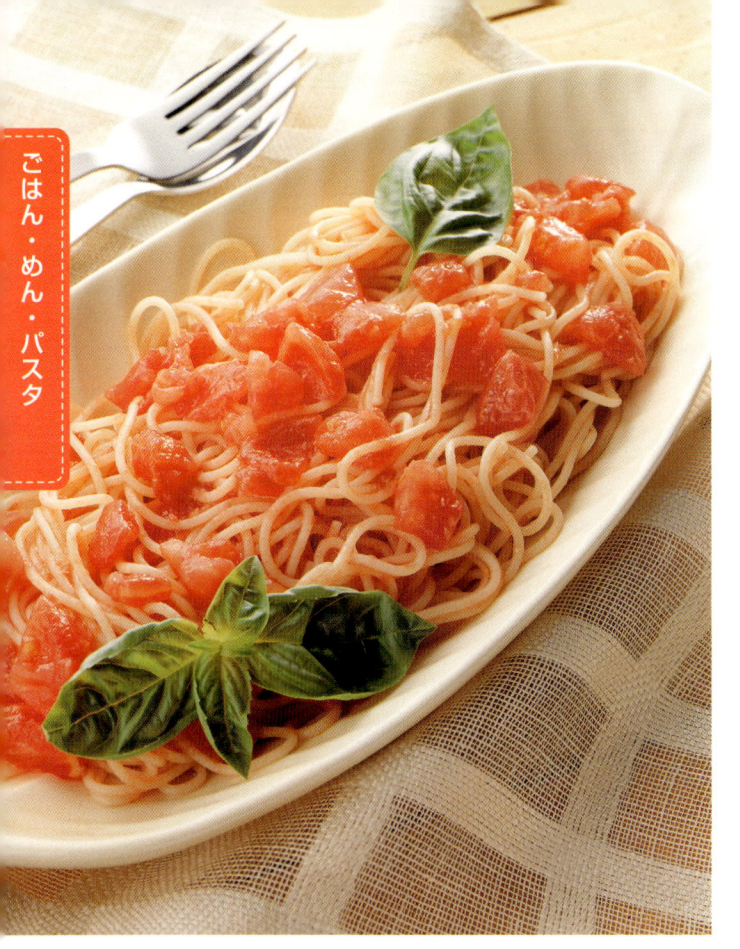

暑い日に食べたいサラダ感覚のパスタ
トマトの冷製パスタ

[1人分] エネルギー 437kcal　塩分 0.9g　カリウム 726mg

[材料] 4人分
スパゲッティ（細め）……320g　トマト水煮缶…1缶（400g）
A [湯………………1.5ℓ　　オリーブ油…大さじ3〜4
　 [塩………………大さじ1　B [塩…小さじ1/3〜1/2
トマト…………………4個　　　[黒こしょう……少々
にんにく………………1かけ　バジル（またはしその葉）
とうがらし……………1本　　　………………………適量

[作り方]
1　トマトは皮をむいて角切りにし、塩少々（分量外）を振り、ざるに入れておく。
2　にんにくはみじん切り、とうがらしは半分に切り種を取る。トマト水煮は汁ごとつぶす。
3　フライパンにオリーブ油を熱し、にんにく、とうがらしを入れ、弱火できつね色に炒める。
4　3とトマト水煮を合わせ、B、1を加えて冷蔵庫で冷やしておく。
5　Aを沸とうさせてスパゲッティをゆで、水に取って冷やし、水気をきって4であえる。器に盛り、バジルを添える。（髙城）

食物繊維たっぷりのヘルシーソース
きのこのミートソース・スパゲッティ

[1人分] エネルギー 483kcal　塩分 2.2g　カリウム 1163mg

[材料] 4人分
スパゲッティ………320g　水菜…………………1株
生しいたけ…………4枚　赤ワイン……大さじ4
まいたけ……2 1/2パック　トマト水煮缶………1缶
牛ひき肉……………200g　A [塩……………小さじ1
玉ねぎのみじん切り　　　　 [あらびき黒こしょう
…………………1個分　　　…………………少々

[作り方]
1　しいたけは石づきを取って4つに切り、まいたけは一口大に裂く。
2　フライパンを熱して油なしで玉ねぎとひき肉を炒め、肉に火が通ったら1を加えて炒める。
3　赤ワインを加えて少し煮立て、トマトをつぶしながら缶汁ごと入れ、Aを加えてとろりとするまで煮る。
4　たっぷりの熱湯に塩適量（分量外）を加え、スパゲッティをゆでる。
5　水菜は4cm長さに切り、ゆで上がったスパゲッティとあえて器に盛り、3のソースをかける。
（浜内）

＊このソースはオムレツやトーストにもよく合う。

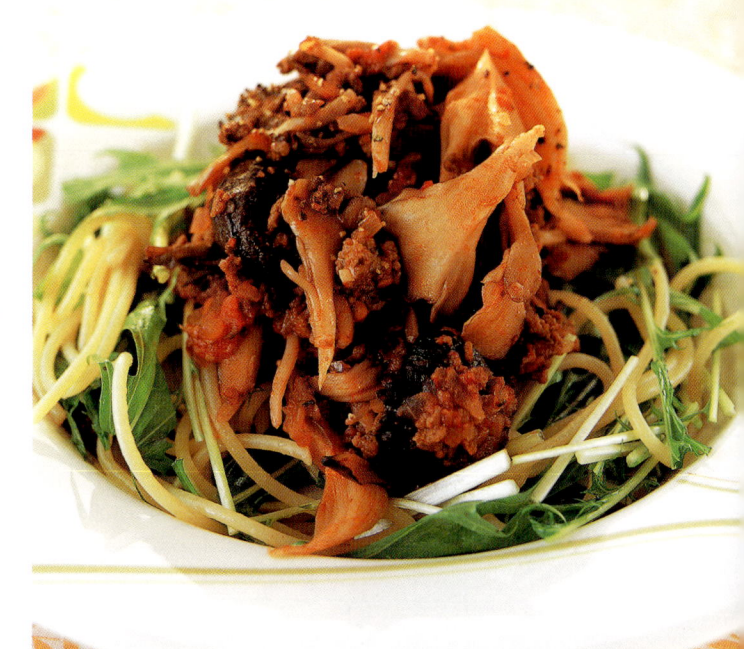

えのきたけベースにしてエネルギーダウン
カレー風味ボンゴレ

[1人分] エネルギー 172kcal / 塩分 1.3g / カリウム 728mg

[材料]4人分
- スパゲッティ(細め)…80g
- えのきたけ……8パック
- A
  - 玉ねぎ……………1個
  - にんにく、しょうが…各1かけ
- 固形スープ…………2個
- B
  - あさり(砂抜き)…40個
  - 白ワイン…1/4カップ
  - 水…………2/3カップ
- C
  - トマトペースト…大さじ1
  - カレー粉…大さじ1 1/3
  - クミンパウダー…小さじ1
- バター……………小さじ1
- 香菜(あれば)……少々

[作り方]
1 Aの材料はみじん切りにし、フッ素樹脂加工の炒め鍋で炒める。固形スープをくずし入れ、さらに炒める。
2 Bを加えてふたをし、あさりの殻が開いたらCを加え、弱火で3分ほど煮てバターを加え、さっと混ぜる。
3 えのきたけは石づきを切り、1本ずつにほぐす。スパゲッティを半分に折ってゆで、ゆで上がる直前にえのきたけを加えて混ぜる。再び沸とうしたらざるに上げ、2に混ぜる。器に盛って香菜を添える。(大沼)

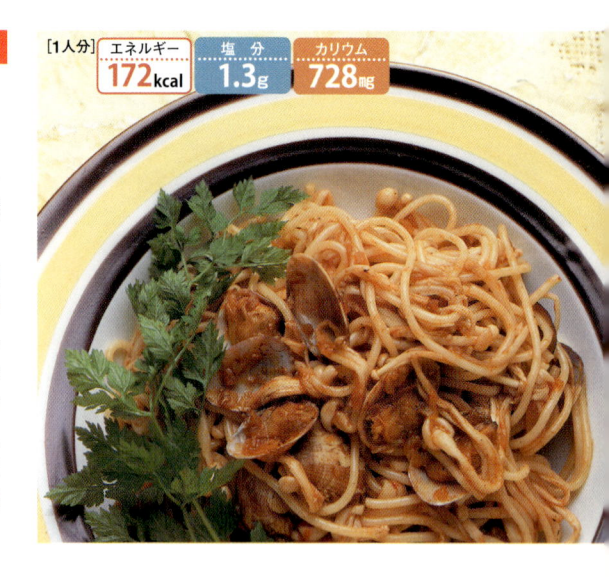

汁を使わず塩分をカット
豆腐の梅しそあえそうめん

[1人分] エネルギー 366kcal / 塩分 2.3g / カリウム 165mg

[材料]4人分
- 木綿豆腐……………1丁
- 梅干し………………2個
- 青じそ………………20枚
- そうめん(乾燥)…300g
- 白ごま………………大さじ1
- A
  - 塩………小さじ2/3
  - ごま油、酢
  - ……各大さじ1

[作り方]
1 豆腐は6〜8つに割り、1つずつペーパータオルに包んでギュッと水気をしぼる。
2 梅干しは種を除いてちぎり、しその葉は細切りにする。
3 そうめんはたっぷりの熱湯でゆで、冷水に取って水気をきる。
4 1にAを加えて混ぜ、梅と青じそを加えてざっくりあえる。
5 器にそうめんを盛って4をのせ、白ごまを振る。そうめんに4をからめて食べる。(小田)

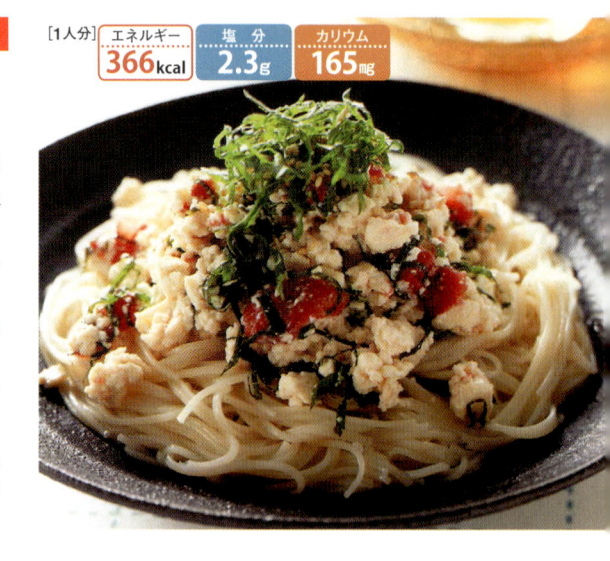

家庭で作るパスタは野菜を多めに
ブロッコリーの10分パスタ

[1人分] エネルギー 490kcal / 塩分 0.8g / カリウム 698mg

[材料]4人分
- スパゲッティ……350g
- ブロッコリー……2株
- トマト………………2個
- A
  - にんにくのみじん切り…1かけ分
  - 赤とうがらし(種を除きみじん切り)…1本
  - ベーコン………50g
- オリーブ油……大さじ2
- B
  - 固形スープ…1個
  - 塩、こしょう…各適量
- 粉チーズ………大さじ1

[作り方]
1 大鍋に湯を沸とうさせ、スパゲッティを入れて少しかためにゆでる。
2 1の湯でトマトを湯むきし、1cm角に切る。ベーコンは1cm幅に切る。
3 ブロッコリーは小房に分け、茎は厚めに皮をむいて食べやすく切る。スパゲッティがゆで上がる4分前に1の鍋に入れ、一緒にゆでる。
4 フライパンにオリーブ油を熱し、Aを炒める。ゆで上がった3を加え、くずした固形スープと残りのBで調味し、トマトを混ぜる。器に盛り、粉チーズを振る。(池上)

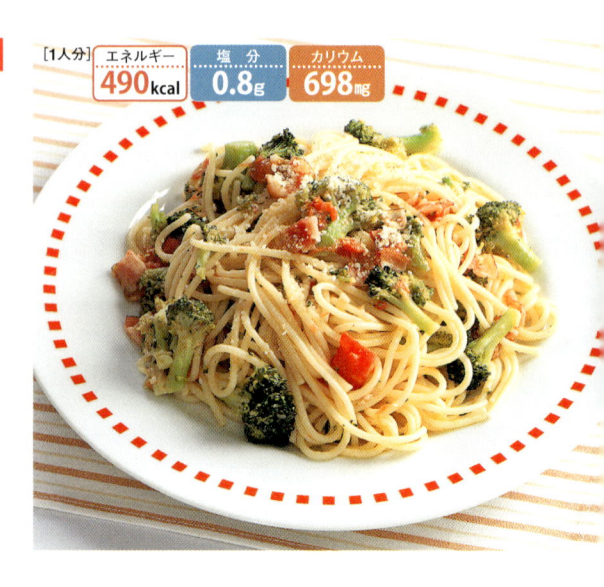

ごはん・めん・パスタ

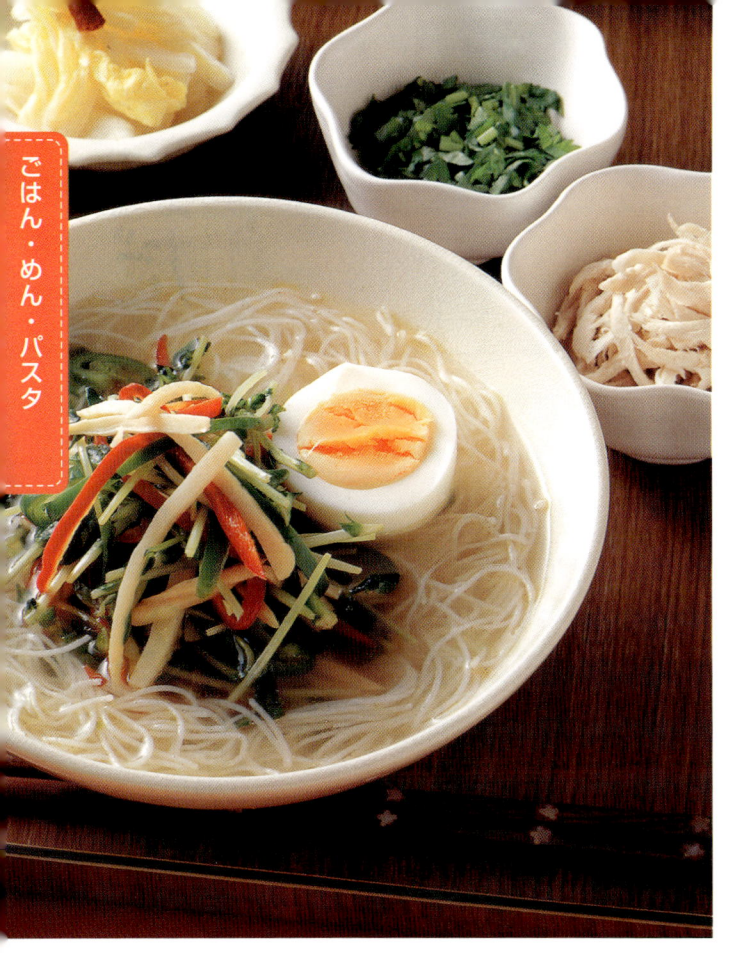

緑黄色野菜をたっぷりのせた
汁ビーフン

[1人分] エネルギー **354kcal** 　塩分 **1.9g** 　カリウム **587mg**

[材料] 4人分
ビーフン（乾燥）…160g
A［ピーマン（赤・緑）…各1個
　ゆでたけのこ…1個(200g)
　ねぎのみじん切り…1本分
　トウミョウ（根を切る）…1束］
鶏ささ身……………4本
B［中華スープの素…小さじ2
　水……………8カップ］
C［しょうゆ……大さじ1
　塩、こしょう…各適量］
D［にんにくのみじん切り…1かけ分
　サラダ油……大さじ2］
E［ナンプラー……大さじ2
　塩、こしょう…各適量］
ゆで卵……………2個
香菜のみじん切り…適量

[作り方]
1　Aのピーマン、たけのこはせん切りにする。
2　鍋にBを入れて沸とうさせ、ささ身を加えて3〜4分ゆでる。取り出して裂き、器に入れる。
3　2のスープを再び沸とうさせてアクを取り、ビーフンを加えて2〜3分煮、Cで調味する。
4　フライパンにDを入れて中火で熱し、Aを加えて炒め、Eで調味する。
5　3を器に盛り、半分に切ったゆで卵、4をのせ、ささ身と香菜を好みで加えて食べる。（村田）

シャキシャキ野菜がおいしいサラダ風
焼き肉そば

[1人分] エネルギー **558kcal** 　塩分 **1.8g** 　カリウム **727mg**

[材料] 4人分
牛もも薄切り肉…400g
A［おろしにんにく、おろししょうが…各1かけ分
　コチュジャン、みりん、酒……各大さじ2
　しょうゆ…大さじ1強
　砂糖………大さじ1］
そば（乾めん）……300g
きゅうり……………2本
大根……………150g
レタス……………6枚
スプラウト（紫キャベツなど）……………1パック
ごま油……小さじ2

[作り方]
1　牛肉は長さを3〜4等分に切る。Aを合わせて牛肉を入れ、もみ込んで10分ほどおく。
2　きゅうり、大根、レタスはせん切りにし、スプラウトは根を切る。
3　そばをゆでて流水で洗い、2の野菜とともに冷水につけ、水気をよくきる。
4　フライパンにごま油を熱して、漬けたたれごと1を入れ、火が通るまで炒める。
5　器に3を盛って4をのせ、全体を混ぜて食べる。（藤原）

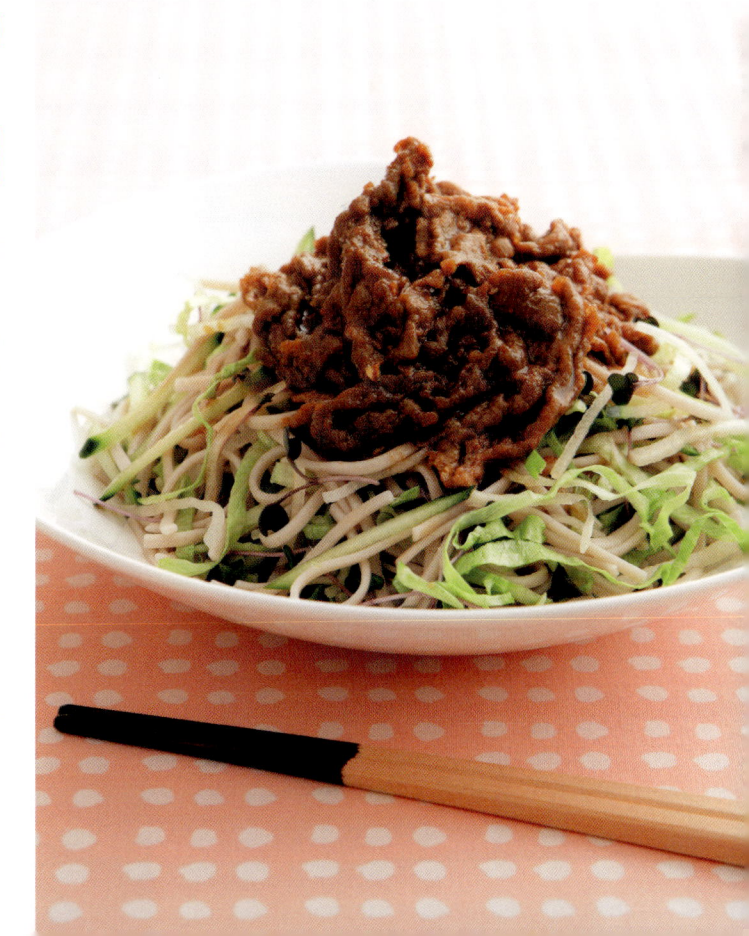

具だくさんの汁・スープ・鍋

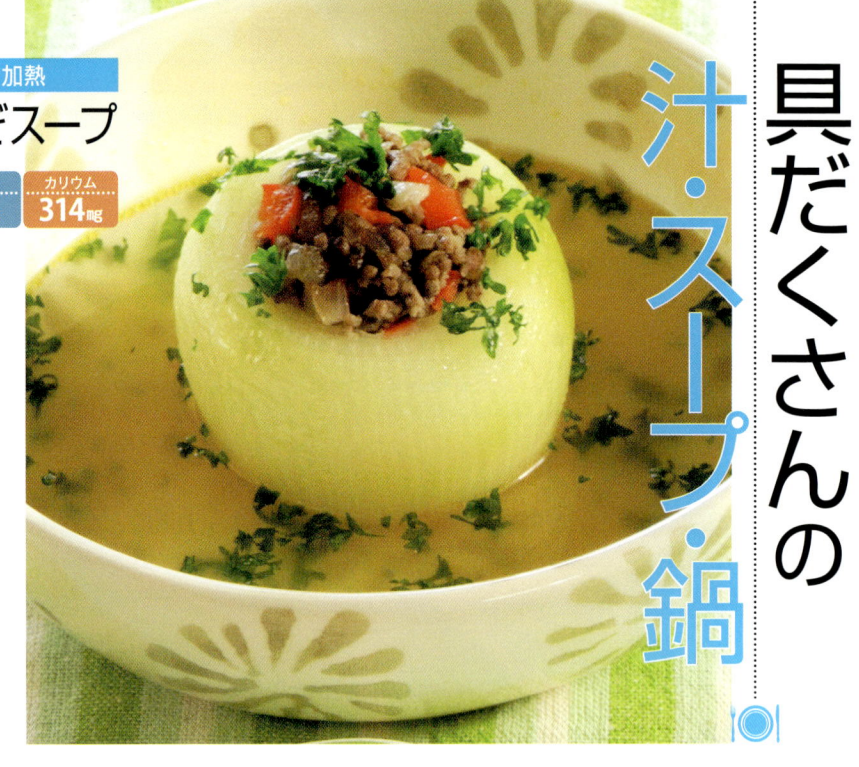

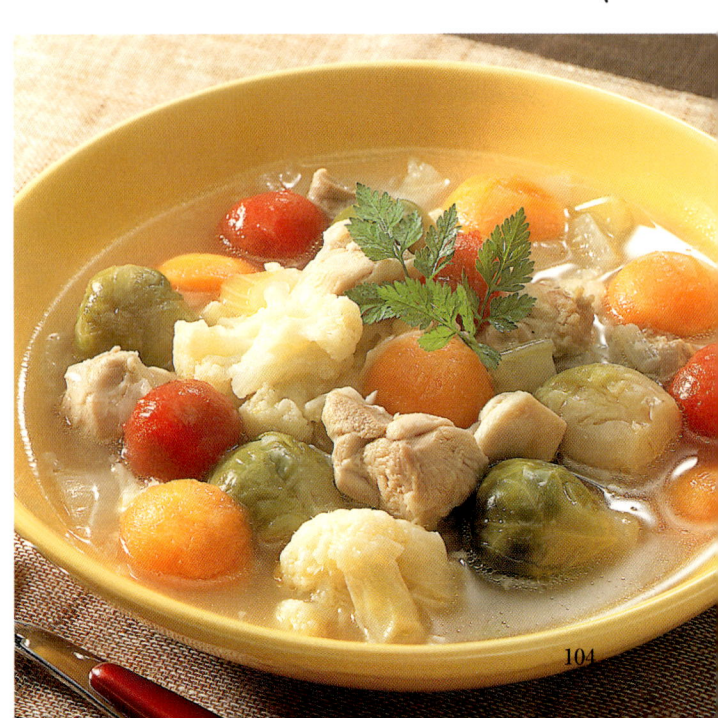

野菜をたっぷり入れた汁や鍋は、エネルギーダウンやビタミン摂取に適した調理法。献立に汁を1品加えると食卓が豊かになります。

丸ごと玉ねぎスープ

電子レンジでスピード加熱

[1人分] エネルギー 150kcal　塩分 1.4g　カリウム 314mg

[材料] 4人分
- 玉ねぎ……4個
- 赤ピーマンのみじん切り……1/2個分
- 合いびき肉……120g
- サラダ油……大さじ1 1/3
- ナツメグ、塩、こしょう……各少々
- A ┌ 水……6カップ
　　└ 顆粒スープ……大さじ1 1/3
- 刻みパセリ……適量

[作り方]
1. 玉ねぎは皮をむき、上と底を平らに切ってスプーンで中をくりぬく。
2. くりぬいた玉ねぎをみじん切りにし、ひき肉とともにサラダ油を熱したフライパンでよく炒め、赤ピーマンを加えてさらに炒め、ナツメグ、塩、こしょうで調味する。
3. 深めの耐熱容器に1の玉ねぎを入れてラップをかけ、電子レンジで約8分加熱する。2を詰めてまわりにAを注いでラップをかけてさらに4分加熱する（やわらかめが好みならさらに1分加熱）。器に盛り、パセリを振る。（今別府）

プロバンス風野菜スープ

野菜スープなら、溶け出したカリウムも一緒にとれる

[1人分] エネルギー 115kcal　塩分 0.7g　カリウム 813mg

[材料] 4人分
- 芽キャベツ……12個
- にんじん……1/2本
- セロリ……1本
- カリフラワー……1/4株
- 玉ねぎ……1個
- ミニトマト……8個
- 鶏肉……150g
- オリーブ油……小さじ1/2
- にんにくのみじん切り……1/2かけ分
- A ┌ 水4カップ　固形スープ1個　ローリエ1枚
- 塩、こしょう……各少々
- セルフィーユ（あれば）……少々

[作り方]
1. 芽キャベツは根元に切り込みを入れ、にんじん、カリフラワーは食べやすく切り、セロリ、玉ねぎは1cm角に、鶏肉は脂を除き、2cm角に切る。
2. 鍋にオリーブ油を熱し、にんにくと鶏肉、玉ねぎを炒める。ほかの野菜も加えてさらに炒め、Aを加え中火で煮る。ミニトマトは湯むきする。
3. 15分ほど煮て具がやわらかくなったらミニトマトを加え、塩、こしょうで調味する。器に盛り、好みでセルフィーユを飾る。（池上）

汁・スープ・鍋

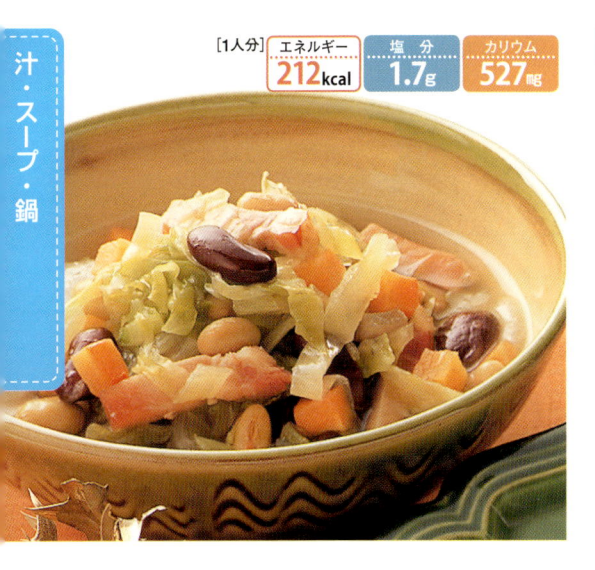

[1人分] エネルギー 212kcal 塩分 1.7g カリウム 527mg

ブランチのメインディッシュにおすすめ
豆とハムの田舎風スープ

[材料] 4人分
大豆、赤いんげん豆（水煮缶）……… 各2/3カップ
ハム（かたまり）…100g
玉ねぎ………………1個
キャベツ…………400g
にんじん…………2/3本
にんにく…………1かけ
サラダ油…大さじ1 1/2
A ┌ 顆粒スープ…大さじ1/2
　│ 水……………4カップ
　│ 塩、こしょう…各少々
　└ ローリエ…………1枚

[作り方]
1　ハムは拍子木切りにする。玉ねぎとにんじんは1cm角に、キャベツは1cm幅に切る。にんにくはみじん切りにする。
2　鍋にサラダ油とにんにくを入れて弱火にかけ、香りが出てきたらハム、玉ねぎ、にんじん、豆類を加えて全体に油がまわるまで炒める。
3　2にAを加え、煮立ったら火を弱めてアクを取り、野菜がやわらかくなったらキャベツを加えて5分ほど煮る。（竹内）

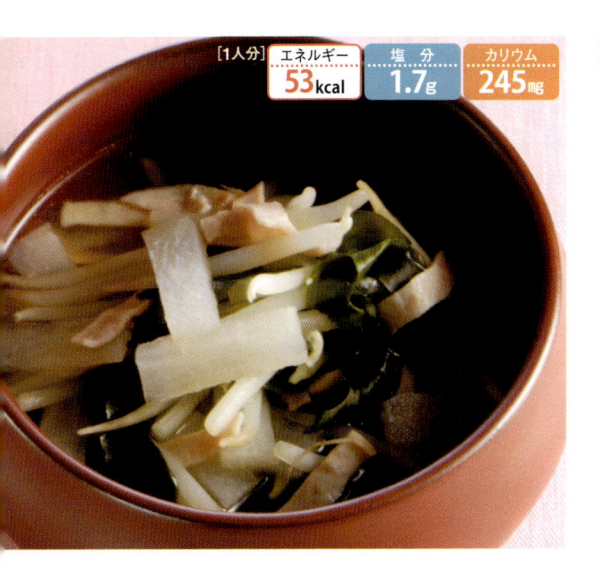

[1人分] エネルギー 53kcal 塩分 1.7g カリウム 245mg

3ステップでできるさっぱりスープ
もやしと大根のスープ

[材料] 4人分
もやし……………200g
大根………………120g
カットわかめ（乾燥）
　…………………8g
薄切りハム…………4枚
顆粒スープ………大さじ1
塩、こしょう……各少々

[作り方]
1　もやしはひげ根を取り除き、大根は薄い短冊切りにし、ハムは細切りにする。
2　鍋に水4カップと大根、もやしを入れて中火にかけ、煮立ったら弱火にしてハムと顆粒スープを加える。
3　わかめを加えて塩、こしょうで味をととのえる。（今別府）

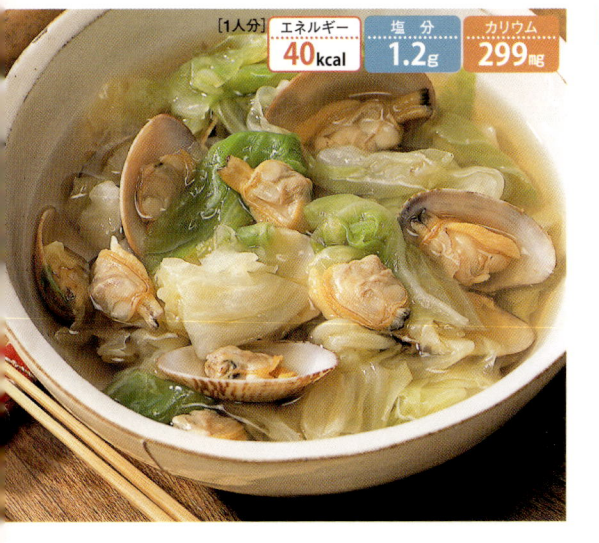

[1人分] エネルギー 40kcal 塩分 1.2g カリウム 299mg

昆布とあさりのうまみが効いて、薄味で満足！
あさりと春キャベツのスープ

[材料] 4人分
あさり（殻つき）…300g
春キャベツ………500g
昆布………………10cm
A ┌ 塩………………少々
　│ 薄口しょうゆ
　│ …………………小さじ1
　└ 酒………………大さじ1

[作り方]
1　昆布に切り目を入れ、鍋に3カップの水を入れて漬けておく。キャベツは短冊に切る。
2　あさりはよく洗って1の鍋に入れ、火にかける。沸とう直前に昆布を取り出して、アクを取る。
3　キャベツを入れ、やわらかくなるまで煮てAで味をつける。（池上）

サフランの香りが食欲をそそる
たらとじゃがいものスープ

[1人分] エネルギー 161kcal ／ 塩分 1.3g ／ カリウム 749mg

[材料] 4人分
- じゃがいも……2個
- 玉ねぎ……1個
- セロリ……1本
- たら……4切れ
- にんにくのみじん切り…1かけ分
- サフラン……ふたつまみ
- サラダ油……小さじ2
- A
  - 水……3カップ
  - 顆粒スープ……小さじ1
  - ローリエ……2枚
- B
  - 塩……小さじ1/2
  - こしょう……少々

[作り方]
1. じゃがいもは皮をむいて5〜6mm厚さの輪切りにし、水にさらす。
2. 玉ねぎは薄切りにする。セロリは斜め薄切りにし、葉はちぎる。たらは食べやすい大きさに切る。
3. サフランは少量の水につけて色出しをする。
4. 鍋にサラダ油とにんにくを熱し、香りが出たら玉ねぎを炒める。しんなりしたらA、じゃがいもを加え、煮立ったらセロリ、たら、3を加える。
5. 再び煮立ったらBで調味し、10〜15分煮る。（竹内）

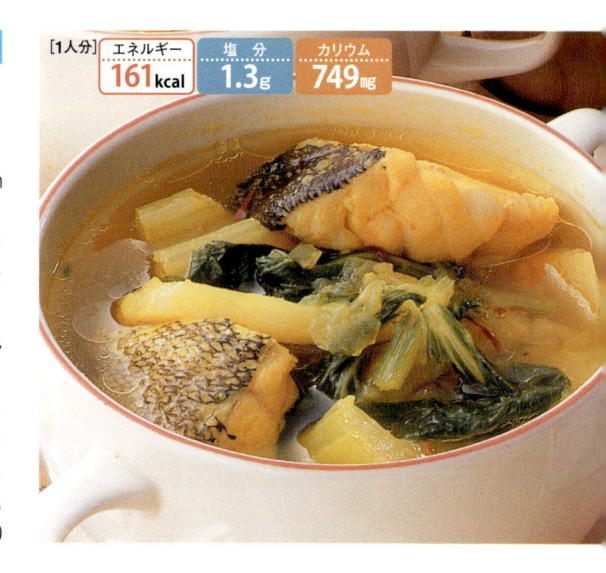

油で炒めてカロテンの吸収率をアップ
アスパラとわかめの卵スープ

[1人分] エネルギー 67kcal ／ 塩分 1.3g ／ カリウム 196mg

[材料] 4人分
- グリーンアスパラガス……6本（100g）
- カットわかめ（乾燥）……大さじ1（3g）
- ゆでたけのこ……100g
- 卵……1個
- サラダ油……大さじ1
- 固形スープ……1 1/2個
- 塩……小さじ1/4
- こしょう……少々

[作り方]
1. アスパラガスは根元のかたいところを切り落とし、3〜4cm長さに切る。たけのこは3〜4mm厚さに切る。
2. わかめは水でもどし、水気をきる。
3. 鍋にサラダ油を熱して1を炒め、全体に油がなじんだら湯3カップを注ぎ、固形スープをくずして加える。
4. 煮立ったらアクを取ってわかめを加え、塩、こしょうで味をととのえ、溶き卵を流し入れる。（検見﨑）

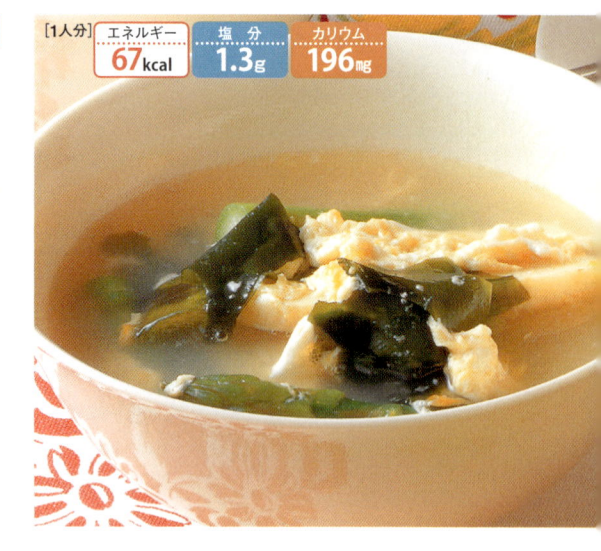

白みそを隠し味に加えた
変わりクラムチャウダー

[1人分] エネルギー 153kcal ／ 塩分 1.3g ／ カリウム 297mg

[材料] 4人分
- はまぐり……8個
- じゃがいも……1個
- ベーコン……30g
- A
  - 水……2カップ
  - 固形スープ……1/2個
  - 白ワイン……大さじ3
- 牛乳……1カップ
- 白みそ……大さじ1
- バター、小麦粉……各大さじ1
- 三つ葉……4本

[作り方]
1. はまぐりは砂出しし、殻をよく洗う。じゃがいもは薄切りにする。ベーコンは1cm幅に切り、湯通しする。
2. 鍋にはまぐりを入れ、Aを加え、ふたをして煮る。殻が開いたらはまぐりを取り出す。じゃがいもを加えてやわらかくなるまで煮て、ベーコン、牛乳、みそを加える。
3. バターと小麦粉を練り合わせたものを混ぜてとろみをつけ、はまぐりを戻して温める。器に盛り、ざく切りにした三つ葉を散らす。（浜内）

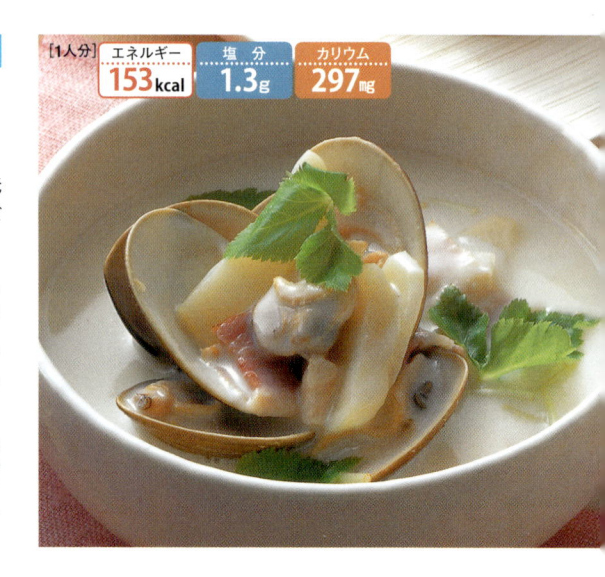

106

ビタミンカラーの元気メニュー
トマトとオクラの冷製スープ

[1人分] エネルギー 46kcal　塩分 0g　カリウム 561mg

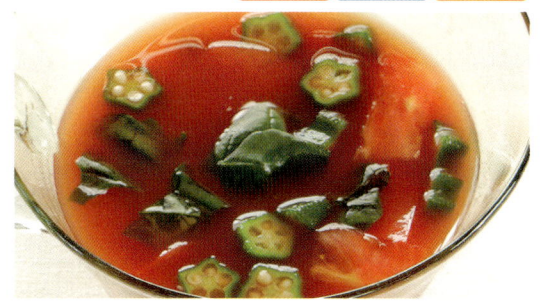

[材料] 4人分
トマト2個　オクラ8本　トマトジュース（無塩）2カップ　酢大さじ1 1/3　バジル適量

[作り方]
1　トマトはざく切り、オクラは塩（分量外）をまぶして手でもみ、さっとゆでて冷水に取り、小口切りにする。
2　よく冷やしたトマトジュースをボウルに入れ、冷水1カップを加えて混ぜ合わせ、酢を加える。
3　1に2を加えて軽く混ぜ合わせ、器に盛って、小さくちぎったバジルを散らす。（今別府）

野菜は火を通しすぎず、歯ごたえを残して
豆乳みそ汁

[1人分] エネルギー 48kcal　塩分 1.2g　カリウム 361mg

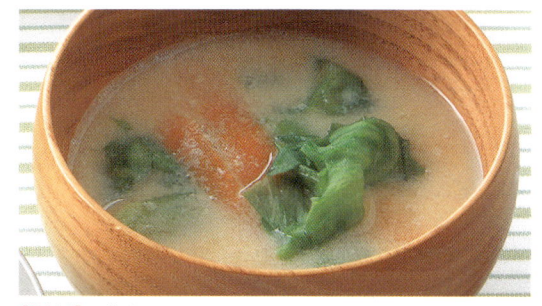

[材料] 4人分
レタス4枚　にんじん1/2本　だし2カップ　豆乳1カップ　みそ大さじ2強

[作り方]
1　レタスは大きめにちぎり、にんじんはピーラーでリボン状に薄く切る。
2　だし、豆乳を鍋に入れて1をさっと煮、みそを溶き入れる。（田沼）

ねぎを切って、お湯を注ぐだけ！
とろろ昆布とねぎの即席スープ

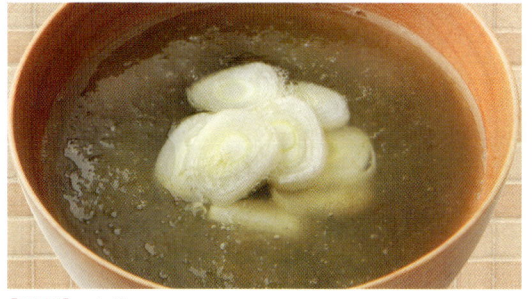

[1人分] エネルギー 9kcal　塩分 0.6g　カリウム 169mg

[材料] 4人分
ねぎ1/2本　とろろ昆布12g　A［しょうゆ小さじ1　和風だしの素小さじ1］

[作り方]
1　ねぎは小口切りにする。
2　4つの椀にA、とろろ昆布、ねぎを等分に入れ、熱湯3/4カップずつを注いで混ぜる。（松尾）

冷凍野菜と缶詰でいつでも簡単
コロコロ野菜のコーンクリームスープ

[1人分] エネルギー 189kcal　塩分 1.4g　カリウム 406mg

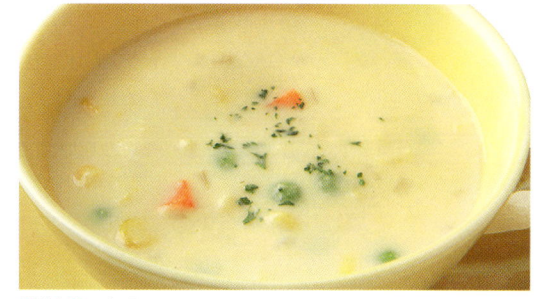

[材料] 4人分
玉ねぎ1/2個　ミックスベジタブル（冷凍）120g　A［クリームコーン（缶詰）400g　牛乳2カップ　顆粒スープ小さじ2］　塩、パセリのみじん切り各少々

[作り方]
1　玉ねぎはみじん切りにする。鍋にAを入れて混ぜ、玉ねぎとミックスベジタブルを入れる。
2　1を火にかけ、野菜に火が通ったら、塩で味をととのえる。器に注ぎ入れ、パセリを散らす。（松尾）

カリウム豊富なココナッツミルクがベース
エスニック鍋

[1人分] エネルギー **295kcal** 塩分 **1.1g** カリウム **1261mg**

[材料] 4人分
きんめだい（切り身） ……… 4切れ
えび（ブラックタイガー） ……… 8尾
カリフラワー ……… 1/2株
ブロッコリー ……… 1株
しめじ ……… 1パック
ミニトマト ……… 12個
ココナッツミルク（缶詰） ……… 1缶（400g）
牛乳 ……… 2カップ
A ┌ 固形スープ1個　塩小さじ1　しょうゆ（またはナンプラー）小さじ1

[作り方]
1　きんめだいは食べやすく切り、軽く塩（分量外）を振って身をしめ、熱湯をかけてくさみを抜く。えびは殻をむき、背開きにして背わたを除く。
2　カリフラワー、ブロッコリーは小房に分け、さっとゆでておく。しめじは石づきを取って小房に分ける。
3　鍋に水1カップとココナッツミルク、牛乳を入れてAで調味し、沸とうしたら火を弱める。1と2、ミニトマトを加えてさらに煮る。
4　器に取り分け、汁ごと食べる。（池上）

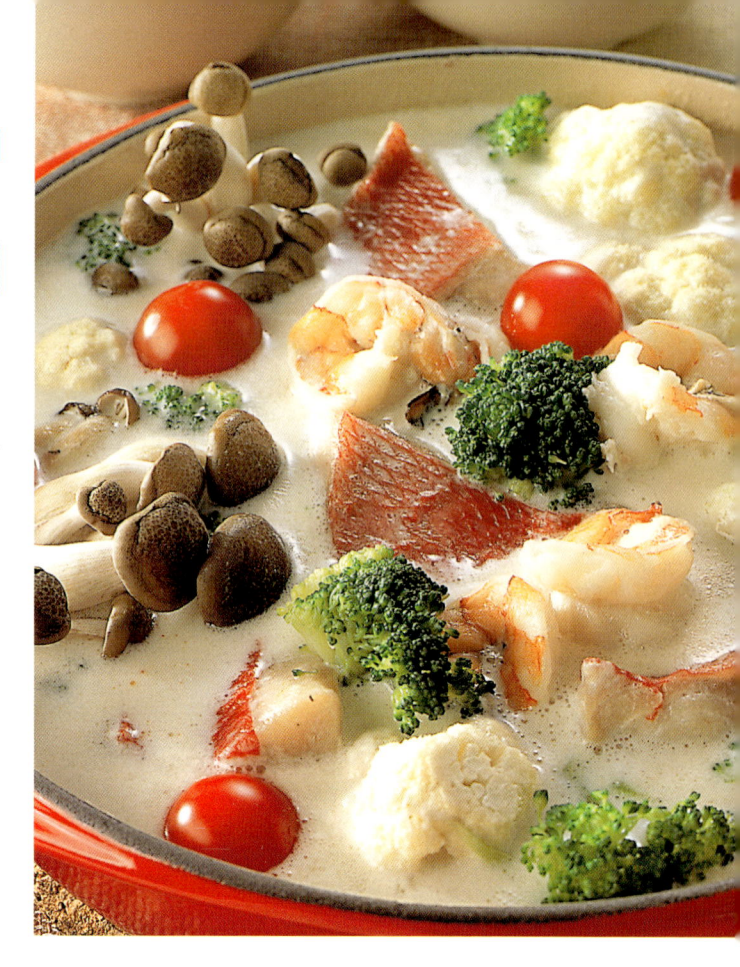

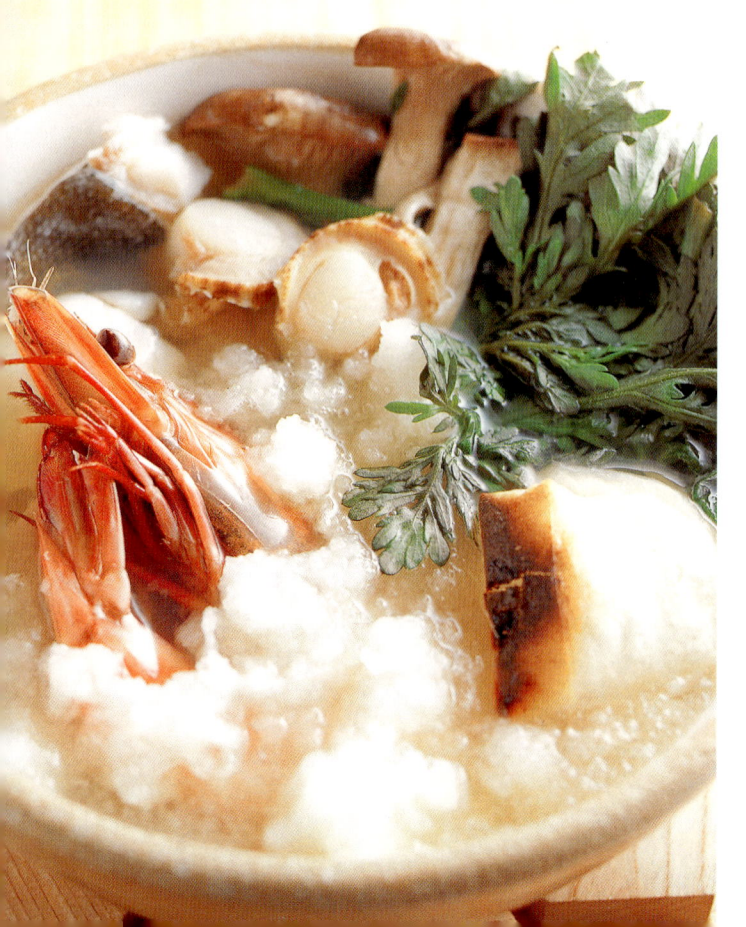

大根おろしで胃腸をいたわるヘルシー鍋
魚介の雪鍋

[1人分] エネルギー **385kcal** 塩分 **1.6g** カリウム **1009mg**

[材料] 4人分
生たら ……… 3切れ
有頭えび ……… 4尾
ゆでミニほたて貝 ……… 8個（160g）
エリンギ ……… 1パック
春菊 ……… 1束
もち ……… 8個
大根おろし ……… 300g
ポン酢じょうゆ ……… 大さじ3
A ┌ 水 ……… 6カップ　酒 ……… 1/2カップ　昆布（10cm角） ……… 2枚

[作り方]
1　たらは食べやすく切り、ざるに並べて熱湯をまわしかける。
2　エリンギは大きめに裂く。春菊は葉と茎に分け、食べやすい大きさにする。
3　もちはグリルかオーブントースターで焼く。
4　土鍋にAを入れて弱火にかけ、煮立ったら1、えび、ほたて貝、エリンギ、春菊の茎を加えて煮る。
5　具に火が通ったら3、大根おろし、春菊の葉を加えてさっと煮る。取り分けて、ポン酢じょうゆをかけて食べる。（牧野）

汁・スープ・鍋

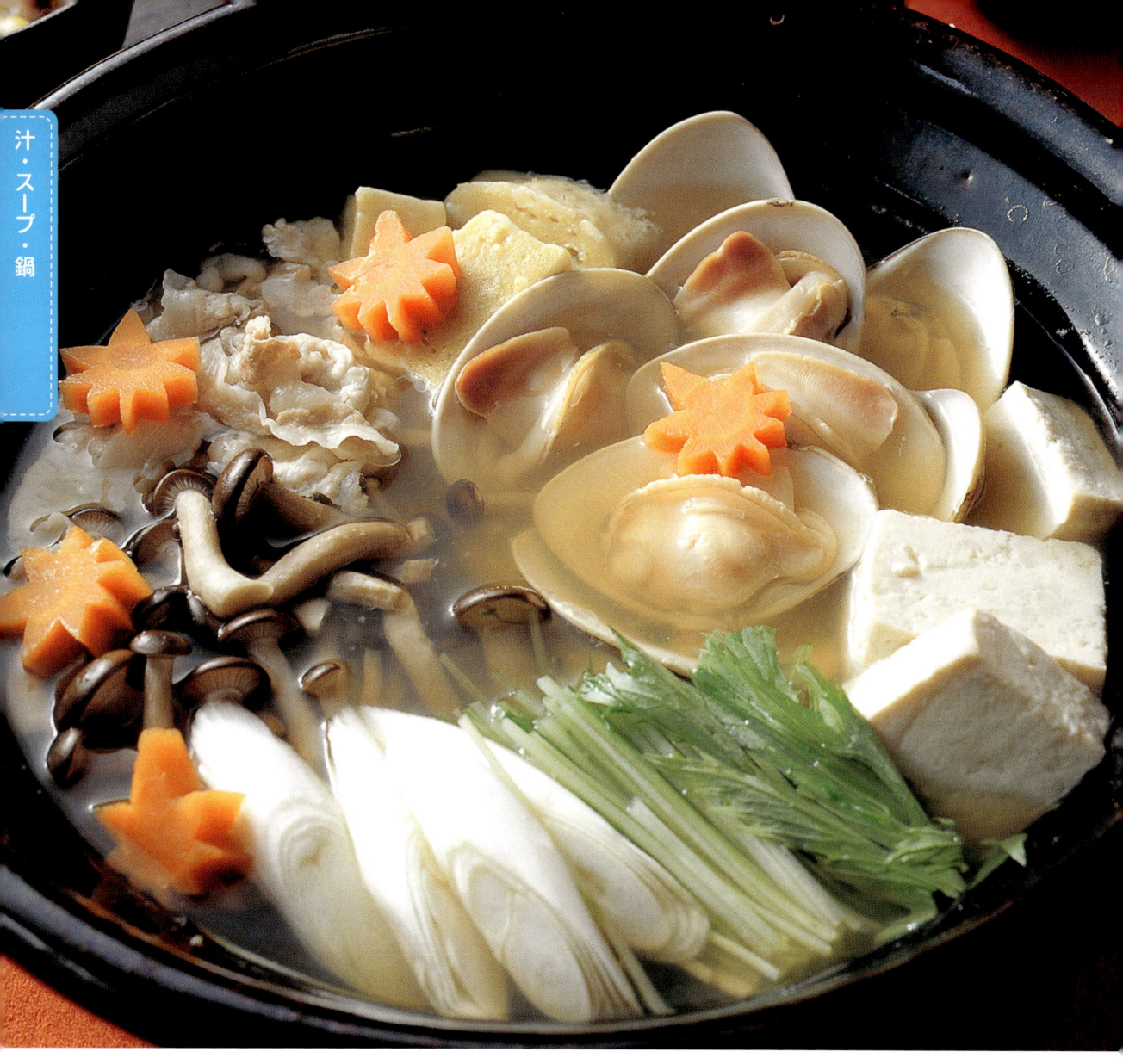

貝と肉のうまみが溶け合った煮汁もおすすめ

はまぐり豚しゃぶ鍋

[1人分] エネルギー 333kcal 塩分 2.9g カリウム 1013mg
（煮汁60％を含む）

[材料] 4人分
はまぐり（砂を吐かせたもの）……8個
豚薄切り肉（しゃぶしゃぶ用）…150g
木綿豆腐……………………………1丁
生麩（粟麩）…………………………1本
しめじ………………………………1パック
にんじん……………………………小1本
ねぎ…………………………………2本
水菜…………………………………200g
だし…………………………………6～7カップ
A ┌ 酒………………………………大さじ3
　├ みりん、薄口しょうゆ…各大さじ2
　└ 塩………………………………小さじ1

[作り方]
1　はまぐりは殻をこすり合わせて洗う。
2　豆腐は縦半分に切ってから1.5cm幅に切り、生麩は1.5cm幅に切る。しめじは石づきを切ってほぐす。にんじんは皮をむいて6mm厚さの輪切りにし、好みで型抜きする。
3　ねぎは斜め切りにし、水菜は3～4cm長さに切る。
4　土鍋にだしを入れて煮立て、Aで調味する。はまぐりを入れ、豚肉を1枚ずつ広げて入れ、肉の色が変わったら火を弱めてアクを取る。
5　2を加えて煮、最後に3を加えて煮ながら食べる。（大庭）
＊ゆずこしょう、七味とうがらし、もみじおろしなど好みの薬味を添えるとよい。

体にやさしいデザート

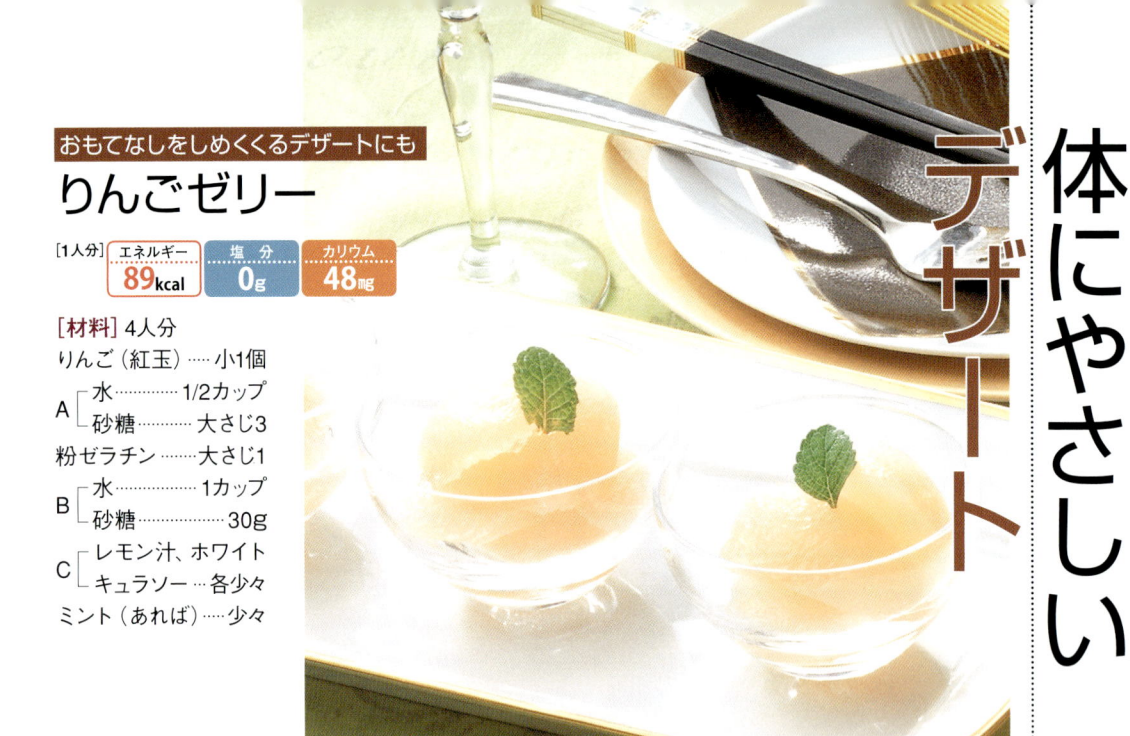

エネルギーは控えめにとはいえ、お菓子もときには食べたいもの。手作りなら、砂糖を控えたり、スキムミルクを用いたり、エネルギーダウンを工夫して、ヘルシーな甘味が楽しめます。

おもてなしをしめくくるデザートにも
りんごゼリー

[1人分] エネルギー 89kcal｜塩分 0g｜カリウム 48mg

[材料] 4人分
- りんご（紅玉）……小1個
- A ［水………1/2カップ
    　砂糖………大さじ3］
- 粉ゼラチン……大さじ1
- B ［水…………1カップ
    　砂糖…………30g］
- C ［レモン汁、ホワイトキュラソー……各少々］
- ミント（あれば）……少々

[作り方]
1　りんごは皮をむき、6～8つのくし形に切って芯を除く。鍋に入れてAを加え、落としぶたをして火にかける。煮立ったら弱火にしてやわらかくなるまで煮て、裏ごしする。
2　水1/4カップに粉ゼラチンを振り入れる。
3　鍋にBを入れて火にかけ、砂糖が溶けたら2を加えて煮溶かし、冷ます。
4　3に1を加え、Cを混ぜ、型に流して冷蔵庫で固める。
5　スプーンですくって器に盛り、あればミントを飾る。（髙城）
＊りんごはよく洗い、皮つきのまま煮てもよい。子ども向けにはホワイトキュラソーを省く。

低脂肪のスキムミルク仕立ての牛乳寒天
アンニン豆腐

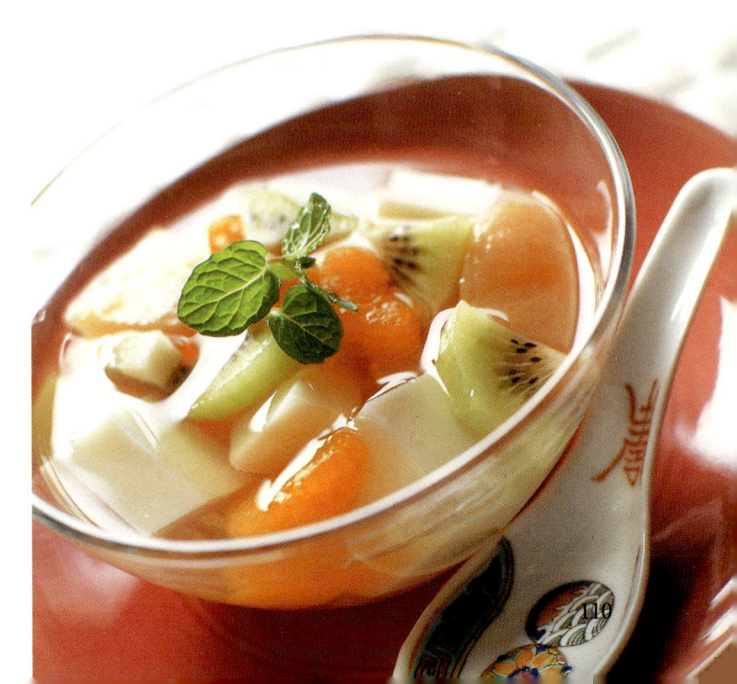

[1人分] エネルギー 66kcal｜塩分 0g｜カリウム 154mg

[材料] 4人分
- A ［粉寒天…小さじ1/2～1
    　果糖………小さじ1］
- スキムミルク……大さじ2
- アーモンドエッセンス…少々
- キウイフルーツ……1個
- 白桃（低糖・缶詰）…100g
- みかん（低糖・缶詰）…100g
- ミント（あれば）……少々

[作り方]
1　水1カップを鍋に入れてAを振り入れ、火にかけてかき混ぜ、沸とうしたら火からおろす。
2　スキムミルクを水1/4カップで溶き、1を混ぜてアーモンドエッセンスを振る。盛りつける器4個に等分に流し入れ、冷蔵庫で冷やし固める。
3　キウイフルーツは皮をむいていちょう切りにし、桃は一口大に切る。
4　2にひし形に切り目を入れ、キウイフルーツ、缶汁ごと桃とみかんをのせてざっと混ぜ、あればミントを飾る。（大沼）

デザート

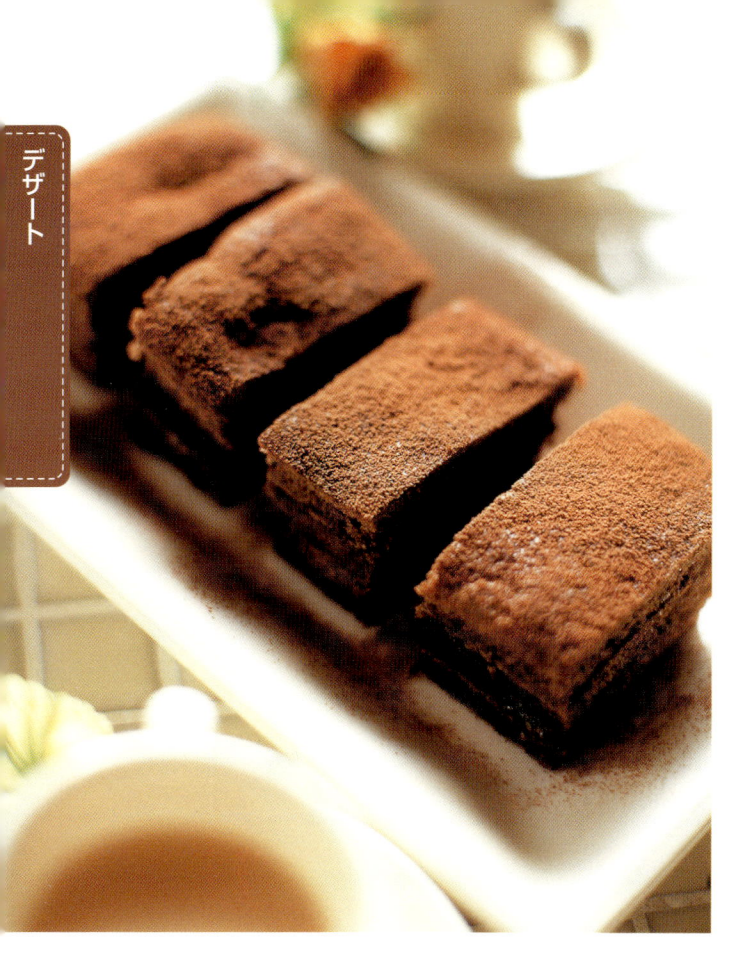

ココアを用いて脂肪分を大幅にカット
チョコレートケーキ

[1切れ分] エネルギー **55kcal** 塩分 **0.2g** カリウム **119mg**

[材料]（14×15×2cmの紙型1台分）
- 卵……………………1個
- 塩……………………ひとつまみ
- 砂糖…………………大さじ1 1/3
- A ┌ 薄力粉、ココア……各大さじ1 1/3
- A ├ ベーキングパウダー……小さじ1/2
- A ├ コーヒーリキュール……小さじ1
- A ├ マーマレード（低糖）……小さじ1
- A └ ココア………………少々

[作り方]
1　卵と塩をボウルに入れてざっと混ぜ、砂糖を少しずつ加えながら角が立つまで泡立てる。
2　Aの材料を茶こしで振るって1に加え、ゴムベラで切るようにさっくり混ぜる。
3　14×15cm×深さ2cmの箱型をクッキングシートで作ってオーブントースターの受け皿に敷き、2を流して平らにならす。温めておいたオーブントースターで4〜5分焼き、なかまで火を通す。
4　コーヒーリキュールを表面にぬって3等分し、2枚にマーマレードをぬる。マーマレードをぬった面をなかにして3枚を重ね、4等分に切ってココアを茶こしで振る。（大沼）

カロテンいっぱいのかぼちゃが主役
かぼちゃ水ようかん

[1切れ分] エネルギー **29kcal** 塩分 **0.1g** カリウム **57mg**

[材料]（7×12cmの流し缶1個分）
- かぼちゃ…………1/8個
- A ┌ 粉寒天……………2g
- A ├ 果糖………大さじ2
- A └ 塩、シナモン……各少々

[作り方]
1　かぼちゃは種とわたを除き、ラップで包んで電子レンジに5〜6分かける。皮を除き、正味量100gを使う。
2　水1カップ、1、Aの材料を鍋に入れて混ぜ、強火にかけてひと煮立ちさせる。
3　フードプロセッサーかミキサーにかけてなめらかにし、流し缶に流し入れて冷蔵庫で冷やし固める。
4　流し缶から出し、8等分に切り分ける。（大沼）
＊流し缶をあらかじめ水でぬらしておくと、取り出しやすい。

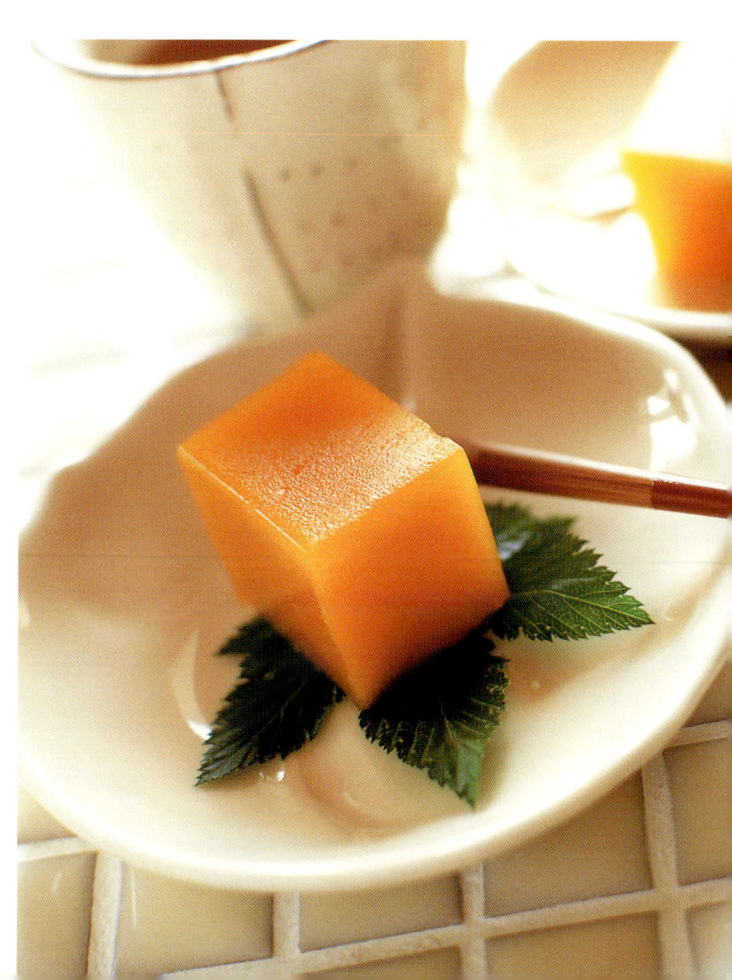

もてなし上手のパーティーメニュー

調理油をいっさい使わない 変わりしゃぶしゃぶパーティー

個性的な和洋のソースがポイント
野菜とサーモンのしゃぶしゃぶ

[1人分] エネルギー 90kcal　塩分 0.2g　カリウム 635mg（ソースは除く）

[材料] 4人分
レタス1個　セロリ、にんじん各1本　サーモン（刺身用）200g　ヨーグルトソース［ヨーグルト大さじ6　ゆで卵のみじん切り1個分　粉チーズ大さじ1　塩、黒こしょう各少々］　納豆ソース［ひき割り納豆2パック　添付のたれ2袋　酢大さじ4］

[作り方]
1　レタスは縦半分に切り、セロリとにんじんはピーラーでリボン状に切る。セロリの葉は食べやすく切る。サーモンは薄切りにし、一緒に盛り合わせる。
2　各ソースの材料を混ぜ合わせる。
3　鍋に湯を沸かし、1を軽く煮ながらソースをつけて食べる。

生ハムの塩気と酢の酸味が絶妙
フルーツと生ハムのハニービネガー

[1人分] エネルギー 129kcal　塩分 0.2g　カリウム 392mg

[材料] 4人分
キウイフルーツ（緑・黄）各1個　りんご1個　バナナ2本　生ハム8枚　酢大さじ2　はちみつ大さじ1

[作り方]
1　キウイ、バナナは皮をむき、キウイとりんごはくし形に、バナナは輪切りにする。
2　1をボウルに入れ、酢、はちみつを加えてさっくり混ぜる。
3　器に盛り、半分に切った生ハムを丸めてのせる。

思いがけないおいしさ発見
長いものかにあんかけ

[1人分] エネルギー 121kcal　塩分 0.2g　カリウム 460mg

[材料] 4人分
長いも400g　かに（缶詰）1缶（110g）　コーン100g　A［塩小さじ1　酒大さじ3　水1 1/2カップ］　B［片栗粉小さじ1　水小さじ2］

[作り方]
1　長いもは皮をむいて1～2cm厚さに切る。
2　鍋に長いもを並べ、かにと缶汁、Aを加え、中火で煮る。
3　長いもがやわらかくなったら、コーンを加えてさっと煮、Bでとろみをつける。

ひき肉を湯で洗ってエネルギーダウン
ほうれんそうまんじゅう

[1人分] エネルギー 220kcal　塩分 0.8g　カリウム 526mg

[材料] 4人分
長いも50g　上新粉150g　砂糖大さじ1　ほうれんそう1束（200g）　高菜漬け50g　豚ひき肉100g

[作り方]
1　長いもは皮をむいてすりおろし、ボウルに入れる。上新粉と砂糖を加えて練り混ぜ、ラップをかけて30分ほどおく。
2　ほうれんそうはゆでて水気をしぼり、細かく刻む。高菜漬けも刻む。
3　ひき肉はざるに入れ、熱湯でさっと洗って湯をきり、2と混ぜ合わせる。
4　1の生地を8等分して丸め、指で広げて、8等分した3を包み込む。
5　蒸し器にクッキングシートを敷いて4を並べ、中火で10分ほど蒸す。

（浜内）

友人とのホームパーティーや、家族の行事はエネルギーオーバーになりがちで心配！ヘルシー素材、健康調理を工夫した安心メニューで楽しみましょう。

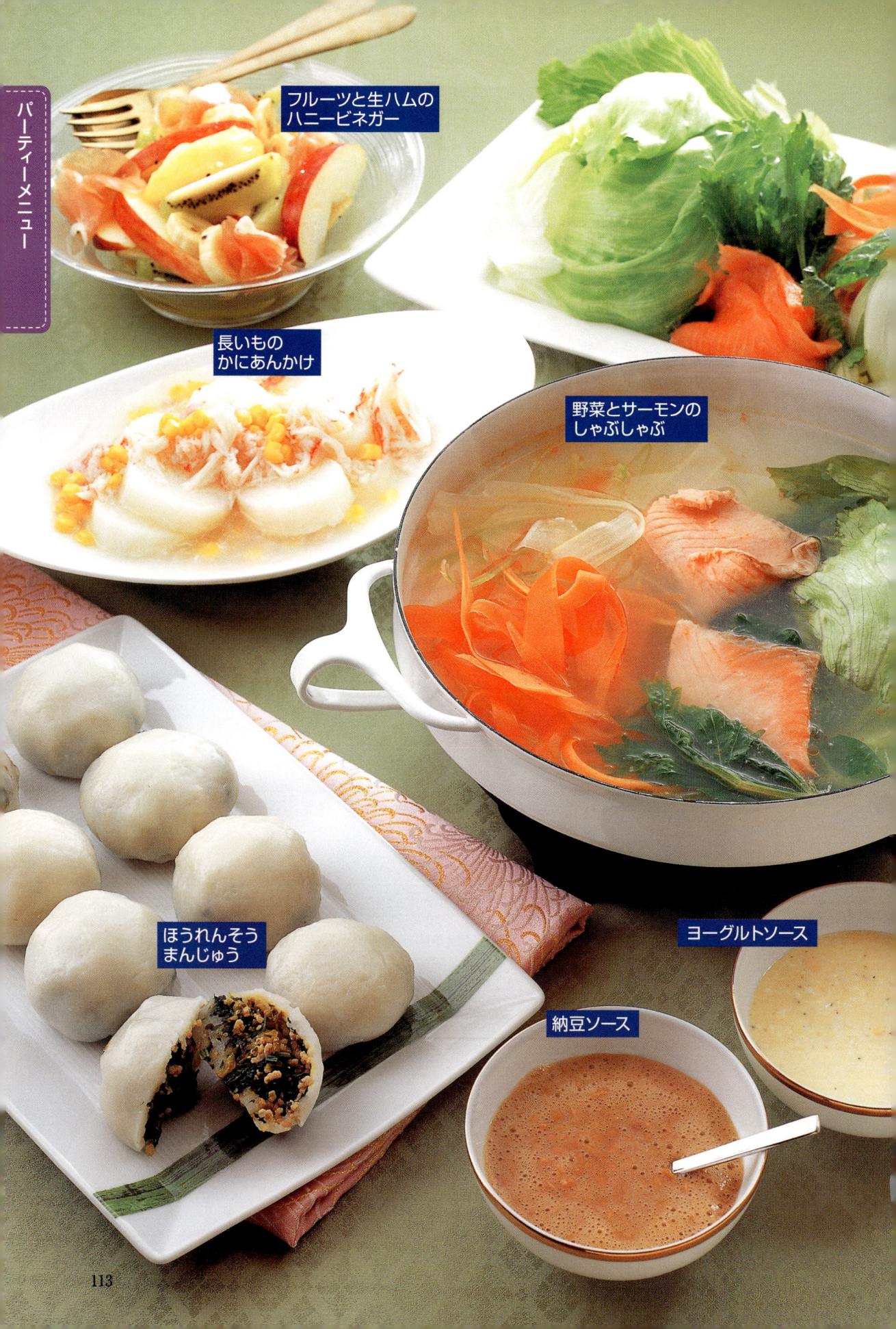

パーティーメニュー

フルーツと生ハムの
ハニービネガー

長いもの
かにあんかけ

野菜とサーモンの
しゃぶしゃぶ

ほうれんそう
まんじゅう

納豆ソース

ヨーグルトソース

芽吹きの季節に彩りを添える
春のごちそうパーティー

緑・黄・赤のコロコロ具材が楽しい
まぐろとアボカドのちらしずし

[1人分] エネルギー 452kcal　塩分 1.2g　カリウム 584mg

[材料] 4人分
米2カップ（360㎖）　アボカド1個　まぐろ（赤身・刺身用）200g　卵2個　サラダ油少々　A［だし大さじ1　しょうゆ小さじ1］　さやえんどう12枚　甘酢しょうが30g　すし酢大さじ3　刻みのり適量

[作り方]
1　米は炊く30分以上前にといで水をきり、炊飯器で炊く。炊き上がったら、すし酢、みじん切りにした甘酢しょうがを混ぜ込み、冷ます。
2　卵は溶きほぐしてAを混ぜ、サラダ油を熱した卵焼き器かフライパンで卵焼きを作る。冷めたら角切りにする。
3　さやえんどうは筋を取り、ゆでて斜めせん切りにする。
4　まぐろ、皮と種を除いたアボカドは2cm角に切る。
5　1のすしめしに2と4をさっくり混ぜて器に盛り、3と刻みのりをのせる。

食物繊維がたっぷりとれる
たけのことセロリのスープ

[1人分] エネルギー 60kcal　塩分 1.0g　カリウム 258mg

[材料] 4人分
ゆでたけのこ120g　セロリ1/2本　にんじん4cm　ベーコン2枚　顆粒スープ大さじ1/2　塩、こしょう各少々　セロリの葉（せん切り）少々

[作り方]
1　野菜、ベーコンは細切りにする。
2　鍋にベーコンを入れて弱火で炒め、脂が出てきたら野菜を加えて炒める。
3　しんなりしたら水4カップと顆粒スープを加えて5分ほど煮、塩、こしょうで味をととのえる。器に入れセロリの葉をのせる。

春色のシャーベット
いちごのグラニテ

[1人分] エネルギー 64kcal　塩分 0g　カリウム 66mg

[材料] 4人分
いちご150g　レモン汁小さじ1　砂糖40g　キルシュ（さくらんぼのお酒・あれば）大さじ1

[作り方]
1　いちごはへたを取り、レモン汁を振ってざっとつぶす。
2　1に砂糖、キルシュを混ぜ、冷凍庫で凍らせる。くずして器に盛る。

（牧野）

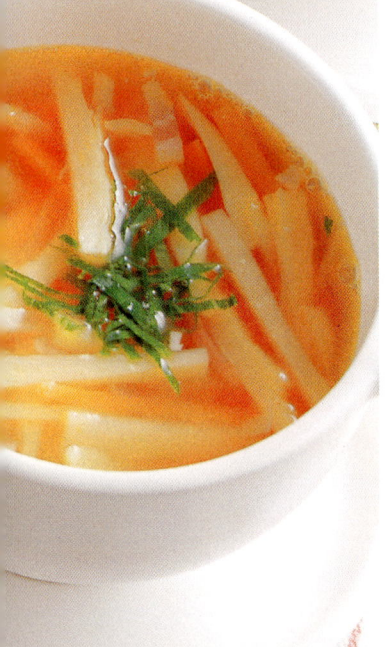

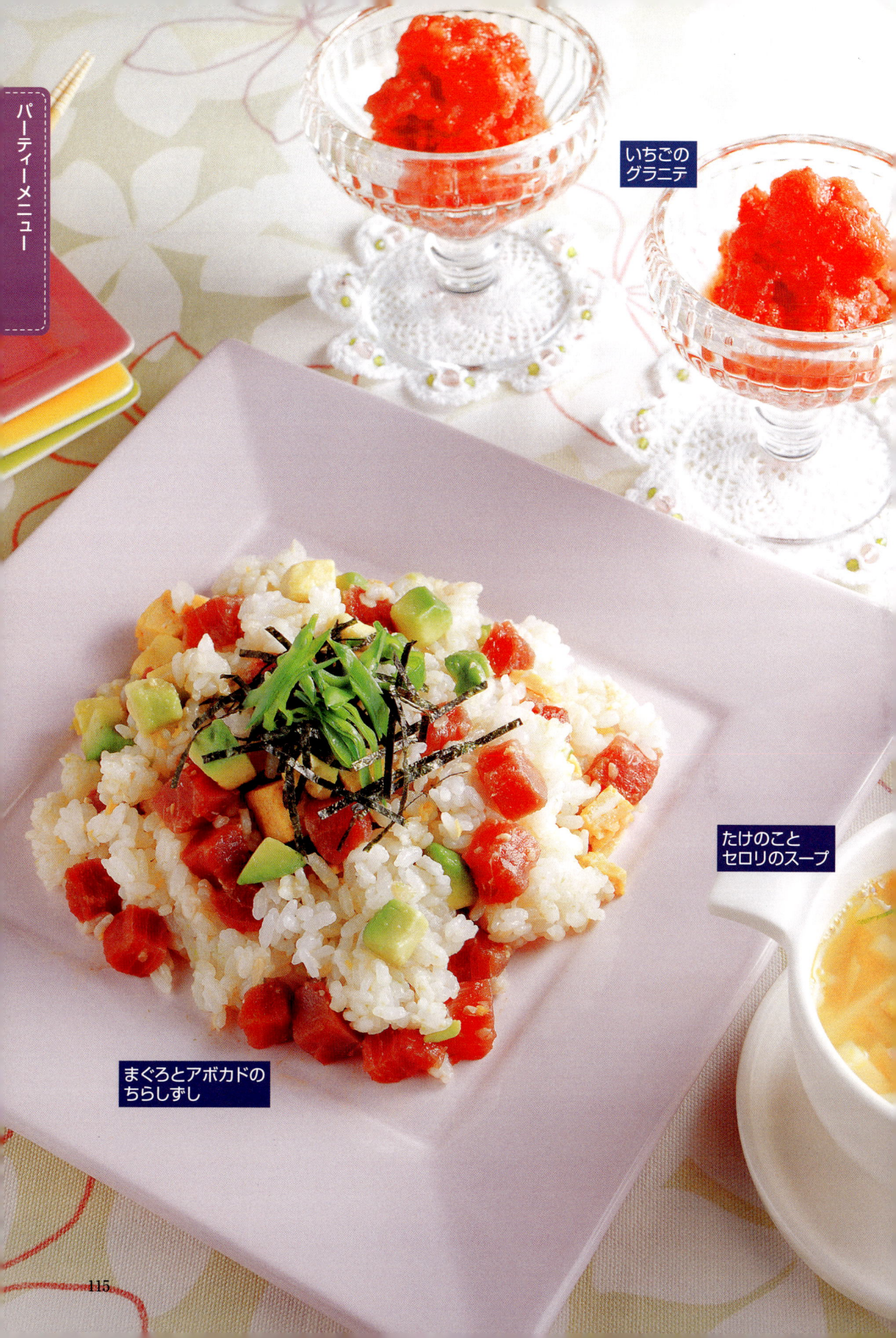

パーティーメニュー

いちごのグラニテ

たけのことセロリのスープ

まぐろとアボカドのちらしずし

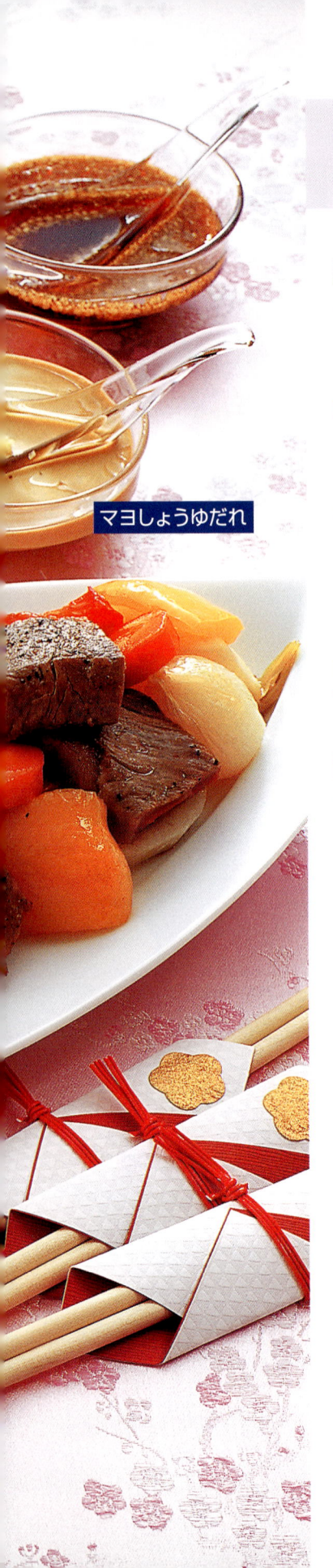

手早く作れて、見た目は華やか ヘルシーおせちパーティー

シンプル調理で素材そのものの味を楽しむ
こんがり海の幸の盛り合わせ 2種のたれ添え

[1人分] エネルギー **147kcal** 塩分 **0.5g** カリウム **538mg** （たれは除く）

マヨしょうゆだれ

[材料] 4人分
たい2切れ　えび4尾　蒸しほたて4個　生しいたけ4枚　酒大さじ1　グリーンアスパラガス4本　むきぎんなん4～6個　塩適量　マヨしょうゆだれ[マヨネーズ大さじ4　しょうゆ大さじ2　しょうがのみじん切り1/2かけ分]　ごま酢だれ[しょうゆ大さじ2　酢大さじ4　白ごま小さじ1]

[作り方]
1　たいは半分に切る。魚介類すべてを油なしで熱したフライパンに並べ、両面をこんがりと焼く。
2　しいたけは石づきを取り、好みで笠を飾り切りする。酒をからめて塩少々を振り、フライパンで焼く。アスパラガスは塩少々を振って焼き、半分に切る。ぎんなんは焼き、あれば松葉を刺す。
3　たれはそれぞれ混ぜ合わせる。
4　1の魚介類、2の野菜を盛り合わせ、2種のたれを添える。

甘酸っぱい野菜のソテーがうれしい
一口ステーキと野菜の酢炒め

[1人分] エネルギー **302kcal** 塩分 **1.5g** カリウム **833mg**

[材料] 4人分
牛ステーキ肉（サーロイン赤身）2枚（400g）　にんじん1/2本　れんこん100g　小玉ねぎ8個　かぶ3個　パプリカ（赤・黄）各1/2個　塩、あらびき黒こしょう各少々　A[酢大さじ4　塩小さじ1/2　はちみつ大さじ2　ローリエ1枚]　サラダ油大さじ1

[作り方]
1　にんじんとれんこんは皮をむいて1cm幅に切り、小玉ねぎは薄皮をむく。かぶは茎を少し残して葉を落とし、皮をむいて4つ割りにする。パプリカはへたと種を取り、一口大に切る。
2　牛肉は塩、あらびき黒こしょうを振る。
3　フライパンにサラダ油を入れ中火で熱し、野菜を材料表記の順に入れて炒め合わせ、Aを加えてふたをして蒸し焼きにする。火が通ったら、ふたを取って汁気を飛ばし、バットなどに移して広げ、手早く冷ます。
4　フライパンをきれいにし、油なしで牛肉をミディアムレアに焼き、一口大に切って3と盛り合わせる。

（浜内）

パーティーメニュー

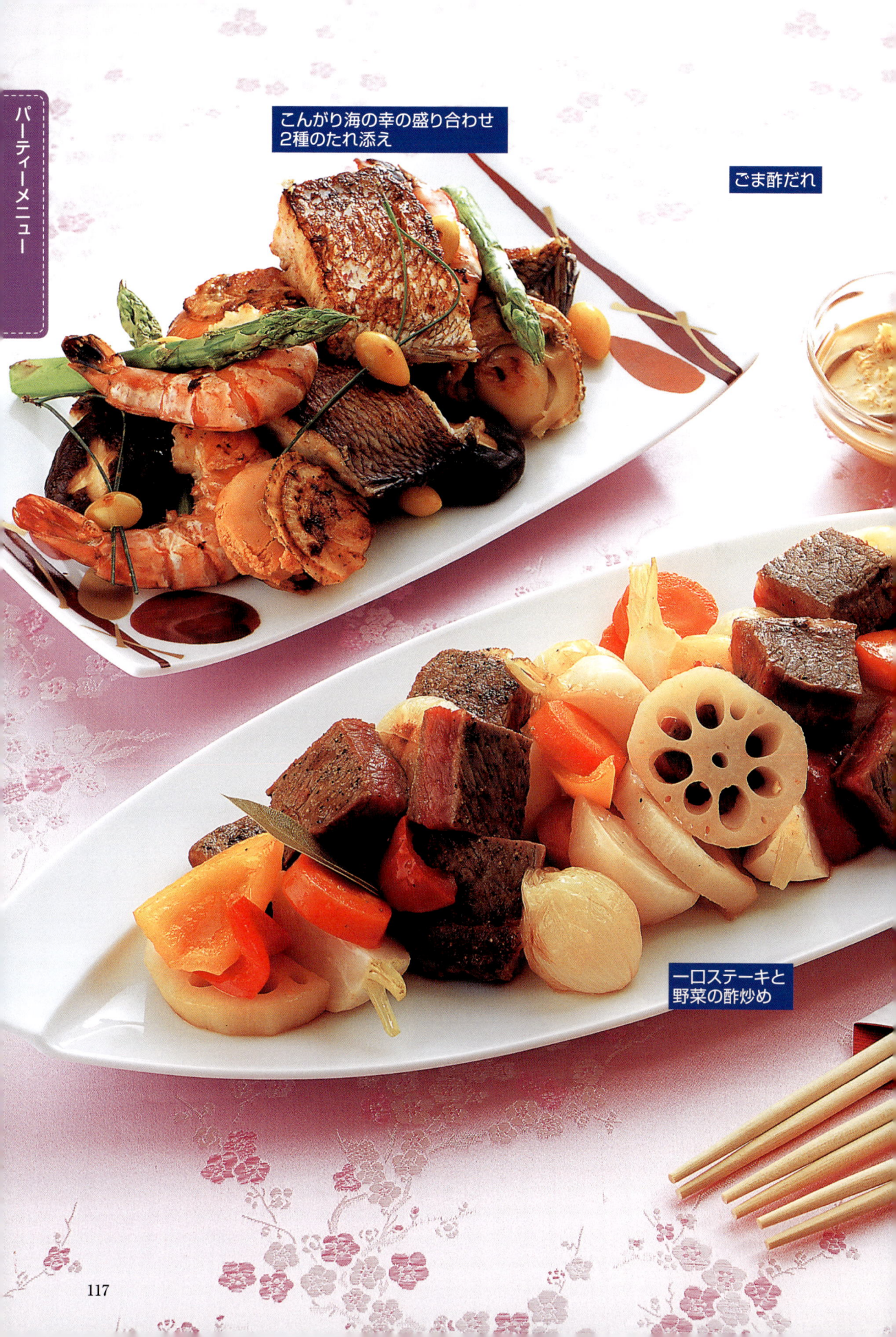

こんがり海の幸の盛り合わせ
2種のたれ添え

ごま酢だれ

一口ステーキと
野菜の酢炒め

117

ワンプレートレシピ

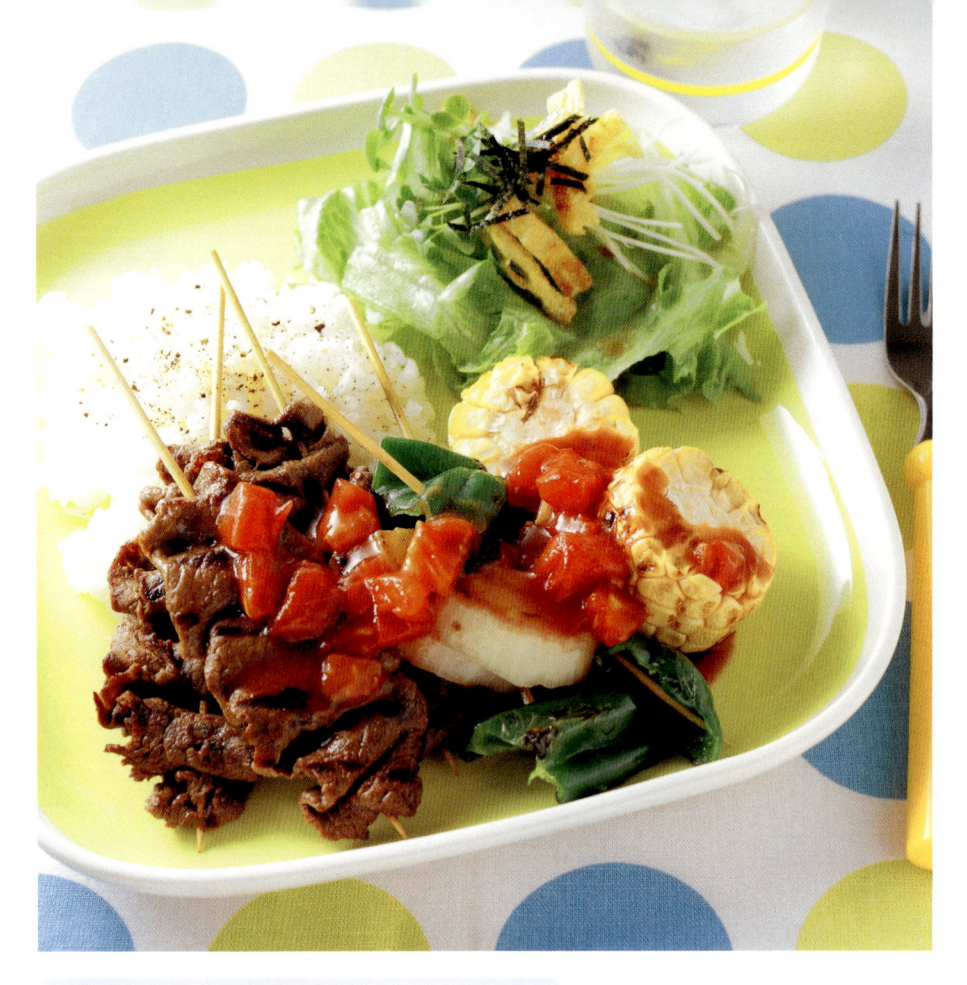

いろいろなおかずを少しずつ食べられる一皿献立。食べすぎ防止にも役立ちます。少人数のときの手軽なランチやブランチに。

ビーフと野菜のグリルプレート

[1人分] エネルギー 576kcal　塩分 2.2g　カリウム 976mg

■グリルビーフと夏野菜のトマトソース
[材料] 2人分
牛赤身肉（焼き肉用）150g　玉ねぎ1/2個　ピーマン1個　とうもろこし1/2本　トマト1/2個　デミグラスソース1/2缶（145g）　塩、こしょう各適量

[作り方]
1　牛肉は塩、こしょうを振ってもみ込み、串にじゃばら状にしながら刺す。
2　玉ねぎは1cm厚さの半月切りに、ピーマンは種を取って乱切りにし、交互に串に刺す。とうもろこしはラップで包み、電子レンジに3分ほどかけ、2cm厚さの輪切りにする。
3　トマトは1cm角に切って鍋に入れ、デミグラスソースを加えて火にかけ、煮立ったら塩、こしょうで味をととのえる。
4　サラダ油（分量外）をぬったグリルで**1**、**2**の両面を香ばしく焼き、器に盛って**3**のソースをかける。

■レタスとカリカリ油揚げのサラダ
[材料] 2人分
レタス1/4個　貝割れ菜1/2パック　油揚げ1/2枚　しょうゆ小さじ1/2　和風ドレッシング（市販品・しょうゆベース）大さじ1 1/2～2　刻みのり適量

[作り方]
1　レタスは食べやすくちぎり、貝割れ菜は根を切り、氷水につけてパリッとさせる。
2　油揚げは短冊切りにし、フッ素樹脂加工のフライパンでカリカリになるまで炒め、しょうゆをまわしかける。
3　**1**の水気をよくきって器に盛り、**2**をのせてドレッシングをかけ、刻みのりを散らす。

■ペッパーライス
[材料] 2人分
ごはん300g　あらびき黒こしょう適量
[作り方]
炊き上げたごはんを盛りつけ、黒こしょうを振る。

（牧野）

ワンプレートレシピ

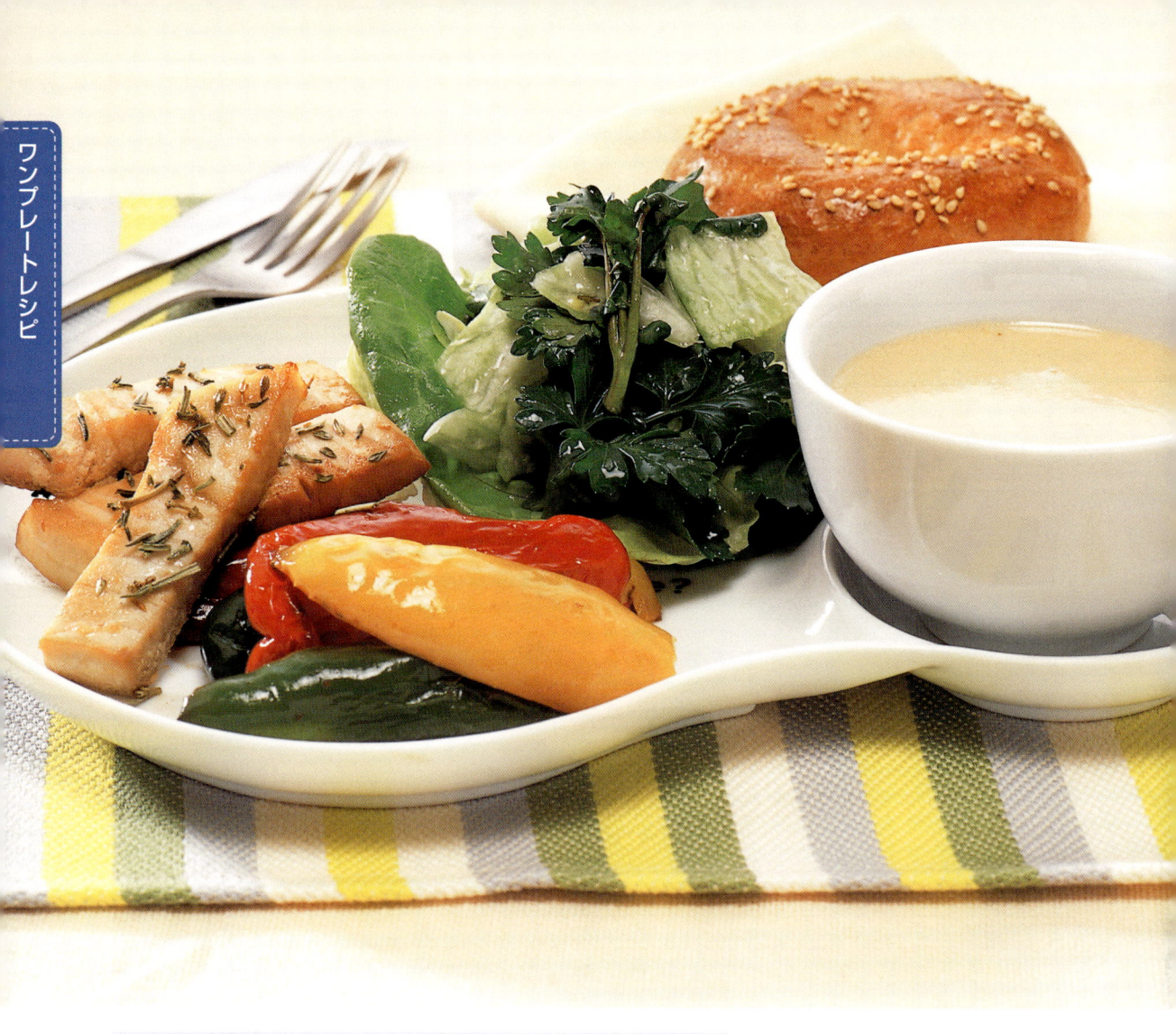

かじきのハーブ焼きプレート

[1人分] エネルギー **291**kcal　塩分 **1.8**g　カリウム **931**mg
（パンは含まず）

■かじきとピーマンのハーブ焼き
[材料] 2人分
かじき2切れ　ピーマン（赤・緑）各2個　ピーマン（黄）1個　A［おろしにんにく1かけ分　しょうゆ大さじ1　オリーブ油小さじ2］　B［タイム、ローズマリー各少々］
[作り方]
1　かじきとピーマンは食べやすく切り、よく混ぜておいたAをまぶす。
2　オーブントースターの受け皿に**1**を並べ、Bを振りかけて7〜8分こんがりと焼く。

■グリーンサラダ
[材料] 2人分
レタス4枚　クレソン1束　イタリアンパセリ少々　ドレッシング（市販品）大さじ2
[作り方]
1　レタス、クレソン、イタリアンパセリを洗って水気をよくきる。
2　食べやすくちぎって好みのドレッシングであえる。

■ごまスープ
[材料] 2人分
すりごま大さじ1　粉チーズ大さじ1　A［顆粒スープ、塩、こしょう各少々］片栗粉小さじ1
[作り方]
1　鍋に水1 1/2カップを入れて火にかける。沸とうしたらすりごまと粉チーズを入れ、Aを加えて味をととのえる。
2　片栗粉を同量の水で溶いて加え、かき混ぜながら煮て、とろみをつける。（池上）

おもな主食のエネルギー量・塩分量の目安

	分量	エネルギー（kcal）	塩分（g）
ごはん（精白米）	茶わん1杯・130g	218	0
ごはん（玄米）	茶わん1杯・130g	215	0
うどん（ゆで）	1玉・250g	263	0.8
うどん（乾）	1人1食分・80g	278	ゆでて1.2
そば（乾）	1人1食分・80g	275	ゆでて0.2
中華めん（生）	1玉・130g	365	ゆでて0.5
スパゲッティ（乾）	1人1食分・80g	302	ゆでて0.8
食パン	6枚切り1枚・60g	158	0.8
ロールパン	1個・30g	95	0.4

よく用いる加工食品のエネルギー量・塩分量の目安

	分量	エネルギー（kcal）	塩分（g）
ロースハム	1枚・20g	39	0.5
ウインナソーセージ	1本・15g	48	0.3
ベーコン	1枚・20g	81	0.4
コンビーフ缶	小1缶・100g	203	1.8
粉ゼラチン	大さじ1(15mL)・9g	31	微量
ツナ缶（水煮）	小1缶・80g	57	0.4
鮭缶（水煮）	1缶・90g	153	0.5
さば缶（水煮）	1缶・180g	342	1.6
かまぼこ	1cm厚さ2切れ・40g	38	1.0
かに風味かまぼこ	1本・12g	11	0.3
さつま揚げ	1枚・40g	56	0.8
たらこ	1/2腹・45g	63	2.1
イクラ	大さじ1・20g	54	0.5
牛乳	1カップ(200mL)・210g	141	0.2
生クリーム（高脂肪）	1カップ(200mL)・200g	866	0.2
ヨーグルト（無糖）	1カップ(200mL)・210g	130	0.2
スライスチーズ	1枚・20g	68	0.6
粉チーズ	大さじ1(15mL)・6g	29	0.2
絹ごし豆腐	1丁・300g	168	0
木綿豆腐	1丁・300g	216	0
油揚げ	1枚・30g	116	0
豆乳（無調整）	1カップ(200mL)・200g	92	0
納豆	1パック・50g	100	0
野沢菜漬け	1人1食分・1茎40g	7	0.6
たくあん	1人1食分3切れ・25g	7	0.6
白菜キムチ	1人1食分・40g	18	0.9
ザーサイ	1人1食分・10g	2	1.4
昆布のつくだ煮	1人1食分・6g	5	0.4
のりのつくだ煮	1人1食分・10g	8	0.6
トマトジュース	1缶・190g	32	1.1

＊塩分微量は数値が0.1以下のもの
＊含まれるエネルギー量、塩分量は製品によって異なります。

「五訂食品成分表」（女子栄養大学出版部）をもとに作成

バランスよく食べて血圧コントロール

高血圧を改善する食生活のポイント

血圧が高めの人が最初に見直す必要があるのは、塩分のとりすぎや過食などの食生活です。献立を考えたり食事をするときに気をつけるポイントを、高血圧の基本情報とともに解説します。

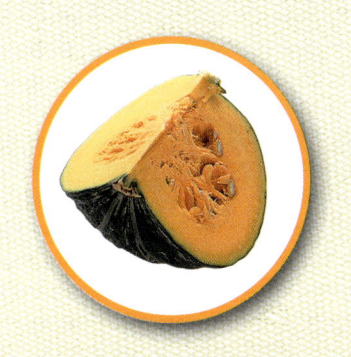

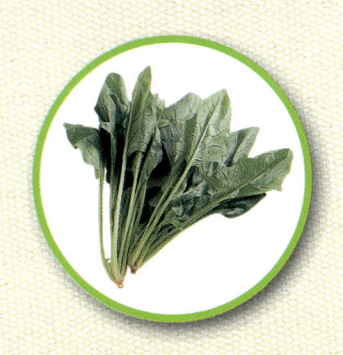

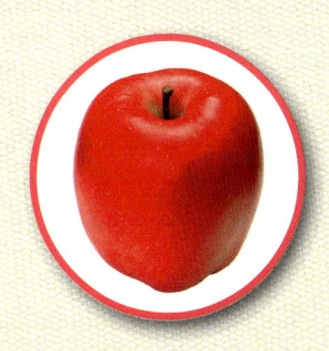

血圧高めは命にかかわる病気の引き金に

血圧はいろいろな条件で変動しますが、常に高い状態が続くと、血管がダメージを受け、致命的な病気を引きおこしてしまうこともあります。まずは、血圧とは何か、血圧が高いと何が問題になるのかを理解しましょう。

血圧とは、血液が血管の中を流れるときに血管壁にかかる圧力のことをいいます。

私たちの心臓は一定のリズムで収縮と拡張を繰り返し、ポンプのように血液を血管に送り出しています。心臓が縮んで血液を押し出したときの圧力が「収縮期血圧」(最高血圧、上の血圧)、心臓が広がって血液が戻ったときの圧力が「拡張期血圧」(最低血圧、下の血圧)です。血圧は、この2つの数値で示されます。

血圧は季節や気温、運動、食事、ストレスなどによって変動しやすく、1日のうちでは一般に日中に高く、睡眠中に低くなります。「高血圧」は、血圧が一定基準より高い状態が続くことをいい、日本高血圧学会の診断基準では、収縮期血圧140mmHg以上、または拡張期血圧90mmHg以上を高血圧としています（下表参照）。「正常高値血圧」は高血圧への移行に注意が必要な段階で、早めに対策をとるよう注意を促す意味で設けられた基準、「至適血圧」は「正常

日本人に多い本態性高血圧は生活習慣とのかかわりが深い

血圧」よりもさらによく、血管や心臓への負担がもっとも少ない理想的な状態です。

高血圧は、腎臓やホルモンの病気などなんらかの病気が原因でおこる「二次性高血圧」と、原因が特定できない「本態性高血圧」の2つに分けられます。このうち日本人に圧倒的に多く、高血圧全体の約90％を占めるのが、本態性高血圧です。本態性高血圧は高血圧になりやすい遺伝的体質に、食事や運動習慣をはじめとする環境的な要因が加わっておこると考えられています。

成人の血圧値の分類

分類	収縮期血圧 (mmHg)		拡張期血圧 (mmHg)
至適血圧	120未満	かつ	80未満
正常血圧	130未満	かつ	85未満
正常高値血圧	130〜139	または	85〜89
Ⅰ度高血圧 (軽症)	140〜159	または	90〜99
Ⅱ度高血圧 (中等症)	160〜179	または	100〜109
Ⅲ度高血圧 (重症)	180以上	または	110以上

＊このほか収縮期140以上かつ拡張期90未満の「収縮期高血圧」もある。（『高血圧治療ガイドライン2009』をもとに作成）

高血圧は動脈硬化を進め致命的な病気を招くことも

高血圧は単に血圧が高いというだけで自覚症状がほとんどないため、とかく放置されがちです。しかし、血管壁に高い圧力がかかり続けると、血管が弾力性を失ってかたくなる「動脈硬化」が進行していきます。かたくなった血管壁は傷つきやすく、その傷にLDLコレステロールや白血球などが入り込むと、ドロドロした粥状（じゅくじょう）のかたまりができてしまいます。そのため血管内が狭くなり、血流がとどこおってさらに血圧が高くなるという悪循環に陥ります。動脈硬化が進むと、血液のかたまり（血栓）ができたり、血管が破れやすくなり、脳や心臓、腎臓をはじめ、全身のさまざまな合併症につながります（左下囲み参照）。

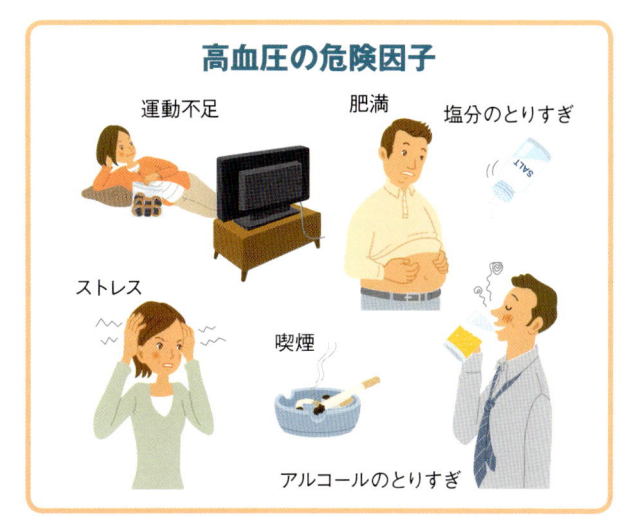

日本人の死亡原因をみると、がんを除けば、脳卒中や心筋梗塞（こうそく）など血管の障害によっておこる病気が多数を占めます。こうした病気になると、たとえ一命を取りとめても、後遺症によって日常生活に支障が出るケースが少なくありません。高血圧は心血管系の病気の大きな危険因子であり、「サイレントキラー（静かなる殺人者）」といわれるように、なんの症状もないまま進行し、ある日突然、重大な病気を引きおこすところにその恐ろしさがあります。血圧を健康に保つ意味は、単に血圧を下げることだけでなく、高血圧に伴うさまざまな病気を予防することにあるのです。

血圧を適正に維持するためには、健診や自己測定で定期的に血圧をチェックすることが大切です。そして正常値を上回っているとわかったら、早めに生活習慣を見直すことが血圧コントロールの決め手になります。とくに「血圧が高め」あるいは「高血圧予備群（正常高値）」といわれる段階の人は、生活改善に取り組めば、比較的容易に血圧を低下させることができます。すでに高血圧と診断され、薬を飲んでいる人も、生活習慣の改善抜きにすぐれた治療効果は望めません。高血圧の危険因子である塩分のとりすぎや、肥満、多量の飲酒、運動不足、ストレス、喫煙などを見直し、リスクを少しでも減らしていく努力が重要です。

高血圧が引きおこす病気

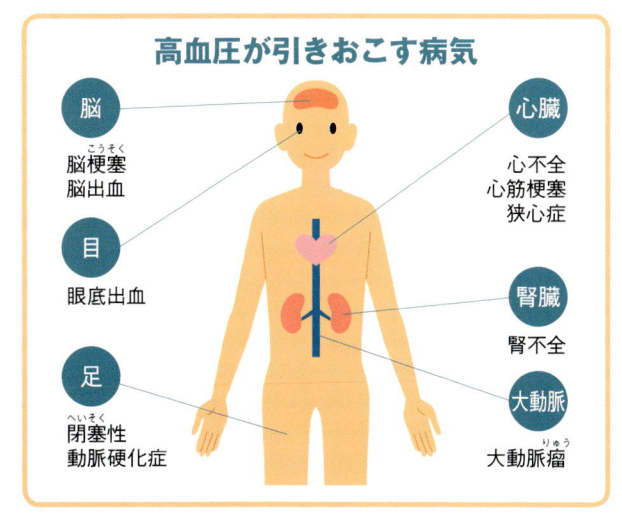

- **脳**　脳梗塞（こうそく）・脳出血
- **目**　眼底出血
- **足**　閉塞性（へいそく）動脈硬化症
- **心臓**　心不全・心筋梗塞・狭心症
- **腎臓**　腎不全
- **大動脈**　大動脈瘤（りゅう）

高血圧の危険因子

- 運動不足
- 肥満
- 塩分のとりすぎ
- ストレス
- 喫煙
- アルコールのとりすぎ

高血圧対策は減塩がポイント

「血圧が高め」といわれたら、まず日ごろの食生活を見直してみましょう。
高血圧を予防・改善するための食事は、エネルギーと栄養バランスに配慮した内容であることが原則。加えて「減塩」が重要なポイントになります。

塩分・脂肪分を控えめに栄養バランスのよい食事を

血圧を上げないためには、その原因となる塩分のとりすぎを避けることが大切なポイントです。塩は生きていくうえで欠かせない成分ですが、とりすぎると腎臓からの排泄が追いつかなくなり、血液中にあふれます。これを薄めようとする作用が働いて水分をため込むため、結果として血液の量が増え、血圧を上げてしまうことになります。伝統的な和食はすぐれた健康食ですが、塩分過剰になりやすいのが欠点です。日本人の塩分摂取量は世界的にみても高く、日本人の高血圧の大きな原因と指摘されています。

また、最近では肥満による高血圧も増えているので、脂肪のとりすぎにも注意が必要です。とくに肉類やバターなどに多く含まれる飽和脂肪酸は、とりすぎると血液中のLDLコレステロールを増やし、血圧を上げたり動脈硬化を進める原因となります。一方、植物性油や魚の脂に多い多価不飽和脂肪酸（α-リノレン酸、EPA、DHAなど）は血中コレステロールを下げる働きがあるので、適量をとるように心がけましょう。

過剰なエネルギーを摂取しないためには「早食い」「まとめ食い」「ながら食い」といった食べ方の癖を改めることも重要です。これらをふまえ、次のポイントを押さえて食生活の改善に取り組みましょう。

- ●塩分、脂肪分のとりすぎに注意する
- ●適正エネルギー量を守る
- ●1日3食を規則正しくとる
- ●バランスよく栄養をとる（※）
- ●野菜やくだものを積極的にとる
- ●飲酒は適量を守る

※体に必要な栄養素をバランスよくとるためには、厚生労働省作成の「6つの基礎食品群」が参考になります。毎回の食事で各群から最低1品をとるようにしましょう。

6つの基礎食品群

体の組織を作る食品	第1群	魚、肉、卵、大豆、大豆製品
	第2群	牛乳、乳製品、小魚、海藻
体の調子を整える食品	第3群	緑黄色野菜
	第4群	そのほかの野菜、くだもの
エネルギー源になる食品	第5群	ごはん、パン、めん類、いも類、砂糖
	第6群	油脂類

食塩は1日6g未満を目標に無理のない減塩が長続きのコツ

現在の日本人の食塩摂取量は、1日平均11〜12gですが、厚生労働省の「健康づくりのための食生活指針」では、健康な日本人の成人が目標とすべき1日の食塩摂取量を「男性9g未満、女性7・5g未満」としています。また、日本高血圧学会は、高血圧の人には「1日6g未満」を推奨しています。1日6gは一見厳しいようですが、減塩によって血圧が下がる効果がはっきりと認められています。高血圧の人や血圧が高めの人はもちろん、現在のところ血圧に問題がない人も、この数値を目標に、できるだけ減塩を心がけるようにしましょう。

減塩にとり組む場合は、いきなり目標値を目指すのではなく、「現在より明らかに薄味に」を念頭におきながら、段階的に薄味に慣れていくのが長続きのコツです。減塩を気にするあまり食事が味気なくなったり、ストレスを感じるようでは本末転倒。あくまでおいしく、楽しく食べて塩分摂取量を減らす工夫をしていきましょう。

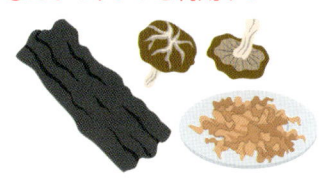

減塩クッキングの工夫

●だしのうまみを利用する

昆布、削り節、干ししいたけなどの濃いめのだしを使うと、塩分が少なくてもおいしく仕上がります。

●酸味を利用する

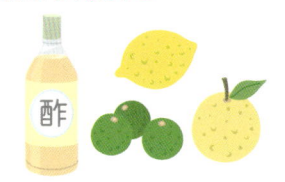

酢やレモン、ゆず、すだちなどのさわやかな酸味は塩分を減らすのに役立ちます。

●香りを利用する

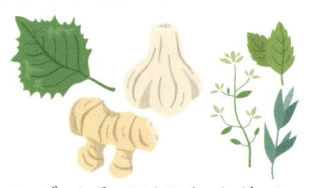

ハーブ、しそ、にんにく、ねぎ、しょうがなどの香りがアクセントになります。

●香ばしさを利用する

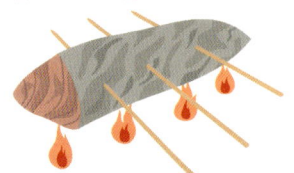

焼いたり揚げたりして香ばしい風味をつけることで、少しの塩気でもおいしく食べられます。

●天然塩を利用する

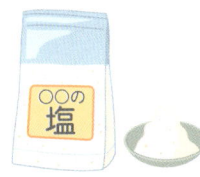

昔ながらの手法で作られた天然塩はうまみがあり、少量でも料理の味を引き立てます。

●スパイスを利用する

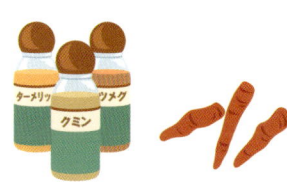

料理に香り、辛み、色を添え、塩分が少量でも満足感が得られます。

●味つけにメリハリをつける

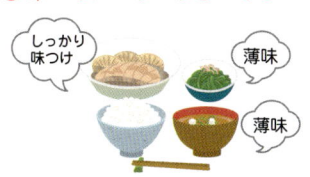

1品にしっかり味つけし、ほかは薄味にするとメリハリがきいて食事全体の満足度が高まります。

●汁物は具だくさんにする

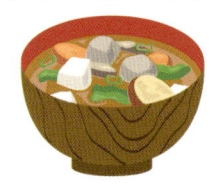

塩分の多い汁の量を減らし、野菜や海藻をたくさんとることができます。

●表面だけに味つけをする

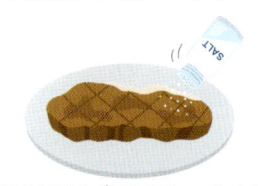

塩分を加えずに調理し、食べるときに表面に味つけすると塩気を感じやすく、塩分が控えられます。

塩分量の多い食品は摂取をできるだけ控える

塩 分の摂取量を少なくするためには、調味料をはじめ塩分が多く含まれる食品（※）を知り、摂取をできるだけ控えることが大切です。

私たちが日ごろ口にする食品のなかでは、一般に加工食品に多量の塩分が含まれています。塩辛などの塩蔵品、漬物、干物、練り物、インスタント食品、スナック菓子などは利用を少なくし、購入の際は塩分量を確認する習慣をつけるようにしましょう。「塩分控えめ」「薄味」をうたった食品でも、多量にとればたくさんの塩分を摂取することになるので、食べすぎには注意が必要です。

※調味料の塩分量は、P22の一覧表を参照。

加工食品に含まれる塩分量の目安

梅干し（中1個・10g）	1.8g
明太子（1/2腹・30g）	1.7g
いかの塩辛（大さじ1・20g）	1.4g
昆布の佃煮（大さじ1・10g）	0.7g
きゅうりぬか漬け（1/3本・30g）	1.6g
白菜キムチ（1枚・30g）	0.7g
ロースハム（1枚・20g）	0.5g
いわし丸干し（1尾・20g）	0.6g
かまぼこ（1切れ・15g）	0.4g

参考：「五訂増補日本食品標準成分表」（文部科学省）

外食や弁当類の塩分に注意　食事は手作りを心がけて

家 庭で減塩に努めても、外食をすると1食で1日分の塩分摂取目標量を上回ってしまうこともあります。塩分が多いめん類や丼物、すしなどは食べる頻度を減らし、調味料はつけない、めん類は汁やスープを残すといった心がけで、少しでも塩分の摂取量を減らしましょう。

外食は一般に味つけが濃いだけでなく、高脂肪、高エネルギーのものが多く、ビタミン、ミネラル、食物繊維が不足しがちです。揚げ物や炒め物はできるだけ減らし、野菜が少ない場合は、別に野菜や海藻のおかずを追加して、不足を補うようにしましょう。主食、主菜、副菜がそろっている定食にすると、栄養バランスがよくなり、塩分量の調節も比較的簡単にできます。

また、市販の弁当や総菜類も、保存性を高めるためにかなりの塩分が含まれているので、頻繁な利用には注意が必要です。食事はなるべく手作りを心がけ、市販品は塩分量が明示されているものや野菜の多いものを選ぶなどして、上手に利用しましょう。

外食時の工夫

● 定食は塩分の多いものを残す

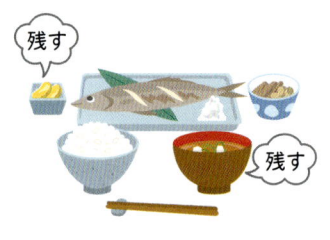

汁物や漬物など塩分量の多いものを残すことで、塩分の摂取量をぐっと抑えることができます。汁物は具だけを食べるようにしてもよいでしょう。

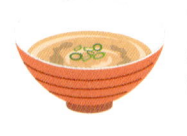

● めん類はスープを残す

めん類の塩分はスープやつゆに集中しています。全部を飲まずに残すようにしましょう。

● さらに調味料を足さない

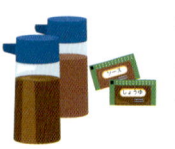

食卓に置かれている調味料や弁当についているソースなどは、なるべく使わないようにしましょう。

塩分・ナトリウム換算式

食品の成分表示がナトリウムで記されている場合は、次の計算で食塩相当量を求めることができます。

ナトリウム×2.54÷1000（mg）
＝食塩相当量（g）

例：ナトリウム750mgなら

750×2.54÷1000

＝食塩 約1.9g

塩分を排出する カリウムを十分にとる

食事では減塩と同時に、体のなかの塩分を排泄するカリウムや食物繊維をとることも大切です。野菜やくだもの、豆類、いも類、海藻などを積極的に毎日の食卓にとり入れることで、食事全体の栄養バランスもよくなります。

カリウムには塩分を排泄し血圧の上昇を防ぐ働きが

私たちが毎日の食事から摂取している食塩の主成分はナトリウムですが、このナトリウムの排泄を促すのが、カリウムです。ナトリウムが水分をため込んで血圧を上げるのに対し、カリウムはナトリウムや水分の排泄を助け、血圧を下げる働きがあります。

カリウムは多くの食品に含まれていますが、野菜やくだもの、豆類、いも類、海藻、きのこ類などにとくに豊富です。これらの食品は、カリウムとともに血圧を下げる働きをするマグネシウムやカルシウムも豊富なので、積極的にとるようにしましょう。

カリウムはゆでたり水にさらしたりすると失われやすい性質があります。野菜や海藻などは長時間水にさらすことは避け、加熱するときは多めの湯でさっとゆでたり、炒める、揚げる、ホイル焼きにするなど比較的カリウムの損失の少ない調理法を工夫しましょう。

薄味にして煮汁ごと食べるようにするとカリウムをむだなくとることができるので、具だくさんのスープやみそ汁、鍋物もおすすめしたいメニューです。

なお、腎臓に障害のある人は、カリウムの摂取を控えたほうがよい場合があります。必ず医師の指示に従いましょう。

カリウムを多く含む食品
（1食中のカリウムの目安量）

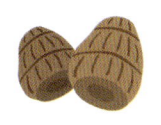

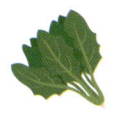

- 里いも（2個・120g） **652mg**
- ほうれんそう（中1/4束・75g） **466mg**
- たけのこ（中1/8本・100g） **520mg**
- ゆで大豆（カップ1/2・68g） **466mg**
- 干し柿（1個・40g） **248mg**
- アボカド（1/2個・115g） **580mg**
- バナナ（中1本・160g） **346mg**
- りんご（中1個・250g） **234mg**

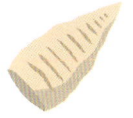

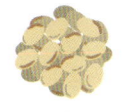

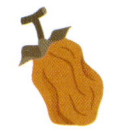

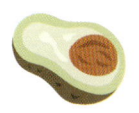

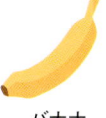

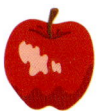

参考：「五訂増補日本食品標準成分表」（文部科学省）

生活習慣病の強い味方
食物繊維もたっぷりとる

🍴 食物繊維とは、ヒトの消化酵素で消化されない食品の成分をいいます。食物繊維は吸収されないまま排泄されますが、そのときに体内の余分な塩分やコレステロールなどを吸着し、便とともに排泄してくれます。そのため血圧を下げたり、動脈硬化を予防する効果が期待できます。

食物繊維にはこのほかにも、腸の働きを整えて便通を改善したり、糖の吸収を抑えて血糖値の上昇を防いだり、胃のなかでふくれて食べすぎによる肥満を防ぐなどの効果があり、生活習慣病の予防に欠かすことのできない成分です。

食物繊維の多く含まれる食品には、玄米や雑穀のような無精製の穀類、いも類、根菜類、豆類、海藻、きのこ類、ドライフルーツなどがあります。これらの食品は、カリウムなどのミネラルやビタミンが豊富な点でも、血圧対策に効果的といえます。

成人の場合、食物繊維の適切な摂取量は1日に20〜25gとされていますが、現在の日本人はこの半分ほどしかとっておらず、常に不足しがちです。毎日の食事に食物繊維の多い食品を意識的に加え、摂取量を増やすように心がけましょう。

食物繊維を多く含む食品
（1食中の食物繊維の目安量）

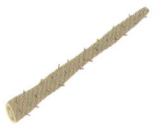

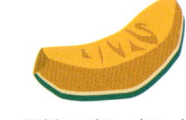

- ごぼう（50g） **2.9g**
- 西洋かぼちゃ（80g） **2.8g**
- おから（40g） **3.9g**
- 干ししいたけ（2枚・20g） **8.2g**
- 枝豆（生・80g） **4.0g**
- ライ麦パン（60g） **3.4g**
- ひじき（乾燥・10g） **4.3g**
- アーモンド（乾燥・30g） **3.1g**

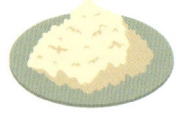

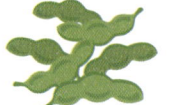

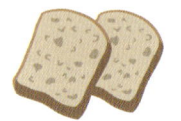

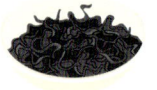

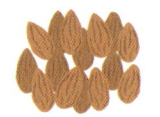

1日の目標量は20〜25g

参考：「五訂増補日本食品標準成分表」（文部科学省）

Column コラム

血圧が高めの人は、お酒を控えたほうがいい？

多量の飲酒は高血圧の危険因子の1つとされていますが、一方で、少量の飲酒は動脈硬化や心筋梗塞など心血管系の病気のリスクを下げるという報告もあります。高血圧やその合併症の予防という意味では、あくまでも適量を守ることが大切です。また、お酒のつまみには味つけの濃いものが多く、塩分のとりすぎを招きやすいことや、お酒を飲むと食欲が増して食べすぎになりやすい点も注意が必要です。飲むときは薄味の野菜料理や大豆製品などメニューを工夫し、ゆっくり楽しみましょう。

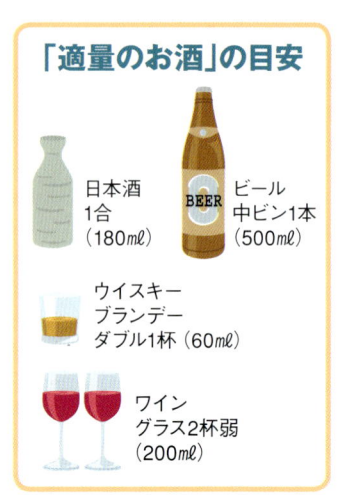

「適量のお酒」の目安

- 日本酒 1合（180mℓ）
- ビール 中ビン1本（500mℓ）
- ウイスキー ブランデー ダブル1杯（60mℓ）
- ワイン グラス2杯弱（200mℓ）

「健康日本21」（厚生労働省）より

生活習慣を改善しよう
高血圧を招く

血圧を上げる要因には、肥満、運動不足、ストレスなどいろいろあります。
長年の間に身についた生活習慣を変えるのはなかなか難しいことですが、
できるところから少しずつでもとり組んで、高血圧を予防・改善しましょう。

肥満している人は減量の努力が必要

肥

肥満は高血圧の重大な危険因子であり、肥満の人が4〜5kg体重を減らすと、明らかに血圧が下がることが認められています。

肥満かどうかを知る方法はいくつかありますが、その1つがBMI（体格指数）です。

$$BMI＝体重（kg）÷身長（m）÷身長（m）$$

この計算でBMIが25以上の人は「肥満」と判定され、減量の努力が必要です。とくに「内臓脂肪型肥満」と呼ばれるおなかに脂肪がつくタイプの肥満は、血圧の上昇と関係が深いといわれています。BMIが25未満でも、腹囲（へそ周り）が女性90cm、男性85cmを超える場合は減量が必要です。

肥満を解消するには、自分の適正エネルギー量、つまり「1日にどれだけ食べてよいのか」を知ることが大切です。これは、健康的な体重の目安とされる「標準体重」と日常の活動量である「身体活動量」から求めることができます（左囲み参照）。肥満ぎみの人はこのエネルギー量を守り、少しずつでも標準体重に近づけるようにしましょう。ただし、急激なダイエットは避け、長期的な計画で無理のない減量を行うようにしてください。

適正エネルギー量の求め方

標準体重＝身長（m）²×22

1日当たりの適正エネルギー量＝

標準体重（kg）　×　標準体重1kg当たりの所要エネルギー量※

例：身長170cmで仕事はデスクワーク中心の人の場合

1.7（m）×1.7（m）×22×28（kcal）
＝約1780kcal

あなたの1日の適正エネルギー摂取量を計算してみましょう

☐（m）×☐（m）×22×☐（kcal）＝☐（kcal）

※生活活動強度区分による1日の所要エネルギー量

身体活動の程度	標準体重1kg当たりの所要エネルギー量
軽労働（デスクワークが主な人、主婦など）	25〜30kcal
中労働（立ち仕事の多い人）	30〜35kcal
重労働（力仕事の多い人）	35kcal〜

参考：日本糖尿病学会編「糖尿病治療ガイド」

運動習慣を生活にとり入れ心身のリラックスを心がける

高

血圧対策では、日常生活全般を見直して、リスクを少しでも減らしていくことが大切です。血圧の上昇を防ぐために、次のことを実践していきましょう。

1 軽めの運動を生活にとり入れる

定期的な運動には血圧を下げる効果があるだけでなく、肥満の解消、ストレスの解消などさまざまなメリットがあります。ウオーキングや水泳のようにマイペースで楽しんで続けられる運動を継続して行うとともに、車に乗る代わりに歩く、エスカレーターの代わりに階段を上るなど、毎日の生活のなかで体を動かす機会を増やす工夫をしましょう（高血圧と診断されている人やほかの持病のある人は、医師に相談してから運動を行ってください）。

2 禁煙する

たばこに含まれるニコチンや一酸化炭素は、血管を収縮させて血圧を上げます。1日も早く禁煙しましょう。

3 規則正しい生活を送る

起床や就寝の時間が一定しない生活や時間的に余裕のない生活は、血圧を上昇させます。規則正しい生活を心がけ、睡眠時間も十分に確保しましょう。

4 寒暖の差に注意する

急激な気温の変化は、血圧の上昇を招きます。血圧が高めの人は、冬場はトイレや脱衣所を温めておくなどの対策をとりましょう。入浴は38〜40度のぬるめの湯にし、長時間つかることは避けましょう。

5 ストレスをためない

不安や緊張などのストレスは、血圧を上昇させます。ストレスをなくすことは難しくても、できるだけため込まず、上手に解消することが大切です。常にリラックスを心がけ、心身の疲れを感じたときは、無理をせずに休むようにしましょう。人に話を聞いてもらったり、運動や趣味の活動でリフレッシュするのもよい方法です。

Column コラム

家庭での血圧測定を習慣にしましょう

一般に、病院で血圧を測ると緊張のために本来の血圧よりも数値が高く出る傾向があり、これを「白衣現象」といいます。家庭でリラックスして測ったほうが数値が低いことを考慮し、日本高血圧学会は家庭血圧について「135mmHg／85mmHg以上」を高血圧の基準としています。血圧管理の意味では、病院でたまに行う測定よりも、毎日測定できる家庭血圧のほうが血圧の微妙な変化を知るのに役立ちます。測定は朝（トイレ・洗面後、朝食前）と夜（就寝直前）の2回行い、結果を記録して日々の健康管理の指標にしましょう。

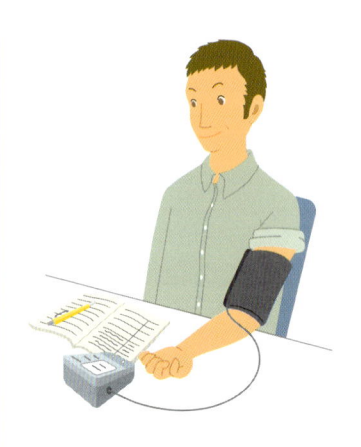

小松菜のえのきほたてあん ……………… 84
しめじとほうれんそうのおろしあえ ……… 85
豆腐のえのきあんかけ …………………… 91
花野菜のバーニャカウダ ………………… 79

その他の野菜
うどと豚肉のたっぷりサラダ …………… 78
枝豆ポテトサラダ ………………………… 81
えびと夏野菜のトマト煮 ………………… 40
牛肉の春野菜巻き ………………………… 47
グリルビーフと夏野菜のトマトソース … 118
納豆とモロヘイヤの春巻き ……………… 92
夏野菜と豚肉のノンオイル炒め ………… 68
ひよこ豆とコーン入りつくね …………… 59
水菜と桜えびの煮びたし ………………… 74
三つ葉の卵とじ …………………………… 79
モロヘイヤのカレー納豆あえ …………… 74

加工品
キムチ冷ややっこ ………………………… 91
切り干し大根のナムル風 ………………… 85
こんにゃくとセロリのみそ漬け焼き …… 86
大豆の和風コロッケ ……………………… 65
ひよこ豆とコーン入りつくね …………… 59
豆とりんごのサラダ ……………………… 86
蒸し豚とキャベツのキムチあえ ………… 55

海藻
赤貝ときゅうりの酢の物 ………………… 88
えのきとすき昆布のサラダ ……………… 85
かつおののり包みフライ ………………… 29
キャベツとゆでたけのこの和風サラダ … 70
菜の花とめかぶのポン酢あえ …………… 93
にんじんとひじきのきんぴら …………… 77
ひき肉のり巻き …………………………… 88
ぶりの塩昆布カルパッチョ ……………… 38
レバーとひじきのカレー炒め …………… 89

ごはん・めん・パスタ

ごはん
いかわた入りカレー ……………………… 99
ゴーヤ豚そぼろごはん …………………… 98
3色お豆のキーマカレー ………………… 99
シーフードのトマトパエリア …………… 96
しめさばの一口ずし ……………………… 98
しょうが卵そぼろおにぎり …………… 100
白身魚のごまじょうゆずし …………… 100
漬物の発芽玄米チャーハン ……………… 98
発芽玄米の野菜丼 ………………………… 96
ひじきごはん …………………………… 100
ヘルシー八宝菜の中華丼 ………………… 97
骨つき鶏肉のおかゆ ……………………… 97
まぐろとアボカドのちらしずし ……… 114

めん・パスタ
カレー風味ボンゴレ …………………… 102
きのこのミートソース・スパゲッティ … 101
汁ビーフン ……………………………… 103
豆腐の梅しそあえそうめん …………… 102
トマトの冷製パスタ …………………… 101
ブロッコリーの10分パスタ …………… 102
焼き肉そば ……………………………… 103

汁・スープ・鍋

汁・スープ
あさりと春キャベツのスープ ………… 105
アスパラとわかめの卵スープ ………… 106
変わりクラムチャウダー ……………… 106
ごまスープ ……………………………… 119
コロコロ野菜のコーンクリームスープ … 107
たけのことセロリのスープ …………… 114
たらとじゃがいものスープ …………… 106
豆乳みそ汁 ……………………………… 107
トマトとオクラの冷製スープ ………… 107
とろろ昆布とねぎの即席スープ ……… 107
プロバンス風野菜スープ ……………… 104
豆とハムの田舎風スープ ……………… 105
丸ごと玉ねぎスープ …………………… 104
もやしと大根のスープ ………………… 105

鍋
エスニック鍋 …………………………… 108
魚介の雪鍋 ……………………………… 108
はまぐり豚しゃぶ鍋 …………………… 109

デザート
アンニン豆腐 …………………………… 110
いちごのグラニテ ……………………… 114
かぼちゃ水ようかん …………………… 111
チョコレートケーキ …………………… 111
りんごゼリー …………………………… 110

ぶりのかぶおろし煮 ……………………… 38

玉ねぎ
あじのヨーグルトマリネ焼き ……………… 25
かつおのお手軽たたき ……………………… 29
玉ねぎとたこのマリネサラダ ……………… 74
一口ステーキと野菜の酢炒め ……………… 116

にんじん
温野菜のヨーグルトドレッシング ………… 81
牛肉の春野菜巻き …………………………… 47
にんじんとひじきのきんぴら ……………… 77
にんじんとポテトのスフレ ………………… 76
パリパリチキンのおろし野菜ドレッシングかけ … 50
一口ステーキと野菜の酢炒め ……………… 116
野菜とサーモンのしゃぶしゃぶ …………… 112

れんこん
かわり七福レンジなます …………………… 76
チキンとかぼちゃのグリル ………………… 49
一口ステーキと野菜の酢炒め ……………… 116
れんこんといんげんのごまあえ …………… 94
れんこんとトマトの蒸し煮 ………………… 77
れんこんのひき肉はさみ揚げ甘酢野菜添え … 60

ブロッコリー・カリフラワー
温野菜のヨーグルトドレッシング ………… 81
カリフラワーのアンチョビ焼き …………… 95
カリフラワーのマスタードドレッシング … 79
卵とカリフラワーのらっきょうマヨサラダ … 90
たらとカリフラワーの蒸し煮 ……………… 37
鶏肉と冬野菜の豆乳煮 ……………………… 51
花野菜のバーニャカウダ …………………… 79
豚肉とくたくたブロッコリーの煮込み …… 56
ブロッコリーとかぼちゃのコロッケ ……… 62
ブロッコリーとかぼちゃのサラダ ………… 80

グリーンアスパラガス
アスパラガスとほたての炒め物 …………… 77
鶏肉と新じゃがのしょうゆ煮 ……………… 50

セロリ
アボカドとカッテージチーズのサラダ …… 70
こんにゃくとセロリのみそ漬け焼き ……… 86
たことセロリのアンチョビ炒め …………… 87
豆とりんごのサラダ ………………………… 86
野菜とサーモンのしゃぶしゃぶ …………… 112
ヨーグルトサラダ …………………………… 95

菜の花
菜の花とそら豆のからしマヨあえ ………… 80
菜の花とめかぶのポン酢あえ ……………… 93

アボカド
アボカドとカッテージチーズのサラダ …… 70
ハムのお好み巻き …………………………… 89
まぐろのたたき アボカドソース …………… 39

ゴーヤ
ゴーヤのひんやり煮びたし ………………… 70
夏野菜と豚肉のノンオイル炒め …………… 68

たけのこ
キャベツとゆでたけのこの和風サラダ …… 70
キャベツの八宝菜風 ………………………… 71
牛肉とごぼうの中国風炒め煮 ……………… 48
たけのこの照り焼き ………………………… 78

豆類
枝豆ポテトサラダ …………………………… 81
お豆ハンバーグのマスタードソース ……… 58
かぼちゃの酢じょうゆあえ ………………… 69
牛肉とスナップえんどうの炒め物 ………… 47
さわらのソテーカレーソース ……………… 33
スナップえんどうのスープ煮 ……………… 81
手作りがんもといんげんの煮物 …………… 65
トマトカップグラタン ……………………… 68
菜の花とそら豆のからしマヨあえ ………… 80
れんこんといんげんのごまあえ …………… 94

いも類
枝豆ポテトサラダ …………………………… 81
里いもと小松菜のピリッとサラダ ………… 83
里いものごまあえ …………………………… 82
さつまいもとじゃこのサラダ ……………… 82
さつまいものクリームチーズあえ ………… 82
さつまいものたらこあえ …………………… 94
さんまの南欧風 ……………………………… 34
じゃがいものたらこ炒め …………………… 83
鶏肉と新じゃがのしょうゆ煮 ……………… 50
長いもとイクラのゆずこしょう風味 ……… 83
長いものかにあんかけ ……………………… 112
にんじんとポテトのスフレ ………………… 76
ハムのお好み巻き …………………………… 89
ホワイトシチュー …………………………… 54
レバーとひじきのカレー炒め ……………… 89

きのこ
えのきとすき昆布のサラダ ………………… 85
かきときのこのガーリックソテー ………… 42
かわり七福レンジなます …………………… 76
きのことうずら卵のうま煮 ………………… 84
きのこのナムル ……………………………… 93

和風ラタトゥイユ ……………………67
トマト
あじのマスタードパン粉焼き ………24
いわしとトマト、なすの煮込み ……27
うどと豚肉のたっぷりサラダ ………78
えびと夏野菜のトマト煮 ……………40
キャベツのトマト煮 …………………71
ごろりんミートボールのスープ煮 …63
3色野菜のツナサラダ ………………89
さんまの南欧風 ………………………34
たらとカリフラワーの蒸し煮 ………37
トマトカップグラタン ………………68
なすとトマトのサラダ ………………66
豚肉とキャベツのトマトおろしだれ …53
ミニトマトのバルサミコ酢漬け ……94
れんこんとトマトの蒸し煮 …………77
和風ラタトゥイユ ……………………67
なす
いわしとトマト、なすの煮込み ……27
塩もみなすのほたてマヨあえ ………93
なすとトマトのサラダ ………………66
焼きなすとえびのサラダ ……………66
和風ラタトゥイユ ……………………67
ピーマン・パプリカ
あじのヨーグルトマリネ焼き ………25
えびと夏野菜のトマト煮 ……………40
かじきとピーマンのハーブ焼き ……119
かぶのアンチョビ炒め ………………75
3色野菜のツナサラダ ………………89
夏野菜と豚肉のノンオイル炒め ……68
ピーマンと鶏ひき肉の卵とじ ………67
ピーマンのチーズテリーヌ …………67
ピーマンのみそ炒め …………………95
ヨーグルトサラダ ……………………95
和風ラタトゥイユ ……………………67
キャベツ
あっさりコールスロー ………………72
キャベツとゆでたけのこの和風サラダ …70
キャベツのトマト煮 …………………71
キャベツの八宝菜風 …………………71
さわらと春キャベツのアクアパッツァ …32
ひき肉とキャベツの重ね煮 …………61
豚肉とキャベツのトマトおろしだれ …53
ポトフ …………………………………46
みそ野菜巻きとんかつ ………………55

蒸し豚とキャベツのキムチあえ ……55
白菜
白菜とオレンジのサラダ ……………73
ロール白菜の豆乳仕立て ……………62
ほうれんそう
青菜とじゃこの香味あえ ……………73
かきとほうれんそうのグラタン ……43
たいの若菜焼き ………………………35
しめじとほうれんそうのおろしあえ …85
豆腐とほうれんそうのキッシュ風 …64
ほうれんそうまんじゅう ……………112
小松菜
青菜とじゃこの香味あえ ……………73
いかとナッツと青菜のチーズ炒め …44
小松菜シュウマイ ……………………59
小松菜とさけの中骨サラダ …………73
小松菜のえのきほたてあん …………84
里いもと小松菜のピリッとサラダ …83
春菊
牛肉と春菊の春巻き …………………61
春菊とかつおの韓国風辛みあえ ……72
春菊の甘酢おろしあえ ………………94
レタス
うどと豚肉のたっぷりサラダ ………78
グリーンサラダ ………………………119
野菜とサーモンのしゃぶしゃぶ ……112
レタスとカリカリ油揚げのサラダ …118
ごぼう
かじきのあられ揚げごぼうあんかけ …28
牛肉とごぼうの中国風炒め煮 ………48
高野豆腐入り煮なます ………………92
大根
かわり七福レンジなます ……………76
簡単大根もち …………………………75
高野豆腐入り煮なます ………………92
しめじとほうれんそうのおろしあえ …85
春菊の甘酢おろしあえ ………………94
ゆでさんまのおろしポン酢 …………34
かぶ
かぶとみかんのサラダ ………………75
かぶとりんごのサラダ ………………93
かぶのアンチョビ炒め ………………75
手羽中とかぶの中華風煮物 …………52
鶏肉と冬野菜の豆乳煮 ………………51
一口ステーキと野菜の酢炒め ………116

牛肉とスナップえんどうの炒め物 ……………47
牛肉の春野菜巻き ……………………………47
グリルビーフと夏野菜のトマトソース ………118
一口ステーキと野菜の酢炒め ………………116
ポトフ …………………………………………46

鶏肉
簡単マヨグラタン ……………………………52
キャベツのトマト煮 …………………………71
スナップえんどうのスープ煮 …………………81
チキンとかぼちゃのグリル ……………………49
手羽中とかぶの中華風煮物 …………………52
鶏肉と新じゃがのしょうゆ煮 …………………50
鶏肉と冬野菜の豆乳煮 ………………………51
鶏肉のマリネ焼き ……………………………48
パリパリチキンのおろし野菜ドレッシングかけ …50
ポトフ …………………………………………46
レバーとひじきのカレー炒め …………………89

豚肉
うどと豚肉のたっぷりサラダ …………………78
きのことうずら卵のうま煮 ……………………84
タンドリーポーク ……………………………57
夏野菜と豚肉のノンオイル炒め ………………68
豚肉とキャベツのトマトおろしだれ …………53
豚肉とくたくたブロッコリーの煮込み ………56
ホワイトシチュー ……………………………54
みそ野菜巻きとんかつ ………………………55
蒸し豚とキャベツのキムチあえ ………………55

ラム肉
ラムチョップのフルーツソース ………………57

ひき肉
お豆ハンバーグのマスタードソース …………58
牛肉と春菊の春巻き …………………………61
小松菜シュウマイ ……………………………59
ごろりんミートボールのスープ煮 ……………63
ピーマンと鶏ひき肉の卵とじ …………………67
ひき肉とキャベツの重ね煮 ……………………61
ひき肉のり巻き ………………………………88
ひよこ豆とコーン入りつくね …………………59
ブロッコリーとかぼちゃのコロッケ …………62
ほうれんそうまんじゅう ……………………112
れんこんのひき肉はさみ揚げ甘酢野菜添え …60
ロール白菜の豆乳仕立て ……………………62

加工品
ハムのお好み巻き ……………………………89
フルーツと生ハムのハニービネガー ………112

卵・豆腐・大豆加工品

卵
えびの黄身煮 …………………………………40
きのことうずら卵のうま煮 ……………………84
卵とカリフラワーのらっきょうマヨサラダ …90
納豆入り香り卵焼き …………………………90
ハーブ入りオムレツ …………………………63
ピーマンと鶏ひき肉の卵とじ …………………67
ほたてのねぎにらピカタ ……………………42
三つ葉の卵とじ ………………………………79

豆腐・大豆加工品
キムチ冷ややっこ ……………………………91
高野豆腐入り煮なます ………………………92
大豆の和風コロッケ …………………………65
手作りがんもといんげんの煮物 ………………65
豆腐とほうれんそうのキッシュ風 ……………64
豆腐のえのきあんかけ ………………………91
豆腐の田楽 ……………………………………91
納豆入り香り卵焼き …………………………90
納豆とモロヘイヤの春巻き …………………92
木綿豆腐のオイスターソースがけ ……………92
モロヘイヤのカレー納豆あえ …………………74

野菜・海藻

かぼちゃ
かぼちゃのサニーレタス巻き …………………69
かぼちゃのサラダ ……………………………69
かぼちゃの酢じょうゆあえ …………………69
チキンとかぼちゃのグリル ……………………49
ブロッコリーとかぼちゃのコロッケ …………62
ブロッコリーとかぼちゃのサラダ …………80

きゅうり
赤貝ときゅうりの酢の物 ……………………88
あっさりコールスロー ………………………72
枝豆ポテトサラダ ……………………………81
えのきとすき昆布のサラダ …………………85
かにときゅうりのみかんあえ …………………88
かぶとりんごのサラダ ………………………93
切り干し大根のナムル風 ……………………85
3色野菜のツナサラダ ………………………89
春菊とかつおの韓国風辛みあえ ………………72
ハムのお好み巻き ……………………………89
ヨーグルトサラダ ……………………………95

食材別インデックス

魚介

あじ
- あじのから揚げ ねぎごまだれ …………………… 25
- あじのマスタードパン粉焼き …………………… 24
- あじのヨーグルトマリネ焼き …………………… 25

いわし
- いわしとトマト、なすの煮込み ………………… 27
- いわしのさつま揚げ ……………………………… 26
- 手作りオイルサーディン ………………………… 26

かじき
- かじきソテーの5色ドレッシングサラダ ………… 27
- かじきとピーマンのハーブ焼き ………………… 119
- かじきのあられ揚げごぼうあんかけ …………… 28

かつお
- かつおのお手軽たたき …………………………… 29
- かつおののり包みフライ ………………………… 29
- かつおのワイン風味ムニエル …………………… 87
- 春菊とかつおの韓国風辛みあえ ………………… 72

さけ
- さけとせん切り野菜のホイル焼き ……………… 30
- さけのぴり辛野菜ソース ………………………… 30
- 野菜とサーモンのしゃぶしゃぶ ………………… 112

さば
- さばのハーブ焼き ………………………………… 31

さわら
- さわらと春キャベツのアクアパッツァ ………… 32
- さわらのソテー カレーソース ………………… 33

さんま
- さんまの南欧風 …………………………………… 34
- さんまのにんにくオイル煮 ……………………… 33
- ゆでさんまのおろしポン酢 ……………………… 34

たい
- こんがり海の幸の盛り合わせ 2種のたれ添え … 116
- たいのソテー バルサミコソース ……………… 35
- たいの中華風姿蒸し ……………………………… 36
- たいの若菜焼き …………………………………… 35

たら
- たらとカリフラワーの蒸し煮 …………………… 37

ぶり
- ぶりのオレンジ焼き ……………………………… 37
- ぶりのかぶおろし煮 ……………………………… 38
- ぶりの塩昆布カルパッチョ ……………………… 38

まぐろ
- まぐろのたたき アボカドソース ……………… 39
- まぐろのタルタルわさび風味 …………………… 86

いか・えび・かに・たこ
- あさり、いか、えびのブイヤベース風 ………… 41
- いかとナッツと青菜のチーズ炒め ……………… 44
- いかのハーブフリッター ………………………… 45
- えびと夏野菜のトマト煮 ………………………… 40
- えびの黄身煮 ……………………………………… 40
- キャベツの八宝菜風 ……………………………… 71
- こんがり海の幸の盛り合わせ 2種のたれ添え … 116
- シーフードのハーブマリネ ……………………… 44
- ジンジャーいかバーグ …………………………… 45
- たことセロリのアンチョビ炒め ………………… 87
- 玉ねぎとたこのマリネサラダ …………………… 74
- 焼きなすとえびのサラダ ………………………… 66

貝
- 赤貝ときゅうりの酢の物 ………………………… 88
- あさり、いか、えびのブイヤベース風 ………… 41
- アスパラガスとほたての炒め物 ………………… 77
- かきときのこのガーリックソテー ……………… 42
- かきとほうれんそうのグラタン ………………… 43
- こんがり海の幸の盛り合わせ 2種のたれ添え … 116
- さわらと春キャベツのアクアパッツァ ………… 32
- シーフードのハーブマリネ ……………………… 44
- ほたてのねぎにらピカタ ………………………… 42

加工品
- 青菜とじゃこの香味あえ ………………………… 73
- かにときゅうりのみかんあえ …………………… 88
- キャベツとゆでたけのこの和風サラダ ………… 70
- グレープフルーツとかにのマヨサラダ ………… 95
- 小松菜とさけの中骨サラダ ……………………… 73
- 小松菜のえのきほたてあん ……………………… 84
- さつまいもとじゃこのサラダ …………………… 82
- さつまいものたらこあえ ………………………… 94
- 3色野菜のツナサラダ …………………………… 89
- 塩もみなすのほたてマヨあえ …………………… 93
- じゃがいものたらこ炒め ………………………… 83
- 長いもとイクラのゆずこしょう風味 …………… 83
- 長いものかにあんかけ …………………………… 112
- 水菜と桜えびの煮びたし ………………………… 74
- 三つ葉の卵とじ …………………………………… 79

肉

牛肉
- 牛肉とごぼうの中国風炒め煮 …………………… 48

●料理（料理研究家20名）

池上保子	検見﨑聡美	浜内千波
井上八重子	小林まさみ	藤井恵
今別府靖子	信太康代	藤原美佐
大沼奈保子	髙城順子	牧野直子
大庭英子	竹内冨貴子	松尾みゆき
小田真規子	舘野真知子	村田裕子
葛西麗子	田沼敦子	(50音順)

●撮影

赤坂光雄／今別府紘行／榎本修／川浦堅至／志津野裕計
末棟義彦／鈴木雅也／竹内章雄／原ヒデトシ／松島均
山本明義　　　　　　　　　　　　　　　　　(50音順)

●医学監修

猿田享男（慶應義塾大学名誉教授）
さるた たかお

毎日食べたいおいしいレシピシリーズ

高血圧に効く おいしいレシピ200

平成23年6月26日　第1刷発行

発　行　者　東島俊一
発　行　所　株式会社 法研
　　　　　　〒104-8104　東京都中央区銀座1-10-1
　　　　　　電話03(3562)7671(販売)
　　　　　　http://www.sociohealth.co.jp
編集・制作　株式会社 研友企画出版
　　　　　　〒104-0061　東京都中央区銀座1-9-19
　　　　　　　　　　　法研銀座ビル
　　　　　　電話03(5159)3722(出版企画部)
印刷・製本　研友社印刷株式会社

SOCIO HEALTH

小社は㈱法研を核に「SOCIO HEALTH GROUP」を構成し、相互のネットワークにより、"社会保障及び健康に関する情報の社会的価値創造"を事業領域としています。その一環としての小社の出版事業にご注目ください。

©2011 printed in Japan
ISBN 978-4-87954-816-0　定価はカバーに表示してあります。
乱丁本・落丁本は小社出版事業課あてにお送りください。
送料小社負担にてお取り替えいたします。

＊コピー、スキャン、デジタル化等による本書の転載および電子的利用等の無断行為は、
　一切認められておりません。